全国医药类高职高专规划教材

可供临床医学、护理、营养、康复等专业用

临床营养与膳食

主　编　孙雪萍　刘　岩

副主编　王慧铭　江育萍　任婷婷　张飒乐

编　者　（以姓氏笔画为序）

王慧铭　浙江中医药大学

任婷婷　铁岭卫生职业学院

刘　岩　淄博职业学院

刘　颜　大庆医学高等专科学校

孙雪萍　山东中医药高等专科学校

庄金颜　广州中医药大学

朱秋丽　山东中医药高等专科学校

江育萍　广西中医药大学

张飒乐　西安培华学院

李佳佳　铁岭卫生职业学院

辛　宝　陕西中医药大学

周　微　哈尔滨江南职业技术学院

U0290840

西安交通大学出版社
XI'AN JIAOTONG UNIVERSITY PRESS

图书在版编目(CIP)数据

临床营养与膳食/孙雪萍,刘岩主编. —西安:西安交通
大学出版社,2015.11(2020.7 重印)
ISBN 978 - 7 - 5605 - 8014 - 2

Ⅰ.①临… Ⅱ.①孙… ②刘… Ⅲ.①临床营养-营
养学-高等职业教育-教材 Ⅳ.①R459.3

中国版本图书馆 CIP 数据核字(2015)第 243009 号

书　　名	临床营养与膳食	
主　　编	孙雪萍　　刘　岩	
责任编辑	宋伟丽　　杜玄静	
出版发行	西安交通大学出版社	
	(西安市兴庆南路 1 号　邮政编码 710048)	
网　　址	http://www.xjtupress.com	
电　　话	(029)82668357　82667874(发行中心)	
	(029)82668315(总编办)	
传　　真	(029)82668280	
印　　刷	西安日报社印务中心	
开　　本	787mm×1092mm　1/16　　印张　15.875	字数　378 千字
版次印次	2016 年 4 月第 1 版　　2020 年 7 月第 4 次印刷	
书　　号	ISBN 978 - 7 - 5605 - 8014 - 2	
定　　价	32.00 元	

读者购书、书店添货,如发现印装质量问题,请与本社发行中心联系、调换。
订购热线:(029)82665248　(029)82665249
投稿热线:(029)82668803　(029)82668804

版权所有　侵权必究

前　言

"健康是人生最宝贵的财富",随着国民经济的发展,人民生活水平不断提高,人们对健康提出了更高的要求。合理营养、平衡膳食受到了大众的普遍关注,针对不同人群的健康水平、营养现状,如何合理摄取膳食显得尤为重要。

临床营养学不只是营养缺乏病的防治,也不仅限于疾病的营养治疗,它覆盖了营养因素在发病过程中的机制,营养与机体对疾病抵抗力的关系以及营养在预防、治疗、康复和保健中等诸多方面的作用。本教材在编写过程中突出指导性和实用性,分八章介绍了营养学基础知识、各类食物的营养价值、特殊人群的营养、临床营养支持、常见营养缺乏病的防治等。

本教材编写的具体分工如下:第一章由孙雪萍、张飒乐、周微编写,第二章由庄金颜编写,第三章由刘颜、任婷婷、李佳佳编写,第四章由朱秋丽编写,第五章、第六章由江育萍编写,第七章由王慧铭编写,第八章由刘岩、辛宝编写。

本教材在编写过程中得到了编者所在院校的大力支持以及各位参编专家的鼎力合作。在此,向所有支持、帮助本教材编写和出版工作的院校、同行表示衷心的感谢!

由于时间和水平有限,本教材难免存在疏漏之处,敬希读者不吝赐教和指正。

编者

2015 年 10 月

目　录

第一章　营养学基础理论

 学习目标

　　掌握：蛋白质、脂类、碳水化合物、矿物质及维生素的定义、分类、生理功能、参考摄入量及食物来源；人体能量消耗的四个方面。

　　熟悉：营养、营养素、能量系数、基础代谢、食物热效应等概念；膳食营养素参考摄入量的内容。

　　了解：营养素需要量的相关内容；维生素的理化性质；水的生理功能。

第一节　营养学的基本概念

一、营养

　　"营养"(nutrition)是指机体从外界摄入食物,在体内消化、吸收、代谢,利用食物中的营养成分,构建机体组织器官、满足生理功能和体力活动需要的生物学动态过程。

二、营养素

　　营养素(nutritions)是指食物中具有营养功能的有效成分,可为人体提供能量、构成机体成分和修复组织以及调节生理功能的化学物质,是人类赖以生存的物质基础。来自食物的营养物质种类繁多,人体必需的营养素约50多种,按其结构和功能可以分为六大类:蛋白质、脂类、碳水化合物、矿物质、维生素和水。

　　1.宏量营养素

　　蛋白质、脂类、碳水化合物机体需要量较大,在膳食中所占的比重也较大,故称为宏量营养素。

　　2.微量营养素

　　矿物质、维生素的需要量相对较少,在膳食中所占比重也较小,称为微量营养素。

　　3.产能营养素

　　蛋白质、脂类、碳水化合物在体内经过氧化分解可释放能量,所以又称为产能营养素。

　　4.必需营养素

　　部分营养素不能在体内合成,必需从食物中获得,称为必需营养素,如必需氨基酸、必需脂肪酸等。

　　5.非必需营养素

　　部分营养素可以在体内由其他食物成分转换而成,不一定需要从食物中直接获得,称为

"非必需营养素"。

6.第七类营养素

膳食纤维对人体具有特殊的生理意义,因此也有人把膳食纤维从碳水化合物中单列出来,称为第七类营养素。

第二节　膳食营养素参考摄入量

人体需要的各种营养素是从每日的饮食中获得的,但自然界中的食物没有一种能够同时满足人体对各种营养素的需要。不同的个体因为年龄、性别和生理状况不同,对各种营养素的需要量也各不相同,所以必须科学安排每日膳食以满足机体对各种营养素的需求。成人需要从膳食中获取营养素来维持体重及机体各种生理活动;儿童、青少年除了维持基本生命活动外,还需要满足生长发育的需要;妊娠和哺乳期的妇女需要获得额外数量的营养素,以保证胎儿的生长发育以及母体相关组织增长和泌乳的需要。

一、营养素需要量

(一)定义

机体对某种营养素的需要量是机体为维持"适宜营养状况"(即处于良好的健康状态并能够维持这种状态),在一定时期内平均每日必须获得的该营养素的最低量,有时也称为生理需要量。"获得的营养素量"可能是指摄入的营养素量,也可能是指机体吸收的营养素量。

(二)不同水平的营养素需要量

维持"良好的健康状态"可以有不同的层次标准,机体维持健康对某种营养素的需要量也可以有不同的水平。当膳食中摄入某种营养素不足时,机体首先动用组织中储存的该营养素,维持相关的生理功能。当组织中储存的营养素已经耗尽而又得不到外界的补充,机体就可能出现临床上可以察知的功能损害。进一步缺乏,就会出现明显的临床症状、体征,导致营养缺乏症。

1.基础需要量

为预防临床可察知的功能损害所需的营养素量,达到该需要量机体就能正常生长和发育,人体的组织内很少或没有该营养素储备,因此短期的膳食供给不足就可能造成缺乏。

2.储备需要量

维持组织中储存一定水平该营养素的需要量,这种储存可在必要时满足机体基本需要,以免造成可察知的功能损害。保持适当储存可以满足身体在某些特殊情况下的需要。

3.预防临床缺乏症的需要量

比基础需要量更低水平的需要,预防出现明显临床缺乏症的需要,如预防贫血对铁的需要。

(三)人群营养素需要量

人群对某种营养素的需要量是通过测定人群内个体的需要量而获得的。个体对某种营养素的需要量受年龄、性别、生理特点、劳动状况等多种因素的影响。即使个体特征很相似,他们的需要量也是不同的。所以，不可能提出一个适用于人群中所有个体的需要量。确定一个人群的营养素需要量，必须了解该群体中个体需要量的分布状态，应尽可能以"平均需要量±标准差"来表示。

（四）营养素需要摄入量和需要吸收量

"营养素需要量"可能是指需要由膳食中摄入的量，也可能是指机体需要吸收的量。有些营养素吸收率很低，需要由膳食摄入的量远高于机体需要吸收的量，就必须把摄入量和吸收量分别进行讨论。有些营养素吸收率很高，需要从膳食中摄入的量与机体需要吸收的量相当接近，在实际应用中就没有必要区分是需要摄入的量还是需要吸收的量。

二、膳食营养素参考摄入量

膳食营养素参考摄入量（DRIs）是一组每日平均膳食营养素摄入量的参考值，包括四项内容：平均需要量（EAR）、每日推荐摄入量（RNI）、适宜摄入量（AI）和可耐受最高摄入量（UL）。

1. 平均需要量

平均需要量是某一特定性别、年龄及生理状况群体中对某营养素需要量的平均值。平均需要量是指能满足某特定性别、年龄及生理状况群体中 50％个体需要量的摄入水平，但不能满足另外 50％个体对该营养素的需要。

2. 每日推荐摄入量

每日推荐摄入量（RNI）是指可以满足某一特定性别、年龄及生理状况群体中绝大多数（97％～98％）个体的需要。长期摄入 RNI 水平，可以满足身体对该营养素的需要，保持健康和维持组织中有适当的储备。RNI 是作为个体每日摄入该营养素的目标值。RNI 是在平均需要量（EAR）的基础上制订的，如果个体摄入量呈常态分布，已知 EAR 的标准差（SD），一个人群的 RNI＝EAR＋2SD。当人群需要量的资料不充分，不能计算标准差（SD）时，可设 EAR 的变异系数为 10％，则 RNI＝1.2×EAR。

RNI 是健康个体的膳食营养素摄入量目标，但个体摄入量低于 RNI 时并不一定表明该个体未达到适宜营养状态。如果某个体的平均摄入量达到或超过了 RNI，可以认为该个体没有摄入不足的危险。

3. 适宜摄入量

适宜摄入量（AI）是通过观察或实验获得的健康人群某种营养素的摄入量。AI 作为个体营养素摄入量的目标，几乎能满足目标人群中所有个体的需要。它是当某种营养素的个体需要量研究资料不足，无法计算出 EAR，不能求得 RNI 时，可设定适宜摄入量代替 RNI。AI 与 RNI 相似之处是二者都可用作个体摄入量的目标，能够满足目标人群中几乎所有个体的需要。但 AI 准确性不如 RNI，数值可能明显高于 RNI。

4. 可耐受最高摄入量

可耐受最高摄入量（UL）是平均每日可以摄入该营养素的最高量。"可耐受"的含义是指这一摄入水平一般是可以耐受的，对人群中的几乎所有个体都不至于影响健康。当摄入量超过时，发生毒副作用的危险性会增加。不是一个建议的摄入水平量，主要用途是检查个体摄入量过高的可能，避免发生中毒。对许多营养素来说，当前还没有足够的资料来制订它们的可耐受最高摄入量(UL),未确定可耐受最高摄入量(UL)并不意味着过多摄入这些营养素没有潜在的危险。

三、中国居民膳食营养素参考摄入量

1998 年中国营养学会成立了"中国居民膳食营养素参考摄入量专家委员会"及秘书组。2000 年 10 月出版了《中国居民膳食营养素参考摄入量》,2013 年重新修订颁布。该书是一部系统论述营养素参考摄入量的专著。"专家委员会"将一些主要数据集中和简化,制成"中国居民膳食营养素参考摄入量表"。

"中国居民膳食营养素参考摄入量表"包括:①能量和蛋白质的推荐摄入量(表 1−1)及脂肪供能比;②常量和微量元素的每日推荐摄入量或适宜摄入量;③脂溶性和水溶性维生素的每日推荐摄入量或适宜摄入量;④某些微量营养素的可耐受最高摄入量;⑤蛋白质及某些微量营养素的平均需要量。

表 1−1 中国居民膳食蛋白质推荐摄入量

年龄(岁)	推荐摄入量(g/d)	
	男	女
0〜	1.5〜3g/(kg·d)	1.5〜3g/(kg·d)
1〜	35	35
2〜	40	40
3〜	45	45
4〜	50	50
5〜	55	55
6〜	55	55
7〜	60	60
8〜	65	65
10	70	65
11〜	75	75
14〜	85	80
18〜		
轻体力劳动	75	65
中体力劳动	80	70
重体力劳动	90	80
孕妇	第一孕期＋5 第二孕期＋15	第三孕期＋20
乳母		＋20
60〜	75	65

第三节 蛋 白 质

一、概述

蛋白质(protein)是一切生命的物质基础,参与构成机体中的每一个细胞和所有重要组成部分。一切生命的表现形式本质上都是蛋白质功能的体现,没有蛋白质就没有生命。蛋白质主要有碳、氢、氧、氮四种元素组成,此外还有硫和磷等,在正常成人体内约占体重的16%～19%。人体内的蛋白质始终处于不断分解和合成的动态平衡之中,实现组织蛋白的更新和修复。成人体内每日约有3%的蛋白质被更新。

二、氨基酸

蛋白质的基本构成单位是氨基酸。人体内蛋白质是由20种氨基酸组成,各种氨基酸以肽键相连,按不同比例、不同顺序、并具有不同的空间结构,构成了无数种功能各异的蛋白质。蛋白质平均含氮量约为16%,因为蛋白质是人体氮的唯一来源,可由氮计算出蛋白质的换算系数,即每克氮相当于6.25(即100÷16)克蛋白质。

(一)氨基酸的分类

1.必需氨基酸

必需氨基酸是指人体内不能合成或合成数量(速度)满足不了机体需要,必须从膳食中直接摄取的氨基酸。组成人体蛋白质的20种氨基酸(表1-2),其中有9种是必需氨基酸。它们是异亮氨酸、亮氨酸、赖氨酸、甲硫氨酸、苯丙氨酸、苏氨酸、色氨酸及缬氨酸和组氨酸。组氨酸是婴幼儿的必需氨基酸,成人需要量相对较少。

表1-2 构成人体蛋白质的氨基酸

必需氨基酸	非必需氨基酸	条件必需氨基酸
异亮氨酸	丙氨酸	半胱氨酸
亮氨酸	精氨酸	酪氨酸
赖氨酸	天冬氨酸	
甲硫氨酸	天冬酰胺	
苯丙氨酸	谷氨酸	
苏氨酸	谷氨酰胺	
色氨酸	甘氨酸	
缬氨酸	脯氨酸	
组氨酸	丝氨酸	

2.条件必需氨基酸

半胱氨酸和酪氨酸在体内分别可由甲硫氨酸和苯丙氨酸转变而成,如果这两种氨基酸可直接由膳食提供,则人体的需要量可分别减少 30%、50%。半胱氨酸和酪氨酸这类可减少人体对某些必需氨基酸需要量的氨基酸称为条件必需氨基酸或半必需氨基酸。

3.非必需氨基酸

非必需氨基酸是指人体自身可以合成并满足机体需要,不一定需要从食物中直接供给的氨基酸,称为非必需氨基酸。

(二)氨基酸模式和限制氨基酸

1.氨基酸模式

氨基酸模式是指蛋白质中各种必需氨基酸的构成比例。营养学上用氨基酸模式来反映人体蛋白质及各种食物蛋白质在必需氨基酸种类和含量上的差异。具体计算方法是将该种蛋白质中的色氨酸含量定为1,分别计算出其他必需氨基酸的相应比值,这一系列的比值就是该蛋白质的氨基酸模式。表1-3是几种食物蛋白质和人体蛋白质氨基酸模式。

表1-3　几种食物蛋白质和人体蛋白质氨基酸模式

氨基酸	全鸡蛋	牛奶	牛肉	大豆	面粉	大米	人体
异亮氨酸	3.2	3.4	4.4	4.3	3.8	4.0	4.0
亮氨酸	5.1	6.8	6.8	5.7	6.4	6.3	7.0
赖氨酸	4.1	5.6	7.2	4.9	1.8	2.3	5.5
甲硫氨酸+半胱氨酸	3.4	2.4	3.2	1.2	2.8	2.8	2.3
苯丙氨酸+酪氨酸	5.5	7.3	6.2	3.2	7.2	7.2	3.8
苏氨酸	2.8	3.1	3.6	2.8	2.5	2.5	2.9
缬氨酸	3.9	4.6	4.6	3.2	3.8	3.8	4.8
色氨酸	1.0	1.0	1.0	1.0	1.0	1.0	1.0

食物蛋白质氨基酸模式与人体蛋白质氨基酸模式越接近,必需氨基酸被机体利用的程度就越高,食物蛋白质的营养价值也相对越高。鸡蛋蛋白质与人体蛋白质氨基酸模式最接近,在实验中常以它作为参考蛋白。参考蛋白是指可用来测定其他蛋白质质量的标准蛋白。

2.限制氨基酸

有些食物蛋白质氨基酸模式与人体蛋白质氨基酸模式差异较大,其中一种或几种必需氨基酸相对含量较低,导致其他必需氨基酸在体内不能被充分利用而浪费,造成其蛋白质营养价值降低。这些含量相对较低的必需氨基酸称为限制氨基酸。按缺乏的严重程度依次类推为第一限制氨基酸、第二限制氨基酸和第三限制氨基酸等。植物性蛋白往往相对缺少下列必需氨基酸:赖氨酸、蛋氨酸、苏氨酸和色氨酸,所以其营养价值相对较低。

3.氮平衡

营养学上把反映机体摄入氮和排出氮的代谢关系称为氮平衡,其关系如下:

$$B=I-(U+F+S)$$

B:氮平衡;I:摄入氮;U:尿氮;F:粪氮;S:皮肤等氮损失。

摄入氮:指从食物中摄入的氮。

尿氮:指机体内,未被消化吸收随尿液排出体外的氮。

粪氮:指食物中未被机体利用随粪便排出的氮。

必要的氮损失:是指机体由于皮肤、毛皮和黏膜的脱落,妇女月经期的失血,以及肠道菌体死亡排出等,每日损失约 20g 以上的蛋白质,这种氮排出是机体不可避免的消耗氮,称为必要的氮损失。

当摄入氮和排出氮相等时为零氮平衡,健康成人应维持在零氮平衡并富裕 5%。当摄入氮大于排出氮时为正氮平衡,处于生长发育期的儿童,孕妇、恢复期的患者均应保持适当的正氮平衡,满足机体对蛋白质额外的需要。当摄入氮小于排出氮时为负氮平衡,人在饥饿,生病及老年时一般处于这种状态。

三、蛋白质的分类

按照蛋白质的营养价值,营养学上习惯把蛋白质分为完全蛋白质、半完全蛋白质及不完全蛋白质。

(一)完全蛋白质

完全蛋白质即优质蛋白质,所含必需氨基酸种类齐全,数量充足,氨基酸模式与人体氨基酸模式接近,不仅可以维持成人的健康,还可以促进儿童生长发育。奶、蛋、鱼、肉等蛋白质以及大豆蛋白都属于完全蛋白质。

(二)半完全蛋白质

半完全蛋白质所含氨基酸种类齐全,数量不足,氨基酸模式与人体蛋白质氨基酸模式存在较大差异。它可以维持生命,但不能促进生长发育。这类蛋白质被称为半完全蛋白质。植物性蛋白质大多属于半完全蛋白质,如小麦中的麦胶蛋白。

(三)不完全蛋白质

所含必需氨基酸种类不全,数量不足,既不能促进生长发育,也不能维持生命,这类蛋白质被称为不完全蛋白质。例如,动物结缔组织中的胶原蛋白、玉米胶蛋白都是不完全蛋白质。

为了提高植物性蛋白质的营养价值,常将两种或两种以上食物混合食用,使不同食物蛋白质之间相对不足的氨基酸相互补偿,以多补少,从而提高蛋白质的营养价值,这种现象称为蛋白质的互补作用。

为充分发挥蛋白质的互补作用,在调配膳食时,应遵循三个原则:①食物的生物学种属愈远愈好,如动物性和植物性食物之间混合比单纯植物性食物之间混合的搭配效果要好;②搭配的种类越多越好;③食用时间越近越好。因为单个氨基酸在血液的停留时间约 4 小时,然后到达组织器官,再合成组织器官的蛋白质。而合成组织器官蛋白质的氨基酸必须同时到达才能发挥互补作用,合成组织器官蛋白质。

四、蛋白质的生理功能

(一)人体组织的构成成分

蛋白质是构成人体组织和器官的重要组成成分,机体每日都要摄取一定量的蛋白质以维持机体的不断更新。人体在生长过程中伴随着蛋白质的不断增加。人体的肌肉、心、肝、肾等器官含大量蛋白质,细胞从细胞膜到细胞内的各种结构中均含有蛋白质,骨骼和牙齿中含有大量胶原蛋白。

(二)构成体内各种重要的生命活性物质

构成机体几乎所有的生命活性物质,参与生理功能调节。在物质代谢中起催化作用的酶,如消化酶、过氧化物酶及胆碱乙酰酶等;调节体内各种生理过程并维持内环境稳定的激素,如胰岛素、肾上腺素、生长激素及胃肠道激素等;在体内发挥免疫作用,可以抵御外来微生物及其他有害物质入侵的抗体,其本质都是蛋白质。蛋白质还具有缓冲作用,可调节体液的酸碱度,维持体液酸碱平衡。此外,血液的凝固、视觉的形成、人体的运动等都与蛋白质有关。

(三)供给能量

蛋白质中含碳、氢、氧元素,当机体需要时,蛋白质可被代谢水解,释放能量。1g 食物蛋白质在体内约产生 16.74kJ(4.0kcal)的能量。人体每日所需能量约有 10%~15%来自蛋白质。

五、食物蛋白质的营养学评价

各种蛋白质的含量、氨基酸模式等都不一样,其营养价值也各不相同。评价食物蛋白质的营养价值通常是从食物蛋白质的含量、消化吸收程度及在体内被利用程度三方面来进行综合评价。

(一)蛋白质的含量

蛋白质的含量是食物中蛋白质营养价值的基础。蛋白质的含量不等于质量,没有一定的数量,再好的蛋白质其营养价值也有限。食物蛋白质的含量测定一般先测定食物中的氮含量,再乘以由氮换算成蛋白质的换算系数,就可算出食物蛋白质的含量。

(二)蛋白质消化率

蛋白质消化率是反映蛋白质在消化道内被消化酶分解的程度。被分解的程度越高,蛋白质消化率就越高,被机体吸收利用的程度就越大,其营养价值也就越高。蛋白质消化率可分为真消化率和表观消化率。

$$蛋白质真消化率(\%)=\frac{食物氮-(粪氮-粪代谢氮)}{食物氮}\times100\%$$

$$蛋白质表观消化率(\%)=\frac{食物氮-粪氮}{食物氮}\times100\%$$

粪代谢氮是指肠道内源性氮,是在试验对象完全不摄入蛋白质时,粪中的含氮量。成人 24 小时内粪代谢氮约为 0.9~1.2 g。

由于表观消化率实际上比真消化率低,对蛋白质的营养价值估计较低,具有更大的安全系数且测定方法较为简便,故一般评价多用表观消化率。

蛋白质的消化率与食物种类、不同的加工方式等因素有关。例如,动物性食物中的蛋白质一般高于植物性食物;大豆整粒的消化率仅 60%左右,加工成豆腐后,消化率可提高到 90%以上。表 1-4 是几种食物蛋白质的消化率。

表 1-4　几种食物蛋白质的消化率(%)

食物名称	真消化率	食物名称	真消化率	食物名称	真消化率
鸡蛋	97	大米	87	大豆粉	86
牛奶	95	面粉(精制)	96	菜豆	78
肉、鱼	94	燕麦	86	花生酱	95
玉米	85	小米	79	花生	94
豆子	78	黑小麦	90	混合膳食	96

(三)蛋白质利用率

蛋白质利用率反映食物蛋白质被消化吸收后在机体内利用的程度。衡量蛋白质利用率的指标有很多,下面介绍几种常用的指标。

1.蛋白质生物价

蛋白质生物价(biological value,BV)反映食物蛋白质消化吸收后被机体利用程度的指标。生物价的值越高,该蛋白质被机体利用程度越高,最大值为 100。计算公式如下:

$$生物价 = \frac{贮留氮}{吸收氮} \times 100 = \frac{吸收氮-(尿氮-尿内源性氮)}{食物氮-(粪氮-粪代谢氮)} \times 100$$

吸收氮=食物氮-(粪氮-粪代谢氮);贮留氮=吸收氮-(尿氮-尿内源性氮)。

表 1-5 是常见食物蛋白质的生物价。

表 1-5　常见食物蛋白质的生物价

蛋白质	生物价	蛋白质	生物价	蛋白质	生物价
鸡蛋黄	96	牛肉	76	玉米	60
全鸡蛋	94	白菜	76	花生	59
牛奶	90	猪肉	74	绿豆	58
鸡蛋白	83	小麦	67	小米	57
鱼	83	豆腐	65	生黄豆	57
大米	77	煮黄豆	64	高粱	56

2.蛋白质净利用率

蛋白质净利用率(net protein utilization,NPU)反映食物蛋白质被利用的程度,包括食物蛋白质的消化和利用两方面,即生物价与消化率结合起来评定蛋白质的营养价值。

$$蛋白质净利用率(\%) = 消化率 \times 生物价 = \frac{贮留氮}{食物氮} \times 100\%$$

3.蛋白质功效比值

蛋白质功效比值(protein efficiency ratio,PER)是用处于生长阶段中的幼年动物(一般用刚断奶的雄性大白鼠),在实验期内,其体重增加(g)和摄入蛋白质的量(g)的比值来反映蛋白质的营养价值的指标。因为所测蛋白质主要被用来提供生长之需要,所以该指标被广泛用来作为婴幼儿食品中蛋白质的评价。

$$蛋白质功效比 = \frac{动物体重增加克数}{摄入食物蛋白质总克数}$$

4. 氨基酸评分

氨基酸评分(amino acid score, AAS)也称蛋白质化学评分(chemical score)。氨基酸评分是最简单的评估蛋白质质量的方法。该方法是用被测食物蛋白质的必需氨基酸评分模式和推荐的理想模式或参考蛋白的模式进行比较,因此能够反映蛋白质构成和利用率的关系。氨基酸评分分值是食物蛋白质中的必需氨基酸的含量与理想模式或参考蛋白中相应的必需氨基酸含量的比值。

$$氨基酸评分 = \frac{被测蛋白质每克氮(或蛋白质)中氨基酸量(mg)}{理想模式或参考蛋白质中每克氮(或蛋白质)中氨基酸量(mg)}$$

计算某一食物蛋白质氨基酸评分分两步:第一步计算被测蛋白质每种必需氨基酸的评分值;第二步是在上述计算结果中,找出分值最低的必需氨基酸(第一限制氨基酸)评分,即为该蛋白质的氨基酸评分。

除上述方法和指标外,还有一些蛋白质营养评价方法和指标,如相对蛋白质比值、净蛋白质比值、氮平衡指数等,一般较少使用。

表1-6是常见几种食物蛋白质质量。

表1-6 常见几种食物蛋白质质量

食物名称	消化率(%)	BV(%)	NPU(%)	PER	AAS
全鸡蛋	99	94	84	3.92	1.06
全牛奶	97	87	82	3.09	0.98
鱼	93	83	81	4.55	1.00
牛肉	99	74	73	2.30	1.00
大豆	90	73	66	2.32	0.63
精面粉	99	52	51	0.60	0.34
大米	98	63	63	2.16	0.59
土豆	89	67	60	—	0.48

六、蛋白质的参考摄入量及食物来源

(一)蛋白质的参考摄入量

理论上成人每日摄入约30g蛋白质就可满足人体需要。但从安全性和消化等其他因素考虑,成人按0.8g/(kg·d)摄入为宜。我国以植物性食物为主,推荐摄入量为1.16g/(kg·d)。蛋白质提供的能量占膳食总能量的10%～12%,儿童青少年为12%～14%。优质蛋白(包括动物性蛋白质和大豆蛋白质)要求占成人膳食蛋白质推荐摄入量1/3以上。

（二）蛋白质的食物来源

蛋白质可分为植物性蛋白质和动物性蛋白质两大类。动物性蛋白质质量好，但富含饱和脂肪酸和胆固醇。植物性蛋白质利用率较低，要注意蛋白质的互补。优质蛋白质主要存在于动物性食品、大豆及其制品中，包括畜、禽、鱼类、蛋类、奶类和豆类。

 知识拓展

肽营养学

蛋白质是生命活动中最基本的和最重要的物质，是生命的物质基础，没有蛋白质就没有生命。因此，它是与生命以及各种形式的生命活动紧密联系在一起的物质。组成蛋白质的结构单元是氨基酸。蛋白质的生理作用不仅与组成氨基酸的种类和数量有关，而且与氨基酸的连接顺序、空间结构等有关。肽是指分子结构介于氨基酸和蛋白质之间的一类化合物，由20种天然氨基酸以不同的组成和排列方式构成，每一种肽都有其独特的组成结构，不同的组成结构决定了其功能的不同。随着生命科学研究的不断深化，人们逐渐认识到肽可以直接被人体吸收利用，是重要的生命物质基础之一，其作用涉及生命活动的各个环节。20世纪初，化学合成二肽的成功，标志着肽科学的诞生；20世纪中期，第一种具有类吗啡活性的外源性生物活性肽的发现，则标志着肽营养学的诞生，肽营养已成为蛋白质营养研究的新热点，将会引发新的营养革命。

所谓肽营养学就是研究来自食物中的肽类成分对人体健康状况影响的科学，主要研究具有生物活性的肽的来源、种类及对人体健康的各种作用及作用机制。生物活性肽在自然界中广泛存在，在生物的生命活动中起着非常重要的作用，涉及分子识别、信号传导、细胞分化和机体发育等诸多领域。目前已经从动植物和微生物中分离出多种生物活性肽，它们具有多种多样的生理功能，如免疫调节、增强骨密度、激素作用、抗血栓、抗高血压、降血脂等。因此，生物活性肽是筛选药物、制备保健食品、食品添加剂以及疫苗的天然资源，在生物医药及保健食品领域具有广阔的应用前景。

过去人们认为，人体吸收蛋白质主要是以氨基酸的形式吸收，近年来的科学研究发现，蛋白质经消化道酶促水解后，大多是以寡肽的形式被吸收的，以游离氨基酸形式吸收的比例很小。而且，寡肽比游离氨基酸更易、更快被机体吸收和利用。这是"肽"研究理论和实践的重大突破，使得肽营养学跳出蛋白质营养学及蛋白质营养、氨基酸营养的狭隘界限，发展空间更为广阔。

第四节　脂　　类

一、概述

脂类（lipids）是膳食中重要的营养素，包括脂肪（fat）和类脂（lipoids），是一类化学结构相似或完全不同的有机化合物。脂肪又称甘油三酯（triglycerides，TG），约占体内脂类总量的

95%,类脂约占体内脂类总量的5%。

二、脂肪及其功能

食物中脂类主要由甘油三酯构成,一分子甘油可与三分子脂肪酸形成甘油三酯。植物性食物中的甘油三酯不饱和程度高,熔点低,常温下为液体称为油;动物性食物中的甘油三酯饱和程度高,熔点也较高,常温下为固体称为脂。人体内的甘油三酯主要分布于腹腔、皮下和肌肉纤维间,与食物中的甘油三酯生理功能有相同或不同之处。

(一)体内脂肪的生理功能

1.供能和贮能

体内脂肪组织是能量的主要贮存形式。1g脂肪在体内氧化可产生37.66kJ(9.0kcal)的能量。当人体摄入过多的能量不能全部被利用时,就转变为脂肪贮存起来。当机体需要时,脂肪在酯酶的作用下,释放出甘油和脂肪酸进入血液循环,同时释放出能量以满足机体的需要。体内脂肪的贮能和供能有两个特点:一是脂肪细胞可以不断地把摄入过多的能量贮存为脂肪,导致肥胖的形成;另一方面,机体不能利用脂肪酸分解的含两碳的化合物合成葡萄糖,所以脂肪不能直接给脑和神经细胞以及血细胞提供能量,节食减肥可能导致机体分解蛋白质,通过糖异生保证血糖水平。

2.机体构成成分

脂肪提供脂肪酸,是细胞维持正常的结构和功能的重要成分。例如,细胞膜中含大量脂类,特别是磷脂和胆固醇,是细胞维持正常的结构和功能所必不可少的重要成分。

3.保温及润滑作用

脂肪不仅可直接提供能量,皮下脂肪组织还可起到隔热保温的作用,使体温能达到正常和恒定。另外,包裹在脏器周围的脂肪组织,对器官有支撑和衬垫作用,保护、缓冲器官免受外力损伤。腹腔大网膜中大量脂肪在胃肠蠕动中起润滑作用。

4.节约蛋白质作用

脂肪在体内代谢分解的产物,可以促进碳水化合物的能量代谢,使其更有效地释放能量。充足的脂肪还可以保护体内蛋白质(包括食物蛋白质)不被用来作为能源物质,而使其有效地发挥其他重要的生理功能。

(二)食物中脂的作用

食物中的脂肪除了提供能量外,还具有一些特殊的营养学功能。表1-7是部分食物中的脂肪含量。

1.增加饱腹感

食物中脂肪含量越多,胃排空的速度越慢,所需时间越长。

2.提供脂溶性维生素

脂肪是脂溶性维生素的食物来源及必要载体,并促进其在肠道中的吸收。

3.改善食物的感官,促进食欲

脂肪是食物烹饪过程中的重要原料和加热介质,可以改善食物的色、香、味、形。

表 1-7 部分食物的脂肪含量

食物名称	脂肪含量(g/100g)	食物名称	脂肪含量(g/100g)
猪肉(肥)	90.4	鸡腿	13.0
猪肉(肥瘦)	37.0	鸭	19.7
猪肉(后臀尖)	30.8	草鱼	5.2
猪肉(后蹄膀)	28.0	带鱼	4.9
猪肉(里脊)	7.9	大黄鱼	2.5
猪蹄爪尖	20.2	海鳗	5.0
猪肝	3.5	鲤鱼	4.1
猪大肠	18.7	鸡蛋	11.1
牛肉(瘦)	2.3	鸡蛋黄	28.2
羊肉(瘦)	3.9	鸭蛋	18.0
鹌鹑	9.4	核桃	58.8
鸡	2.3	花生(炒)	48.0
鸡翅	11.8	葵花子(炒)	52.8

三、脂肪酸的分类及功能

(一)脂肪酸的分类

脂肪酸(fatty acid,FA)常见的分类方法如下。

1.按碳链长度分类

按碳链长度分类可分为长链脂肪酸(含 14～24 碳)、中链脂肪酸(含 8～12 碳)、短链脂肪酸(含 6 碳以下)。

2.按饱和程度分类

按饱和程度分类可分为:①饱和脂肪酸,碳链中不含双键;②单不饱和脂肪酸,碳链中只含一个不饱和双键;③多不饱和脂肪酸,碳链中含两个或多个双键。

3.按空间结构分类

按空间结构分类可分为顺式脂肪酸和反式脂肪酸。顺式脂肪酸,双键两端碳原子上的两个氢原子在链的同侧。反式脂肪酸,双键两端碳原子上的两个氢原子在链的异侧。研究表明,反式脂肪酸可升高低密度脂蛋白胆固醇,降低高密度脂蛋白胆固醇水平,增加心血管疾病的危险性。常见的反式脂肪酸有人造奶油、蛋糕、饼干、油炸食品、乳酪产品及花生酱等。

4.按双键的位置分类

目前国际上脂肪酸碳原子位置的排列,习惯从甲基端的碳原子起数不饱和脂肪酸中不饱和键的位置。甲基端的这个碳原子称为 ω 碳(或 n 碳),根据第一个不饱和键所在碳原子的序号可命名 n-3 系、n-6 系、n-9 系不饱和脂肪酸。

(二)必需脂肪酸

必需脂肪酸(essential fatty acid,EFA)是指人体内不可缺少且自身不能合成,必须通过食物供给的脂肪酸,称为必需脂肪酸。必需脂肪酸包括亚油酸和 α-亚麻酸。

必需脂肪酸主要有以下功能。

1. 构成磷脂的重要组成成分

磷脂是细胞膜的主要结构成分,必需脂肪酸是膜磷脂具有流动性的物质基础,所以必需脂肪酸与细胞膜的结构和功能直接相关。

2. 参与胆固醇的代谢

在低密度脂蛋白和高密度脂蛋白中,胆固醇与亚油酸形成亚油酸胆固醇酯后,才能在体内转运,进行正常的代谢。因此,必需脂肪酸对心血管系统的疾病有一定的预防作用。

3. 衍生其他多不饱和脂肪酸

利用必需脂肪酸可以合成同系列的其他多不饱和脂肪酸和其衍生物。例如,具有重要生理作用的花生四烯酸、二十碳五烯酸(EPA)、二十二碳六烯酸(DHA)等。

4. 前列腺素合成的前体

前列腺素前体存在于许多器官中,有多种多样的生理功能。近年研究认为必需脂肪酸有减少血栓形成和血小板聚集的趋势,可能与必需脂肪酸作为前列腺素和凝血素的前体有关。

必需脂肪酸的缺乏,可导致生长迟缓、生殖障碍、皮肤损伤以及肾脏、肝脏、神经和视觉疾病,多发生在患有慢性肠道疾病的患者、长期全胃肠营养的患者、以脱脂奶或低脂膳食喂养的幼儿中。

四、类脂

类脂(lipoids)包括磷脂和固醇类。

(一)磷脂

含有磷酸的脂类称为磷脂,在脑、神经组织和肝脏中含量丰富。磷脂按组成结构可分为两类:一类是磷酸甘油脂,如卵磷脂、脑磷脂、肌醇磷脂等,最重要的是卵磷脂;另一类是神经鞘磷脂。磷脂的主要功能是提供能量,是细胞膜的主要组成成分,具有乳化作用,在食品加工中起乳化剂的作用,改善心血管、神经系统的功能。

(二)固醇类

固醇类分为胆固醇和植物固醇,广泛存在于动物和植物食物中。肉类、鱼类、动物内脏、蛋黄等食物中富含胆固醇,植物固醇主要来源于植物油、种子、坚果等食物。

胆固醇是最重要的一种固醇,是细胞膜的重要组成成分,是人体内许多重要活性物质的合成材料,如胆汁、性激素、肾上腺素等。人体自身可以合成内源性胆固醇,肝脏和肠壁是合成胆固醇最旺盛的组织。人体既可以从食物中获得胆固醇,也可利用内源性胆固醇,因此胆固醇一般不会缺乏,而胆固醇摄入过多会导致高脂血症、动脉粥样硬化、冠心病等。

五、脂类的营养学评价

脂肪的营养价值主要从脂肪的消化率、必需脂肪酸含量、脂溶性维生素的含量、各种脂肪酸比例等方面进行评价。

1. 脂肪的消化率

脂肪的消化率与其熔点密切相关。熔点低于体温的脂肪消化率可高达97%～98%,高于体温的脂肪消化率约90%。含不饱和脂肪酸和短链脂肪酸越多的脂肪,熔点越低,越容易消化,多见于植物脂肪。一般植物脂肪的消化率要高于动物脂肪。

2.必需脂肪酸含量

一般植物油中亚油酸和α-亚麻酸含量高于动物脂肪,因此营养价值也高于动物脂肪。

3.脂溶性维生素的含量

脂溶性维生素含量高的脂类营养价值也高。动物脂肪几乎不含维生素,而器官脂肪如肝脏脂肪和某些海鱼肝脏脂肪中含有丰富的维生素A和D,营养价值较高。植物油中维生素E含量丰富,特别是谷类种子的胚油。

4.各种脂肪酸的比例

有研究推荐,机体对饱和脂肪酸、单不饱和脂肪酸和多不饱和脂肪酸的需求量,应保持适当的比例为1∶1∶1。但该比例仍需进一步研究。

六、脂类的参考摄入量及食物来源

中国营养学会推荐成人脂肪摄入量应占摄入总能量的20%～30%。膳食脂肪主要来源于动物的脂肪组织和肉类以及植物的种子。植物油主要含不饱和脂肪酸,亚油酸普遍存在于植物油中。必需脂肪酸的摄入量不应少于总能量的3%,只要注意摄入一定量的植物油,便不会造成必需脂肪酸的缺乏。动物脂肪含饱和脂肪酸和单不饱和脂肪酸多,多不饱和脂肪酸含量较少。

18岁以上人群每日摄入不超过300mg的胆固醇。含胆固醇丰富的食物是动物脑、肝、肾等内脏和蛋类,肉类和奶类也含有一定量的胆固醇。含磷脂较多的食物为蛋黄、肝脏、大豆、麦胚和花生等。

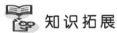 知识拓展

反式脂肪酸的危害

营养专家认为,反式脂肪酸很难被人体消化吸收,容易导致生理功能出现多重障碍,是一种完全由人类制造的食品添加剂。反式脂肪酸在自然食物中的含量几乎为零。反式脂肪酸是人类健康的"杀手"。主要表现在以下几方面。

1.降低记忆

研究认为,青壮年时期饮食习惯不好的人,老年时患阿尔茨海默病(老年痴呆症)的比例更大。反式脂肪酸对可以促进人类记忆力的一种胆固醇具有抑制作用。

2.容易发胖

反式脂肪酸不容易被人体消化,容易在腹部积累,导致肥胖。

3.引发冠心病

反式脂肪酸能使有效防止心脏病及其他心血管疾病的胆固醇(HDL)的含量下降,而引发冠心病。

4.形成血栓

反式脂肪酸会增加人体血液的黏稠度和凝聚力,容易导致血栓的形成,对于血管壁脆弱的老年人来说,危害尤为严重。

5.影响生长发育

怀孕期或哺乳期的妇女过多摄入含有反式脂肪酸的食物会影响胎儿的健康。研究发现,胎儿或婴儿可以通过胎盘或乳汁被动摄入反式脂肪酸,他们比成人更容易患上必需脂肪酸缺乏症,影响生长发育。另外,还会影响生长发育期的青少年对必需脂肪酸的吸收,对青少年中枢神经系统的生长发育也会造成不良影响。

6.影响生育

反式脂肪酸会减少男性荷尔蒙的分泌,对精子的活跃性产生负面影响,中断精子在身体内的反应过程。

虽然摄入过多的反式脂肪酸对人体健康不利,但并不是所有的反式脂肪酸对人体的健康都有害,共轭亚油酸就是一种有益的反式脂肪酸,它具有一定的抗肿瘤作用。

第五节　碳水化合物

碳水化合物(carbohydrate)是由碳、氢、氧三种元素组成的有机化合物,因其分子式中氢和氧比例与水分子(H_2O)相同,故命名为碳水化合物。为了和有同样元素比例的其他有机化合物相区别,也叫做"糖",是人类膳食能量的主要来源。

一、碳水化合物的分类

碳水化合物主要根据其化学结构进行分类,分为糖(1~2个单糖)、寡糖(3~9个单糖)、多糖(10个单糖以上)(表1-8)。

表1-8　碳水化合物分类

分类(糖分子DP)	亚组	组成
糖(1~2)	单糖	葡萄糖、半乳糖、果糖
	双糖	蔗糖、乳糖、麦芽糖、海藻糖
寡糖(3~9)	糖醇	山梨醇、甘露糖醇
	异麦芽低聚寡糖	麦芽糊精
	其他寡糖	棉籽糖、水苏糖、低聚果糖
多糖(10个以上)	淀粉	直链淀粉、支链淀粉、变性淀粉
	非淀粉多糖	纤维素、半纤维素、果胶、亲水胶质物

(一)糖

糖类包括单糖、双糖和糖醇。

1.单糖

单糖是不能被水解的最简单的碳水化合物,依分子中功能碳原子的数目,依次命名为乙糖、丙糖、丁糖、戊糖、己糖及庚糖。食物中最常见的单糖是葡萄糖、果糖。葡萄糖是机体代谢中最基本的单糖。果糖几乎总是与葡萄糖同时存在于植物中。果糖主要存在于水果或蜂蜜中,水果中果糖含量取决于其成熟的程度。在糖类中果糖最甜,葡萄糖属于中等甜度的糖。

2.双糖

双糖主要包括蔗糖、乳糖和麦芽糖。蔗糖是从甘蔗或甜菜中提取出的一种棕色糖,由一分子葡萄糖和一分子果糖结合而成。乳糖仅存在于乳品中,是唯一不存在于植物中的糖。乳糖的溶解度和甜度都低于蔗糖。麦芽糖多源于淀粉在淀粉酶作用下的降解,是由两分子葡萄糖结合而成,应用于食品加工业中增加甜度。

3.糖醇

糖醇往往是相应的单糖或双糖还原生成的醇,如用葡萄糖还原生成山梨醇,木糖还原生成木糖醇,麦芽糖还原生成麦芽糖醇,果糖还原生成甘露醇等。一般糖醇在自然界的食物中少量存在,并且能被人体吸收代谢。常用的糖醇有山梨醇、麦芽糖醇、木糖醇、乳糖醇等。这些糖醇对酸、热有较高的稳定性,成为低热值食品甜味剂,广泛应用于低热值食品配方。国外已把糖醇作为食糖替代品,广泛应用于食品工业中。

(二)寡糖

寡糖又称低聚糖,为 3 个以上 10 个以下单糖分子以糖苷键相连形成的聚合物。它以复合物的形式存在于多种生物组织中,一些低聚糖存在于水果和蔬菜中,多数低聚糖不能或只能部分被吸收,能被结肠益生菌利用。近些年来对寡糖的生物活性研究得非常多,表现在免疫调节、抗肿瘤、抗病毒、抗氧化、抗凝血、抗血栓、降血糖、降血脂等方面。寡糖作为一类新的生理活性物质,在营养与保健、疾病诊断与防治方面的应用有着极大潜力。

(三)多糖

多糖是由 10 个以上单糖分子通过糖苷键组成的聚合物。食物中多糖主要是淀粉、糖原和膳食纤维。

1.淀粉

淀粉主要存在于谷类、根茎类等植物中。淀粉是由葡萄糖聚合而成,根据聚合方式不同,分为直链淀粉和支链淀粉。食物中直链淀粉和支链淀粉的含量不同,其含量的多少取决于淀粉的来源或加工方式。

2.糖原

糖原又称肝糖、动物淀粉,是人类等动物储存糖类的主要形式。糖原主要分为肝糖原和肌糖原,由葡萄糖失水缩合而成。糖原主要生物学功能是作为动物和细菌的能量储存物质,主要储存在肝脏和肌肉中。

3.膳食纤维

膳食纤维主要是不能被人体利用的多糖,即不能被人类胃肠道中消化酶所消化的,且不被人体吸收利用的多糖。这类多糖主要来自植物细胞壁的复合碳水化合物,也可称之为非淀粉多糖。膳食纤维根据溶解性,可分为水溶性纤维与非水溶性纤维。纤维素、半纤维素和木质素是三种常见的非水溶性纤维,存在于植物细胞壁中;而果胶和树胶等属于水溶性纤维,则存在于自然界的非纤维性物质中。大麦、豆类、胡萝卜、柑橘、亚麻、燕麦和燕麦糠等食物都含有丰富的水溶性纤维。

二、碳水化合物的生理功能

(一)供能与贮能

碳水化合物是人类最经济最主要的能量来源,我国膳食中总能量的50%以上来自碳水化合物。1g碳水化合物在体内燃烧产生16.81kJ(4.0kcal)的能量。糖原是肌肉和肝脏中碳水化合物的贮存形式,肝糖原在机体需要时,分解为葡萄糖进入血循环,满足机体对能量的需要;肌糖原只供自身的能量需要。葡萄糖是神经系统和心肌的主要能源,也是肌肉活动时的主要燃料。

(二)构成机体组织及生理活性物质

碳水化合物是构成机体组织的重要物质,并以含糖复合物的形式参与细胞的组成。每个细胞都有碳水化合物,其含量为2%~10%,主要以糖脂、糖蛋白和蛋白多糖的形式存在,分布在细胞膜、细胞器膜、细胞浆以及细胞间质中。一些具有重要生理功能的物质,如抗体、酶和激素的组成成分,也需要碳水化合物的参与。

(三)调节血糖

碳水化合物的含量、类型及摄入总量是影响血糖的主要因素。食物对血糖的调节作用主要在于食物中碳水化合物消化吸收的速率和利用率。碳水化合物摄入多,血糖上升得就高。不同类型的碳水化合物,即使摄入总量相同,也会产生不同的血糖反应。

(四)节约蛋白质与抗生酮作用

碳水化合物有助于调节蛋白质和脂肪的代谢。如果饮食中具有充足的能够满足整个机体能量需要的碳水化合物,就无需消耗蛋白质供能,其节省的蛋白质就会被用于机体组织的建造,这种作用被称为碳水化合物的节约蛋白质作用。同样,碳水化合物供能充足时,也无需动用过多的脂肪供能。如果缺乏葡萄糖,脂肪氧化分解过程中的中间产物乙酰辅酶A进入三羧酸循环过程将受限,乙酰辅酶A会大量在体内堆积而产生酮体,过量酮体对人体特别是对大脑有害,这种作用就称为碳水化合物的抗生酮作用。

(五)膳食纤维促进肠道健康功能

1.预防便秘和胃肠道疾病

膳食纤维具有吸水膨胀性,可增加食糜的体积,刺激胃肠道的蠕动,并软化粪便,防止便秘。另外可减少粪便在肠道中的停滞时间及粪便中有害物质与肠道的接触时间,保持肠道清洁,从而减少和预防胃肠道疾病。

2.降低血胆固醇

膳食纤维可促进胆汁酸的排泄,抑制胆固醇的吸收,降低人的血浆胆固醇水平,预防高血脂症和高血压;减少胆汁酸重吸收,预防胆结石形成。

3.增加饱腹感

水溶性膳食纤维吸水后膨胀,既能增加人的饱腹感,又能减少食物中脂肪的吸收,控制和降低膳食的总能量,避免能量过剩而导致体内脂肪的过度堆积,可达到控制体重减肥的目的。

4.调节血糖

膳食纤维能够延缓葡萄糖的吸收,推迟可消化性糖类如淀粉等的消化,避免进餐后血糖急剧上升。膳食纤维对胰岛素敏感性强,可直接影响胰岛 B 细胞功能,改善血液中胰岛素的调节作用,提高人体耐糖的程度,有利于糖尿病的治疗和康复。研究表明,膳食纤维含量充足的饮食,无论是在预防还是在治疗糖尿病方面都具有特殊的功效。

5.改善肠道菌群

膳食纤维在肠道易被细菌酵解,其中可溶性膳食纤维可完全被细菌酵解,而不溶性膳食纤维则不易被酵解。酵解后产生的短链脂肪酸如乙酯酸、丙酯酸和丁酯酸均可作为肠道细胞和细菌的能量来源,有助于正常消化和增加排便量,预防肠癌、阑尾炎等。

三、食物血糖生成指数

(一)血糖指数定义

血糖生成指数(glycemic index,GI)是指 50g 含碳水化合物的食物血糖应答曲线下面积与同一个体摄入 50g 碳水化合物的标准食物(葡萄糖或面包)血糖应答曲线下面积之比。也就是说,以 50g 葡萄糖作为标准,来确定其他碳水化合物引起血糖升高的水平。食物血糖生成指数不同,与其含碳水化合物的种类、数量有关。人们在进食含有碳水化合物的食物时,由于碳水化合物的种类不同,以及碳水化合物消化、吸收的差异,引起血糖升高的反应也不同。一般来说,进食血糖指数越高的食物,餐后血糖升高得越快(表 1-9)。

表 1-9 常见食物的血糖生成指数

食物名称	GI	食物名称	GI	食物名称	GI
馒头	88.1	玉米粉	68.0	葡萄	43.0
熟甘薯	76.7	玉米片	78.5	柚子	25.0
煮土豆	66.4	大麦粉	66.0	梨	36.0
面条	81.6	菠萝	66.0	苹果	36.0
大米	83.2	闲趣饼干	47.1	藕粉	32.6
烙饼	79.6	荞麦	54.0	鲜桃	28.0
苕粉	34.5	甘薯(生)	54.0	扁豆	38.0
南瓜	75.0	香蕉	52.0	绿豆	27.2
油条	74.9	猕猴桃	52.0	四季豆	27.0
荞麦面条	59.3	山药	51.0	面包	87.9
西瓜	72.0	酸奶	48.0	可乐	40.3
小米	71.0	牛奶	27.6	大豆	18.0
胡萝卜	71.0	柑	43.0	花生	14.0

(二)食物血糖指数的应用

血糖指数低于 55 的食物被称为低血糖指数食物,血糖指数在 55～75 之间的食物被称为中等血糖指数食物,血糖指数高于 75 的食物被称为高血糖指数食物。

1. 指导合理膳食

健康状态不同的人对血糖的控制水平不同,可选择血糖指数不同的食物。例如,糖尿病患者,多选择血糖指数低的食物;运动员多选择血糖指数高的食物。

2. 控制体重

和血糖指数高的食物相比,低血糖指数的食物在调节能量代谢、控制食物摄入量等方面优势明显,有助于对体重、血糖、血脂及血压的控制。

3. 改善胃肠功能

血糖指数低的食物有利于肠道益生菌的生长繁殖,可改善肠道结构和功能;血糖指数高的食物易于消化吸收,对消化吸收功能差的人群有益。

四、碳水化合物的参考摄入量及食物来源

碳水化合物参考摄入量常用其供能占总能量的百分比来表示。2000 年,中国营养学会建议,我国健康人群(小于 2 岁婴幼儿除外)的碳水化合物的供能应占总能量的 55%～65%,应含有多种不同种类的碳水化合物,限制纯能量食物如糖的摄入量,以保证人体能量和营养素的需要。研究证明,膳食碳水化合物占总能量小于 40% 和大于 80% 是不利于健康的两个极端。

碳水化合物的食物来源丰富,其中谷类、薯类和豆类是淀粉的主要来源,粮谷类一般含碳水化合物 60%～80%,薯类含量为 15%～29%,豆类为 40%～60%。全谷类、蔬菜水果等富含膳食纤维,含量一般在 3% 左右。我国居民碳水化合物的主要来源是谷类食物。表 1－10 是常见食物碳水化合物的含量。

表 1－10　常见食物碳水化合物的含量(以 100g 可食部计)

食物名称	含量	食物名称	含量
白砂糖	99.9	南瓜粉	79.5
冰糖	99.3	马铃薯	16.5
红糖	96.6	木耳	35.7
藕粉	93.0	鲜枣	28.6
豌豆粉丝	91.7	香蕉	20.8
麻香糕	88.7	黄豆	18.6
粉条	84.2	柿	17.1
稻米(平均)	77.3	苹果	12.3
挂面(标准粉)	74.4	辣椒	11.0
小米	73.5	桃	10.9
小麦粉(标粉)	71.5	番茄	3.5
莜麦面	67.8	牛乳	3.4
玉米	66.7	芹菜	3.3
方便面	60.9	带鱼	3.1
绿豆	55.6	白菜	3.1
小豆	55.7	鲜贝	2.5

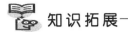 知识拓展

口感粗的食物膳食纤维未必含量高

很多人认为口感"粗"的食物中富含膳食纤维。但是,事实并不是人们想的那样,并非口感越粗的食物膳食纤维越多,也不是膳食纤维越粗才越健康。

说到富含膳食纤维的食物,人们往往首先会想到芹菜杆、白菜帮、韭菜筋,这些口感比较粗糙的食物。有些食物虽然口感不粗糙,但是也富含膳食纤维。以芹菜为例,它的膳食纤维其实并不算很高,其中口感粗糙的"菜筋"是植物组织中的维管束结构,并不等同于膳食纤维。膳食纤维可以分为可溶性膳食纤维和不可溶性膳食纤维两大类。食物中那些口感粗糙的部分,主要是不可溶性膳食纤维,也就是通常所说的粗纤维,而可溶性膳食纤维则没有那种粗糙的口感。所以说,一种食物粗纤维多,并不代表总膳食纤维就一定多,像红薯、豌豆等没有"筋"的食物,其总膳食纤维含量却很高。

那么,不可溶的"粗"纤维,是不是比可溶性的膳食纤维更好,对健康更有利呢?膳食纤维也并不是越粗越好。两种膳食纤维都有益健康,不过,健康益处略有不同。比如,可溶性膳食纤维对降低血清胆固醇、减低冠心病风险有较好效果,而不可溶性膳食纤维对于防止便秘和预防结肠癌有较大好处。另外,可溶性膳食纤维在消化道内会柔和一些,适合肠胃功能不好的人;而不可溶性膳食纤维,对肠胃的刺激会大一些,如果肠胃功能不是很好,尽量少吃点都是"筋"的不可溶性膳食纤维多的食物。

膳食纤维并不是多多益善,如果摄取过多会干扰其他营养素的吸收。一些特殊人群,如营养不良、患有胃肠疾病或进行了消化道手术的患者,以及老年性便秘的人,更不能摄入太多的膳食纤维。

第六节　能　　量

一、概述

人体为了维持各种生理功能和生命活动,每日通过摄取食物中的碳水化合物、脂肪和蛋白质来获取能量。人体每日消耗的能量主要由基础代谢、体力活动、食物特殊动力作用及生长发育构成。机体能量的代谢过程大致是机体摄取食物,吸收营养素,氧化分解,释放能量,同时放出热量维持体温,多余的能量以体脂和糖原形式贮存。

国际通用的能量单位是焦耳(J),我国习惯于用卡(cal)或千卡(kcal)。目前常用千焦耳(kJ)和兆焦耳(MJ)做能量单位。其换算方法为

1 千卡(kcal)＝4.184 千焦耳(kJ)

1 兆焦耳(MJ)＝239 千卡(kcal)

食物中的碳水化合物、脂肪和蛋白质在体内氧化分解后可释放能量,因此这三种营养素被称为"产能营养素"。我们把每克产能营养素在体内氧化分解后产生的能量值称为能量系数,蛋白质、脂肪和碳水化合物的能量系数分别是 16.74kJ、36.66kJ、16.81kJ。

二、人体能量消耗

人体的总能量消耗包括基础代谢、体力活动、食物特殊动力作用及生长发育等四个方面的需要。在正常情况下，能量的摄入和消耗应当保持平衡。

(一)基础代谢

1.定义

基础代谢(basal metabolism,BM)是指维持机体最基本生命活动所需要的能量消耗，即人体在安静和恒温条件下(一般18～25℃)，禁食12h后，静卧、放松而又清醒时的能量消耗。此时能量仅用于维持体温、呼吸、心脏搏动、血液循环及其他器官组织和细胞的基本生理功能的需要。基础代谢率(basal metabolic rate,BMR)是指机体在基础代谢状态下，每小时每平方米体表面积(或每千克体重)的能量消耗，单位是 kJ/(m²·h)或 kJ/(kg·h)。表 1-11 是人体每小时基础代谢率。

基础代谢=体表面积(m²)×基础代谢率 kJ/(m²·h)或(kJ/(kg·h)

体表面积(m²)=0.00659×身高(cm)+0.0126×体重(kg)-0.1603

表 1-11　人体每小时基础代谢率表

年龄 (岁)	男		女		年龄 (岁)	男		女	
	kJ/(m²·h)	kcal/(m²·h)	kJ/(m²·h)	kcal/(m²·h)		kJ/(m²·h)	kcal/(m²·h)	kJ/(m²·h)	kcal/(m²·h)
1	221.8	53.0	221.8	53.0	30	154.0	36.8	146.9	35.1
3	214.6	51.3	214.2	51.2	35	152.7	36.5	146.9	35.0
5	206.3	49.3	202.5	48.4	40	151.9	36.3	146.0	34.9
7	197.9	47.3	200.0	45.4	45	151.5	36.2	144.3	34.5
9	189.1	45.2	179.3	42.8	50	149.8	35.8	139.7	33.9
11	179.9	43.0	175.7	42.0	55	148.1	35.4	139.3	33.3
13	177.0	42.3	168.5	40.3	60	146.0	34.9	136.8	32.7
15	174.9	41.8	158.8	37.9	65	143.9	34.4	134.7	32.2
17	170.7	40.8	151.9	36.3	70	141.4	33.8	132.6	31.7
19	164.0	39.2	148.5	35.5	75	138.9	33.2	131.0	31.3
20	161.5	38.6	147.7	35.3	80	138.1	33.0	129.3	30.9
25	156.9	37.5	147.3	35.2					

2.影响人体基础代谢的因素

(1)年龄　处于生长期的儿童和青少年生长发育迅速，基础代谢相对较高。成年后基础代谢与年龄呈负相关，30岁以后每10年约降低2%。

(2)性别　年龄和体表面积相同，男性瘦体组织高于女性，因此基础代谢率高于女性。

(3)体表面积　基础代谢与体表面积呈正比，同等体重情况下，瘦高者基础代谢高于矮胖者。

(4)生理与病理状况　孕妇和乳母的基础代谢较高。孕妇的子宫、胎盘、胎儿的发育及体脂的贮备需要额外的能量；乳母体内合成乳汁也需要额外的能量。此外人体激素分泌异常时，如甲状腺、肾上腺和去甲肾上腺素分泌异常，能量代谢也会增强，直接或间接影响基础代谢的能量消耗。神经紧张程度，营养状况及疾病等也影响基础代谢的能量消耗。

（5）生活和工作环境　寒冷、体力过度消耗、精神紧张、大量摄食均可增高基础代谢水平，而少食、饥饿或禁食能相应降低基础代谢水平。

(二)体力活动

体力活动可分为工作、家务、体育和娱乐活动。根据活动的频率、持续的时间与强度，劳动强度可分为三个级别，即轻、中、重。根据能量消耗水平，将人体活动水平分成不同等级，用体力活动水平(physical activity level，PAL)来表示(表 1 - 12)。人体活动水平或劳动强度的大小直接影响机体能量需要量。成年人能量推荐摄入量，可用基础代谢率和体力活动水平的乘积来计算。

表 1 - 12　中国营养学会建议的中国成人活动水平分级

活动水平	职业工作分配时间	工作内容举例	PAL 男	PAL 女
轻	75％时间坐或站立 25％时间站着活动	办公室工作、修理电器钟表、售货员、酒店服务员、化学实验室操作、讲课等	1.55	1.56
中	25％时间坐或站立 75％时间特殊职业活动	学生日常活动、机动车驾驶、电工安装、车船操作、金工切割等	1.78	1.64
重	40％时间坐或站立 60％时间特殊职业活动	非机械化农业劳动、炼钢、舞蹈、体育运动、装卸、采矿等	2.10	1.82

体力活动是人体能量消耗的主要因素。影响体力活动所消耗能量的因素：①肌肉越发达者，活动时消耗能量越多；②体重越重者，做相同运动所消耗的能量越多；③劳动强度越大、活动时间越长、能量消耗越多；④工作不熟练者，能量消耗越多。

(三)食物特殊动力作用

食物特殊动力作用(specific dynamic action，SDA)又称食物热效应(thermic effect of food，TEF)，是指人体在摄食过程中，由于要对食物中的营养素进行消化、吸收、代谢、转化，需要额外消耗能量，同时引起体温升高和散发能量，这种因摄食而引起的能量额外消耗的现象。

食物中不同产能营养素的食物热效应不同。蛋白质的食物热效应最大，为本身产生能量的 30％～40％，碳水化合物为自身产能的 5％～6％，脂肪为自身产能的 4％～5％。此外，食物热效应与进食量和进食频率也有关，进食越多、越快，能量消耗越多。

(四)生长发育

婴幼儿、儿童、青少年的身体处于生长发育阶段，需要的能量主要包括机体形成新的组织所需要的能量。孕妇子宫与胎盘的发育、胎儿的生长以及体脂的贮备、乳母分泌的乳汁也会增加能量的消耗。

三、能量参考摄入量及食物来源

人体能量的需要量因年龄、性别、生理状态和劳动强度等因素的影响而有所不同。健康成年人生理状态不同、劳动强度不同，膳食能量推荐摄入量见中国居民膳食能量推荐摄入量表。中国营养学会建议居民膳食碳水化合物提供的能量占总能量的55%～65%，脂肪占20%～30%，蛋白质占10%～15%为宜。年龄越小，蛋白质供能占总能量的比重越应适当增加，但成年人脂肪摄入量不宜超过总能量的30%。表1-13为常见食物能量含量。

表1-13　常见食物能量含量(每百克)

食物名称	能量		食物名称	能量	
	kcal	kJ		kcal	kJ
小麦粉(标准粉)	344	1439	蚕豆	335	1402
粳米(标一)	343	1435	绿豆	316	1322
籼米(标一)	346	1448	赤小豆(小豆)	309	1293
玉米(黄、干)	335	1402	花生仁(生)	563	2356
玉米面(黄)	341	1427	猪肉(肥瘦)	395	1653

第七节　矿　物　质

一、概述

人体组织中几乎能检测到自然界地壳中已经发现的所有元素，大约92种。除了碳、氢、氧、氮组成有机化合物外，其余元素均称为矿物质，又称无机盐或灰分。按照在机体内含量的多少，矿物质分为常量元素和微量元素。凡体内含量大于体重0.01%的称为常量元素或宏量元素，包括钙、磷、钠、钾、氯、硫、镁七种。凡体内含量小于体重的0.01%的称为微量元素或痕量元素。微量元素种类很多，有20多种是构成人体组织、参与机体代谢、维持生理功能所必需的，因此把铁、锌、铜、碘、硒、铬、钴称为必需微量元素；锰、硼、钒、镍、硅称为可能必需微量元素；氟、铅、镉、汞、砷、铝、锂和锡称为具有潜在毒性，低剂量可能具有功能作用的微量元素。

(一)矿物质的特点

1. 在体内不能合成，必须从外界摄取

矿物质不能在体内合成，而且每日随尿、粪便、汗液、上皮细胞脱落、毛发和指甲及月经、哺乳等有一定量的矿物质会排出体外丢失。因此为了满足机体需要，必须从膳食中得到补充。

2. 在体内分布极不均匀

如钙和磷主要分布在骨骼与牙齿，铁主要分布在红细胞，碘主要分布在甲状腺。

3. 矿物质之间存在协同和拮抗作用

如摄入过量铁或铜能抑制锌的吸收和利用，摄入过量的锌也能抑制铁的吸收。

4. 服用剂量范围窄

某些微量元素在体内的生理剂量与中毒剂量范围很窄，摄入过多易产生毒性作用。

5. 矿物质是唯一可以通过天然水获取的营养素

天然水含有大量矿物质元素,且容易吸收。但长期饮用某些元素含量超标的水,容易导致毒性作用,如饮水型氟中毒。

(二)矿物质缺乏与过量的原因

1. 地壳中矿物质分布不平衡

由于地球环境的原因,某些地区表层土壤中某种矿物质元素会出现过高或过低的现象,人群如果长期摄入在这种土壤中生长的食物和饮用水,必然会导致人体内矿物质过高或过低,引起亚临床症状甚至疾病。

2. 食物成分

某些食物中含有天然存在的矿物质拮抗物,如菠菜中含有较多的草酸盐可与钙或铁结合成难溶的螯合物而影响其吸收。

3. 食物加工方式

食物加工过程中可造成矿物质的损失。例如,蔬菜在水中浸泡时间过长或水煮后把水倒掉,均会损失大量矿物质;粮谷类粮食碾磨过于精细也会使表层富含的矿物质丢失。

4. 摄入不足、消耗增加导致矿物质缺乏

摄入不足、消耗增加,如不良饮食习惯,厌食、挑食、疾病状态均会导致食物摄入不足或品种单一,使矿物质摄入量达不到机体的需要量。

5. 生理需求增加

生理需求增加如儿童、青少年、孕妇及乳母由于处于生长发育期或特殊生理时期,导致机体对矿物质的需求增加,如果不及时补充,会导致钙、锌、铁等矿物质缺乏。机体长期排泄功能障碍或过量服用某些矿物质补充剂也可能导致矿物质在体内大量蓄积,引起急性或慢性毒性作用。

二、钙

钙(calcium)是人体含量最多的矿物质元素,主要以羟磷灰石结晶[$3Ca_3(PO_4)_2 \cdot (OH)_2$]形式存在。其中 99% 集中在骨骼和牙齿中,占成年人体重的 $1.5\% \sim 2.0\%$。其余 1% 以结合或离子状态分布于软组织、细胞外液和血液中,统称为混溶钙池。

(一)钙的生理功能

1. 构成骨骼和牙齿的成分

骨骼和牙齿是人体中含钙最多的组织,钙的需要量随骨骼的生长速度而变化。体内骨骼中的钙与混溶钙池保持着相对的动态平衡。在正常情况下骨骼中的钙从破骨细胞中释放进入混溶钙池;混溶钙池中的钙又不断沉积于成骨细胞中,使骨骼不断更新。

2. 维持神经与肌肉的活动

钙离子通过参与神经信号传递物质、释放等作用,以维持神经肌肉的正常生理功能,如神经肌肉的兴奋、神经冲动的传导、心脏的搏动等。另外,血浆钙离子浓度过高可抑制神经肌肉的兴奋性,导致心脏和呼吸衰竭;而当血浆钙离子浓度明显下降时,可引起神经肌肉兴奋性增强,导致手足抽搐。

3.调节体内酶的活性

钙对许多参与细胞代谢的酶具有调节作用,如腺苷酸环化酶、鸟苷酸环化酶、磷酸二酯酶等。

4.其他功能

钙还参与血液凝固、维持细胞膜的稳定性、促进细胞信息传递、激素的分泌、维持体液酸碱平衡以及细胞的正常生理功能。

钙摄入量过低可导致钙缺乏症,主要表现为骨骼的病变,即儿童时期的佝偻病、成年人的骨质疏松症。钙过量对机体也能产生不利影响,包括:①增加肾结石的危险;②奶碱综合征,典型症候群包括高血钙症、碱中毒和肾功能障碍;③过量的钙干扰其他矿物质的吸收和利用,如钙明显抑制铁的吸收,高钙膳食会降低锌的生物利用率。

(二)影响钙吸收的因素

凡能降低肠道 pH 值或增加钙溶解度的物质均可促进钙的吸收;凡能与钙形成不溶性物质的因子,均干扰钙的吸收。

1.机体因素

钙的吸收受年龄的影响,随年龄的增长吸收率降低。例如,婴儿钙的吸收率大于 50％,儿童约为 40％,成年人为 20％,老年人仅为 15％。在特殊生理期钙的吸收率增加,如孕妇和乳母吸收率可达到 30％~60％。

2.膳食因素

许多植物性食物如谷类、蔬菜中含有较多的草酸、植酸和磷酸,可与钙形成难溶的钙盐,阻碍钙的吸收;膳食纤维中的糖醛酸残基可与钙结合;未被消化的脂肪酸可与钙形成钙皂均影响钙的吸收;某些碱性药物,如黄连素、四环素等也影响钙的吸收。乳糖与钙形成乳酸钙复合物可增强钙的吸收;某些氨基酸,如赖氨酸、精氨酸、色氨酸、亮氨酸、组氨酸等可与钙形成可溶性钙盐而促进钙的吸收(表 1-14)。

表 1-14　膳食成分对钙吸收利用的影响

提高吸收利用	降低吸收利用	无作用
乳糖	植酸盐	磷
某些氨基酸	膳食纤维	蛋白质
维生素 D	草酸盐	维生素 C
	脂肪(脂肪泻时)	柠檬酸
	乙醇	果胶

3.其他因素

一些抗生素,如新霉素、青霉素、氯霉素有促进钙吸收的作用。

(三)钙的参考摄入量与食物来源

2000 年中国营养学会推荐成人钙的适宜摄入量(AI)为 800mg/d,婴幼儿、儿童、青少年、孕妇、乳母因生理需要量大,应适当增加钙的供给量。可耐受最高摄入量(UL)为 2000mg/d。

钙的食物来源应按其钙含量和生物利用率进行评价。例如,奶与奶制品不但含量高,吸收率也高,因此生物利用率高,是婴幼儿最理想的钙来源;菠菜虽然钙含量很高,但吸收率低,因此生物利用率低,不能作为钙的良好来源;豆类及其制品、虾皮、海产品、坚果类和蔬菜类等食品含钙量也丰富。表 1-15 是常见食物中的钙含量。

表 1-15　常见食物中的钙含量(mg/100g 可食部)

食物名称	含钙量	食物名称	含钙量	食物名称	含钙量
人奶	34	海带(干)	1177	蚕豆	93
牛奶	120	发菜	767	腐竹	280
奶酪	590	银耳	380	花生仁	67
蛋黄	134	木耳	357	杏仁(生)	140
标准粉	24	紫菜	343	西瓜籽(炒)	237
标准米	10	大豆	367	南瓜籽(炒)	235
虾皮	2000	豆腐丝	284	核桃仁	119
猪肉(瘦)	11	豆腐	240～277	小白菜	93～163
牛肉(瘦)	6	青豆	240	大白菜	61
羊肉(瘦)	13	豇豆	100	油菜	140
鸡肉(瘦)	11	豌豆	84	韭菜	105

三、磷

磷是人体含量较多的元素之一,约占人体重的 1%,成人体内含有 600～700g。磷是机体重要的元素,是细胞膜和核酸的组成部分,且参与生命活动中非常重要的代谢过程。体内的磷有 85%～90% 以羟磷灰石形式存在于骨骼和牙齿中,其余分布于细胞膜、骨骼肌、皮肤、神经组织及体液中。软组织和细胞膜中的磷,大部分以有机磷酯形式存在,骨骼中的磷多为无机磷酸盐。从膳食摄入的磷 70% 在小肠吸收。几乎所有的食物均含有磷,所以磷缺乏较少见。

(一)生理功能

1. 构成骨骼、牙齿的重要成分

磷在骨骼和牙齿的钙化及生长发育过程中都是必需的。在骨的形成中 2g 钙需 1g 磷,形成无机磷酸盐。

2. 参与能量代谢

碳水化合物如葡萄糖是以磷酰化合物的形式被小肠黏膜吸收;磷酸化合物如三磷酸腺苷等是代谢过程中作为储存、转移、释放能量的物质,是细胞内化学能的主要来源。

3. 构成细胞的成分

磷脂为构成所有细胞膜所必需的成分。磷脂存在于血小板膜上,可黏附凝血因子,促进凝血过程。此外,磷脂还参与脂蛋白合成。磷酸基团是 RNA 和 DNA 的组成成分。磷也是组成细胞第二信使环腺苷单磷酸、环鸟苷酸和肌醇三磷酸等的成分。

4. 酶的重要成分

磷酸基团是组成体内许多辅酶的成分,如焦磷酸硫胺素、磷酸吡哆醛、辅酶Ⅰ、辅酶Ⅱ等。

5. 调节酸碱平衡

磷酸盐能与氢离子结合为磷酸二氢钠和磷酸氢二钠,并从尿中以不同形式、不同数量排出,组成体内磷酸盐缓冲体系,从而调节体液的酸碱平衡。

磷在食物中分布很广,磷的缺乏只有在一些特殊情况下才会发生。如早产儿仅以母乳喂养,因母乳磷含量较低,不能满足早产儿骨磷沉积的需要,可发生磷缺乏,出现佝偻病样骨骼异常。

(二)磷的参考摄入量及食物来源

磷广泛存在于动植物食物中,一般食物中蛋白质摄入能满足机体需要就能获得足够的磷,只要合理膳食,不会引起缺乏。理论上钙磷正常比例为1.5:1,磷的需要量随年龄呈下降趋势。成年人磷的适宜摄入量(AI)为70mg/d,孕妇和哺乳期虽然对磷的需要量增加,但机体对磷的吸收也增加,所以适宜摄入量与成人相同,不需增加摄入量。谷类食物中的磷主要以植酸磷存在,其与钙结合不易吸收。磷在食物中分布很广,瘦肉、禽、蛋、奶、鱼、坚果、海带、紫菜、豆类是磷的良好来源。

四、铁

铁是人体含量最多的微量元素,成人约为4~5g,65%~70%的铁存在于血红蛋白,3%在肌红蛋白,1%在含铁酶类、辅助因子及运铁载体中,称之为功能性铁。剩余的25%~30%主要以铁蛋白和含铁血黄素形式存在于肝、脾和骨髓的单核吞噬细胞中,称为贮存铁。食物中的铁吸收主要在十二指肠和空肠上端黏膜,机体可对吸收的铁进行贮存和再利用。女性由于生理原因失铁较多,而体内储存又较少,因此可导致女性贫血。

(一)生理功能

1. 维持正常的造血功能

机体中的铁大多存在于红细胞中,是合成血红蛋白的重要原料,因此能维持正常的造血功能。缺铁可影响血红蛋白的合成,甚至幼红细胞的增殖。

2. 参与体内氧的运送和组织呼吸过程

铁是血红蛋白、肌红蛋白的构成成分。血红蛋白具有携氧功能,参与机体内氧的交换及组织呼吸;肌红蛋白主要在肌肉组织中起转运和储存氧的作用。

3. 其他重要功能

铁还参与许多重要功能,如维持正常免疫功能,催化促进 β-胡萝卜素转化为维生素 A,嘌呤与胶原的合成,脂类在血液中转运以及药物在肝脏的解毒等方面也需铁的参与。

铁缺乏是一种常见的营养缺乏病,易发人群是婴幼儿、孕妇、乳母。体内铁缺乏,患者可出现食欲降低,严重者可有渗出性肠病变及吸收不良综合征等。铁缺乏的儿童易烦躁,对周围不感兴趣,损害儿童的认知能力,且在以后补充铁后,也难以恢复。铁缺乏也可引起心理活动和智力发育的损害及行为改变。如儿童会出现身体发育受阻,体力下降,注意力与记忆力调节过程障碍,学习能力降低等现象。成人则冷漠呆板,出现面色苍白,口唇黏膜和眼结膜苍白,疲劳乏力,头晕、心悸、反甲等。

铁过量可导致中毒,急性中毒常见于误服过量铁剂,多见于儿童,死亡率很高,主要症状为消化道出血。慢性中毒可发生于消化道吸收过多和肠道外输入过多。过量铁可导致肝纤维化、肝硬化、肝细胞瘤,因为肝脏是铁过载损伤的主要靶器官。

(二)影响铁吸收的因素

1.膳食铁的存在形式

食物中的铁分为血红素铁和非血红素铁两种形式。血红素铁主要存在于动物性食物中,生物利用率高,吸收率接近40%;非血红素铁主要存在于植物性食物中,必须还原为二价铁才能被吸收利用,可与食物中的植酸、草酸和鞣质形成不溶性铁盐,吸收率较低,仅为5%~10%。

2.其他膳食成分的影响

其他膳食成分主要影响非血红素铁的吸收。

(1)营养素的影响 ①蛋白质类食物能刺激胃酸的分泌,促进铁的吸收。②氨基酸,如赖氨酸、蛋氨酸、组氨酸、胱氨酸、酪氨酸、蛋氨酸可提高铁的吸收。③维生素C是铁吸收的有效促进因子;维生素A、维生素 B_2、维生素 B_{12} 对铁的吸收起协助作用。④铅、铬、锰等矿物质摄入过多阻碍机体对铁的吸收。

(2)非营养素成分 ①植酸、单宁、多酚物质与铁结合能阻碍铁的吸收。②枸橼酸、乳酸、丙酮酸、琥珀酸以及酒石酸等可促进铁的吸收。③肠道微生物的某些分解产物可抑制铁的吸收。

(三)铁的参考摄入量与食物来源

中国营养学会制订,铁的适宜摄入量(AI)成年男性为15mg/d,女性为20mg/d。健康的成年女性,月经期间每日约损失2mg,故每日铁的需要量高于健康男性。孕妇和乳母应适当增加,孕中期25mg/d,孕后期35mg/d,乳母25mg/d。

膳食中铁的平均吸收率为10%~20%。铁的良好食物来源为动物肝脏和全血,其次是瘦肉和鱼类。豆类、坚果类、发菜、口蘑、黑木耳、芝麻酱、紫菜、莲子、红糖、蛋黄也是铁的良好来源。奶类及其制品含铁不高且生物利用率低,是贫铁食品。植物性食物中以豆类和绿叶蔬菜含量较高。表1-16列举了含铁较高的食物。

表 1 - 16　含铁较高的食物(单位:mg/100g)

食物名称	含钙量	食物名称	含钙量	食物名称	含钙量
荞麦面	7.0	松蘑	156.5	草鱼	25.7
黄豆	35.8	螺旋藻	88.0	海苔	14.3
豆腐皮	11.7	虾酱	11.6	芝麻酱	9.4
猪肝	23.2	南瓜子	9.1	腰果	7.4
黄蘑	51.3	蜂蜜	15.9	苦苣菜	6.5

五、锌

成人体内含锌2~3g,分布于人体所有组织、器官、体液及分泌物中,约60%的锌存在于肌肉,30%的锌存在于骨骼中。锌的吸收主要在十二指肠和空肠,回肠也有部分吸收,吸收率为30%左右。影响锌吸收的因素很多:高蛋白、中等磷酸、维生素 D_3、葡萄糖可促进锌的吸收;植酸、膳食纤维可减少锌的吸收；钙、铜、亚铁离子等抑制锌的吸收。

（一）生理功能

1.金属酶的组成成分或酶的激活剂

人体内有多种与锌有关的酶，主要的含锌酶如超氧化物歧化酶、碱性磷酸酶、乳酸脱氢酶等。这些酶在参与组织呼吸、能量代谢及抗氧化过程中发挥重要作用。

2.促进生长发育

锌参与 DNA、RNA 和蛋白质的合成，以及细胞生长、分裂和分化等过程，能促进生长发育，促进性器官和性功能的正常发育。

3.促进机体免疫功能

锌对机体免疫功能具有调节作用，能促进淋巴细胞有丝分裂，增加 T 细胞的数量和活力。

4.其他功能

锌可与细胞膜上各种基团、受体等作用，增强膜稳定性和抗氧自由基的能力。锌还能与唾液蛋白结合成味觉素促进食欲。因此缺锌可影响味觉和食欲，发生异食癖。锌对皮肤和视力具有保护作用，缺锌可引起皮肤粗糙和上皮角化。

人类锌缺乏的常见体征是生长缓慢、皮肤伤口愈合不良、味觉障碍、胃肠道疾患、免疫功能减退等。严重的先天性锌吸收不良表现为肠病性肢端性皮炎。

（二）锌的参考摄入量与食物来源

2000 年中国营养学会推荐锌的每日推荐摄入量（RNI）为成年男子为 15mg，女子 11.5mg，孕早期 11.5mg，孕中、晚期 16.5mg，乳母 21.5mg。

锌的来源广泛，动物性食物中锌的生物利用率较高。植物性食品由于含植酸、膳食纤维等较多，锌的吸收率较低。贝壳类海产品、红色肉类、动物内脏、蛋类、鱼类等为锌的良好来源。蛋类、豆类、谷类胚芽、花生等含锌量也较高（表 1-17）。蔬菜和水果含锌量较低。

表 1-17 含锌较高的食物（单位：mg/100g）

食物名称	含钙量	食物名称	含钙量	食物名称	含钙量
小麦胚粉	23.40	山羊肉	10.42	鲜赤贝	11.58
花生油	8.48	猪肝	5.78	红螺	1.27
黑芝麻	6.13	生蚝	71.20	牡蛎	9.39
口蘑白菇	9.04	蛏干	13.63	蚌肉	8.50
鸡蛋黄粉	6.66	鲜扇贝	11.69	章鱼	5.18

六、碘

碘在人体内的含量约为 15～20mg，甲状腺组织内含碘最多 8～15mg，约占总量的 70%～80%。其余分布在骨骼肌、肾、肺、卵巢、淋巴结、肝、睾丸和脑组织中。碘是甲状腺激素的组成成分，只有甲状腺组织能利用碘合成甲状腺素。食物中的碘有两种存在形式：无机碘和有机碘。无机碘（碘化物）在胃和小肠几乎 100%被迅速吸收；有机碘在消化道被消化、脱碘后，以无机碘形式被吸收。与氨基酸结合的碘也可直接被吸收。

(一)生理功能

碘在体内主要参与甲状腺素合成,故其生理作用也是通过甲状腺素的作用表现出来。

(1)促进生物氧化,参与磷酸化过程,促进能量代谢。

(2)促进蛋白质合成和神经系统发育,促进生长发育,尤其对智力发育特别重要。

(3)促进糖、脂肪的代谢,如促进三羧酸循环和生物氧化,促进肝糖原分解和组织对糖的利用等。

(4)激活体内许多重要的酶,如细胞色素酶系、琥珀酸氧化酶系等。

(5)调节组织中的水盐代谢。缺乏甲状腺素可引起组织水盐潴留并发黏液性水肿。

(6)促进维生素的吸收和利用,如促进维生素 B_3 的吸收利用。

碘缺乏会引起甲状腺肿和少数克汀病发生。孕妇缺碘,还可影响胎儿发育,使新生儿生长损伤,尤其是神经、肌肉、认知能力低下,以及胚胎期和围产期死亡率上升。

较长时间的高碘摄入也可导致高碘性甲状腺肿等高碘性危害。

(二)碘的参考摄入量与食物来源

中国营养学会推荐碘的参考摄入量(RNI)成年人为 $150\mu g/d$,孕妇和乳母为 $200\mu g/d$。

含碘丰富的食物为海产品,如海带、紫菜、发菜、淡菜、海参、虾皮等。食物中碘的含量受地球化学环境的变化及食物烹调加工方式的影响。预防碘缺乏病最好的办法是采用强化碘的食盐。

七、硒

硒是人体必需的微量元素,在人体内总量为 $14\sim20mg$,分布于所有细胞与组织器官中,其中肝、胰、肾、心、脾、牙釉质和指甲中浓度较高,肌肉、骨骼和血液中次之,脂肪组织最低。体内硒主要以两种形式存在:一种是来源于膳食的硒甲硫氨酸,在体内不能合成;另一种是硒蛋白中的硒半胱氨酸,为具有生物活性的化合物。硒主要在小肠吸收,吸收率达到50%以上。无机形式的硒更易吸收。

(一)生理功能

1. 抗氧化功能

硒是谷胱甘肽过氧化物酶(GSH-Px)的重要组成成分,可消除脂质过氧化物,阻断活性氧和自由基对机体的损伤作用。在体内特异地催化还原型谷胱甘肽为氧化型谷胱甘肽,使有毒的过氧化物还原为无毒的羟化物,从而保护生物膜免受损伤,维持细胞正常功能。

2. 保护心血管和心肌的健康

机体缺硒可引起克山病,以心肌损害为主要特征。缺硒会增强体内脂质过氧化反应,导致心肌纤维坏死,毛细血管损伤。

3. 增强机体免疫功能

硒能下调细胞因子和黏附分子表达,上调白细胞介素2受体表达,使淋巴细胞、NK 细胞、淋巴因子激活杀伤细胞的活动性,从而提高机体免疫功能。

4. 对有毒金属具有解毒的作用

硒与金属有较强的亲和力,在体内与重金属如汞、镉、铅等结合形成金属-硒-蛋白质复合物而起到解毒作用,并使有毒金属排出体外。

此外,硒还具有保护心血管、抗肿瘤的作用。调查发现,缺硒地区的肿瘤发病率明显增高。缺硒还可引起生长迟缓及神经性视觉损害。白内障患者及糖尿病性失明者补充硒后,发现视觉功能有所改善。

硒缺乏是克山病的重要原因,主要表现为心脏扩大,心功能失代偿、心力衰竭等。此外,缺硒与大骨节病也有关,补硒可以缓解一些症状。硒摄入过多也可导致中毒,中毒体征主要表现为头发脱落和指甲变形,严重者可导致死亡。

(二)硒的参考摄入量与食物来源

我国根据膳食调查结果确定预防克山病所需的"硒最低日需要量"男性为 $19\mu g/d$、女性为 $14\mu g/d$。中国营养学会提出硒的每日推荐摄入量(RNI)值为 $50\mu g/d$。

动物内脏和海产品是硒的良好食物来源。如海参、牡蛎、蛤蜊和猪肾等。食物中硒的分布规律:动物内脏>鱼类>肉类>谷类和蔬菜。食物中硒含量随地域不同而异,与地表土壤层中硒元素的水平有关,特别是植物性食物的硒含量。表 1-18 是含硒较高的食物。

表 1-18　含硒较高的食物(单位:$\mu g/100g$)

食物名称	含量	食物名称	含量	食物名称	含量
鱼子酱	203.09	青鱼	37.69	瘦牛肉	10.55
海参	150.00	泥鳅	35.30	干蘑菇	39.18
牡蛎	86.64	黄鳝	34.56	小麦胚粉	65.20
蛤蜊	77.10	鳕鱼	24.8	花豆(紫)	74.06
鲜淡菜	57.77	猪肾	111.77	白果	14.50
鲜赤贝	57.35	猪肝(卤煮)	28.70	豌豆	41.80
蛏子	55.14	羊肉	32.20	扁豆	32.00
章鱼	41.68	猪肉	11.97	甘肃软梨	8.43

第八节　维　生　素

一、概述

维生素是维持机体生命活动过程所必需的一类微量低分子有机化合物。维生素种类很多,化学结构各不相同,生理功能各异。维生素既不是机体组织的组成成分,也不是能量的来源。但在机体物质和能量代谢过程中发挥着重要作用。

维生素一般是以本体或能被机体利用的前体形式存在于天然食物中。大多数维生素在体内不能合成,也不能大量储存,必须由食物供给。少数维生素,如维生素 D、B_3 可由机体合成,维生素 K 和生物素可由肠道细菌合成一部分,但合成量无法完全满足机体的需要,不能替代从食物获得这些维生素。

(一)维生素的命名

维生素有三种命名系统：一是按发现顺序，以英文字母命名，如维生素 A、B、C、D、E 等；二是按其生理功能命名，如抗干眼病维生素、抗癞皮病因子、抗坏血酸等；三是按其化学结构命名，如视黄醇、硫胺素、核黄素等。

(二)维生素的分类

根据维生素的溶解性可将其分为脂溶性维生素和水溶性维生素两大类。

1.脂溶性维生素

脂溶性维生素是指不溶于水而溶于脂肪及有机溶剂的维生素，包括维生素 A、D、E、K。脂溶性维生素的特点：常与食物中的脂类共存，在酸败的脂肪中容易被破坏，在体内的吸收与脂类密切相关；易储存于肝脏，不易排出体外(维生素 K 除外)；大剂量摄入时在体内蓄积容易引起中毒，摄入过少，可缓慢出现缺乏症状。

2.水溶性维生素

水溶性维生素是指可溶于水的维生素，包括 B 族维生素(维生素 B_1、B_2、B_6、B_{12}、叶酸、泛酸、烟酸、胆碱、生物素等)和维生素 C。水溶性维生素的特点：在体内仅有少量贮存，易从尿中排出(维生素 B_{12} 除外)；在体内没有非功能性的单纯的储存形式；大部分以辅酶或辅基形式参与机体的物质代谢；可利用尿负荷试验进行营养水平鉴定；一般无毒性，但过量摄入时也可出现毒性，摄入过少，可较快地出现缺乏症状。

二、脂溶性维生素

(一)维生素 A

1.概述

维生素 A 又称抗干眼病维生素，是指含有视黄醇结构并具有生物活性的一大类物质，包括维生素 A 和维生素 A 原及其代谢产物。维生素 A 的活性形式有三种：视黄醇、视黄醛和视黄酸，存在于动物性食物中。植物性食物中不含已经形成的维生素 A，在黄、橙、红色植物中含有类胡萝卜素，其中一部分在机体内可转化为维生素 A，被称为维生素 A 原，如 α-胡萝卜素、β-胡萝卜素、γ-胡萝卜素等。其中 β-胡萝卜素的生物活性最高，转化率为 $1/6$。维生素 A 和类胡萝卜素对酸、碱稳定，一般的烹调和罐头加工不易破坏。在油脂中较稳定，但当脂肪酸败可引起严重破坏；易被空气氧化及紫外线照射所破坏，应避光保存。当食物中含有磷脂、维生素 E、维生素 C 和其他抗氧化剂时，较为稳定。肝脏贮存类胡萝卜素的能力有限，是贮存维生素 A 的主要器官。类胡萝卜素主要由胆汁排泄，维生素 A70％由粪便排泄，30％由肾脏排泄。

2.生理功能

(1)视觉 维生素 A 是构成视觉细胞内感光物质的成分。人视网膜上的杆状细胞中含有一种特殊的感光物质视紫红质，对暗视觉非常重要。它是由顺式视黄醛与视蛋白内的赖氨酸缩合而成。人从亮处进入暗处，因视紫红质消失，最初看不清任何物体，经过一段时间等视紫红质再生到一定水平才能逐渐看见物体，这一过程称为暗适应。暗适应时间的长短与维生素 A 的营养状况有关。维生素 A 充足,视紫红质的再生快而完全,暗适应的时间短;维生素 A 缺乏,暗适应时间延长,严重者会导致夜盲症。

(2)维持上皮细胞结构和生殖功能 维生素 A 对上皮的形成、发育与维持十分重要。维生素 A 充足时,皮肤和体内的(如肺、肠道、阴道、泌尿道、膀胱上皮层)才能维持正常的抗感染和抵御外来侵袭的天然屏障作用。维生素 A 缺乏时,能削弱机体屏障作用,易于感染。例如,儿童易合并发生呼吸道感染及腹泻;女性生殖系统的上皮细胞病变可影响阴道和卵巢功能;男性睾丸萎缩,精子发育不良,影响生殖功能。

(3)促进生长发育 视黄酸通过影响 DNA 的转录,参与多种基因的表达,调节机体多种组织细胞的生长和分化,包括神经系统、心血管系统、眼、四肢和上皮组织等。因此,维生素 A 缺乏可使儿童生长停滞,发育迟缓,骨骼发育不良。

(4)增强免疫功能 维生素 A 主要是通过调节体液免疫和细胞免疫来提高机体免疫功能,因此又被称为"抗感染"维生素。

(5)抗氧化作用 类胡萝卜素能捕捉自由基,淬灭单线态氧,提高抗氧化防御能力。

(6)抑癌作用 维生素 A 抑制肿瘤的作用可能与其调节细胞的分化、增殖和凋亡有关,也可能与抗氧化功能有关。

维生素 A 缺乏最早的症状是暗适应能力下降,严重者可导致夜盲症;还可引起干眼病导致失明。除了眼部症状外,还会出现不同组织上皮干燥、增生及角化。

维生素 A 过量摄入,可引起急慢性中毒,慢性中毒比急性中毒常见。婴幼儿慢性中毒常见头痛、食欲降低、脱发、肝大、肌肉疼痛和僵硬、皮肤干燥瘙痒、复视、出血、呕吐和昏迷等。

3. 维生素 A 的参考摄入量及食物来源

膳食或食物中具有视黄醇活性的物质,一般以视黄醇当量(RE)来表示。中国营养学会推荐我国成人维生素 A 的推荐摄入量(RNI):男子为 $800\mu gRE/d$,女子为 $700\mu gRE/d$,成人可耐受最高量(UL)为 $3000\mu gRE/d$。

膳食或食物中全部具有视黄醇活性物质(包括维生素 A 和维生素 A 原)的总量(μg),它们的换算关系如下。

$1\mu g$ 视黄醇 $=0.0035\mu mol$ 视黄醇 $=1\mu g$ 视黄醇当量(RE)

$1\mu g$ β-胡萝卜素 $=0.167\mu g$ 视黄醇当量(RE)

$1\mu g$ 其他维生素 A 原 $=0.084\mu g$ 视黄醇当量(RE)

膳食或食物中总视黄醇当量(μgRE)$=$视黄醇(μg)$+0.167\times\beta$-胡萝卜素(μg)$+0.084\times$ 其他维生素 A 原(μg)

维生素 A 的主要来源是各种动物肝脏、鱼肝油、鱼卵、全奶、奶油、禽蛋等。植物性食物只能提供类胡萝卜素,胡萝卜素主要来源于深绿色或红黄色的蔬菜和水果,如菠菜、芹菜叶、西兰花、豌豆苗、空心菜、胡萝卜、南瓜、杏、柿子等。

(二)维生素 D

1. 概述

维生素 D 又称抗佝偻病维生素,是指含环戊氢烯菲环结构并具有钙化醇生物活性的一大类物质,以维生素 D_2(麦角钙化醇)及维生素 D_3(胆钙化醇)最为常见。维生素 D_2 和维生素 D_3 皆为白色晶体,溶于脂肪和脂溶剂,在中性和碱性溶液中耐热,不易氧化,但在酸性溶液中会逐渐被分解,一般的烹调加工不会导致维生素 D 损失,但脂肪酸败可引起维生素 D 破坏。人体可通过两条途径获得维生素 D,维生素 D_2 可由酵母菌或麦角固醇经日光或紫外线照射后获得;维生素 D_3 可由贮存于皮下的 7-脱氢胆固醇经紫外线照射转变而成。维生素 D 主要储存于脂肪组织中,其次为肝脏。

2. 生理功能

(1)促进小肠钙吸收 $1-25(OH)_2-D_3$ 是维生素 D 的活性形式,可诱导一种特异的钙结合蛋白质合成,该蛋白在小肠黏膜可促进钙的吸收。

(2)促进肾小管对钙、磷的重吸收 $1-25(OH)_2-D_3$ 直接作用于肾脏,能促进肾小管对钙、磷的重吸收,减少丢失。

(3)通过维生素 D 内分泌系统调节血钙平衡 $1-25(OH)_2-D_3$、甲状旁腺素、降钙素等是维生素 D 内分泌调节系统中的主要调节因子。血钙降低时,甲状旁腺素升高,$1-25(OH)_2-D_3$ 增多,通过对小肠、肾、骨等的作用而升高血钙;当血钙过高时,甲状旁腺素下降,降钙素分泌增加,尿中钙、磷排出增多。

(4)其他功能   膳食或由皮肤合成的维生素 D 没有生理活性,必须到其他部位激活后才具有生理作用,故又称为激素原。因此维生素 D 具有激素的作用,可调节生长发育、细胞分化、免疫、炎性反应等。另外,维生素 D 对骨细胞呈现多种作用,当血钙浓度降低时,$1-25(OH)_2-D_3$ 可动员骨组织中的钙和磷释放入血液,以维持正常的血钙浓度。

维生素 D 缺乏在婴幼儿可引起佝偻病,以钙、磷代谢障碍和骨样组织钙化障碍为特征;在成人使成熟骨钙化不全,表现为骨质软化症。

3. 维生素 D 的参考摄入量与食物来源

在钙、磷供给充足的条件下,成人每日推荐摄入量(RNI)为 $5\mu g$,可耐受最高摄入量(UL)为 $50\mu g$。儿童、少年、老人、乳母每日推荐摄入量(RNI)为 $10\mu g$。

维生素 D 的量可用 IU 或 μg 表示,它们的换算关系如下。

$1\mu g$ 维生素 $D_3=40$ 国际单位(IU)   即 1IU 维生素 $D_3=0.025\mu g$ 维生素 D_3

经常晒太阳是人体获得维生素 D_3 的最廉价来源。维生素 D 的食物来源包括海水鱼、动物肝脏、蛋黄等动物性食品。人奶和牛奶是维生素 D 较差的来源。

(三)维生素 E

1. 概述

维生素 E 又称生育酚(tocopherols),是指含苯并二氢吡喃结构,具有 α-生育酚生物活性的一类物质。包括 $\alpha-T$、$\beta-T$、$\gamma-T$、$\delta-T$ 生育酚和 4 种生育三烯酚,α-生育酚的活性最高。维生素 E 为黄色油状液体,不溶于水,溶于乙醇、脂肪和脂溶剂,对氧极为敏感,对热及酸稳定,在一般烹调温度下,损失不大,但高温油炸时,活性明显降低。油脂酸败可加速维生素 E 的破坏。大部分维生素 E 以非酯化的形式贮存在脂肪细胞,少量贮存在肝脏、肺、心脏、肌肉、肾上腺和大脑。维生素 E 的排泄途径主要是粪便,少量由尿液排泄。维生素 E 缺乏症在人类极为少见。

2.生理功能

目前认为维生素E的主要功能是抗氧化作用,与超氧化物歧化酶、谷胱甘肽过氧化物酶等一起构成体内抗氧化系统。它能抑制细胞、细胞器及红细胞膜内的多不饱和脂肪酸的氧化,与硒协同保持细胞膜和细胞器的完整性和稳定性。还能保护疏基不被氧化而保护许多酶系的活性,因而维生素E也能调节组织呼吸及氧化磷酸化过程。另外,维生素E还具有促进肌肉正常生长发育、预防衰老、调节血小板的黏附力和聚集作用、治疗流产与不育、治疗溶血性贫血等。

3.维生素E的参考摄入量与食物来源

中国营养学会推荐:维生素E的适宜摄入量(AI)为14mg/d α-生育酚,大约折合维生素E 30mg/d。当多不饱和脂肪酸摄入量增多时,应增加维生素E的摄入量,一般每摄入1g多不饱和脂肪酸,摄入0.4mg维生素E。

维生素E在自然界中分布甚广,一般情况下不会缺乏。食用油脂中总生育酚含量最高,谷物的胚芽、植物种子、豆类、花生、绿叶蔬菜、蛋类等含有一定量维生素E,肉、鱼类动物性食品、水果及其他蔬菜含量较少。

三、水溶性维生素

(一)维生素C

1.概述

维生素C又称抗坏血酸,是一种含六个碳原子的多羟基酸性化合物。自然界存在L-型、D-型两种,D-型无生物活性。食物中的维生素C,有还原型与氧化型两种,二者可通过氧化还原相互转变,都具有生物活性。维生素C为无色无味的片状晶体,易溶于水,微溶于低级醇类与丙酮,不溶于脂溶剂。结晶维生素C稳定,水溶液极易氧化,遇空气、热、光、碱性物质、氧化酶及微量铁、铜等重金属离子,可促进其氧化破坏进程。维生素C主要由肠道吸收进入血液循环,胃酸缺乏时,维生素C吸收减少。维生素C在体内有一定的贮存量,膳食中无摄入量时,在一定时期内不致出现缺乏症状。当体内贮存量低于300mg时将出现明显的缺乏症(坏血病)。维生素C含量比较高的组织是骨骼肌、脑和肝脏。维生素C主要通过尿液排泄,排泄量与体内贮存量、摄入量和肾功能有关。

2.生理功能

(1)抗氧化作用 维生素C是一种很强的抗氧化剂,在机体内可使氧化型谷胱甘肽还原成还原型谷胱甘肽。维生素C也可还原羟基、超氧化物、次氯酸以及其他活性氧化剂。

(2)参与体内的羟化反应 维生素C作为羟化过程底物和酶的辅助因子,参与体内许多物质的羟化反应,如维生素C缺乏时,脯氨酸和赖氨酸羟基化过程不能正常进行,会影响胶原蛋白的合成。维生素C还参与类固醇的羟基化反应,促进代谢进行,降低血清胆固醇,预防动脉粥样硬化。

(3)改善铁、钙和叶酸的利用 维生素C能将Fe^{3+}还原为Fe^{2+},以促进肠道对铁的吸收,有助于治疗缺铁性贫血。维生素 C 可促进钙的吸收,在胃中形成一种酸性介质,防止不溶性钙络合物发生沉淀。维生素 C 可将非活性形式的二氢叶酸转变为有生物活性的四氢叶酸,防止发生巨幼红细胞贫血。

(4)其他作用　维生素 C 是一种重要的自由基清除剂,发挥抗衰老作用。参与神经递质的合成,如去甲肾上腺素和 5-羟色胺,维生素 C 缺乏则神经递质形成受阻。维生素 C 能促进抗体的形成,增强人体抵抗力。另外,对铅、汞、苯、砷以及某些药物和细菌毒素,大量的维生素 C 具有缓解毒性的作用。

维生素 C 缺乏时可导致坏血病。坏血病起病缓慢,一般历时 4～7 个月,患者多有体重减轻、四肢无力、衰弱、肌肉关节疼痛、牙龈松肿、牙龈炎、间或有感染发炎。全身任何部位可出现大小不等和程度不同的出血、血肿或瘀斑。维生素 C 缺乏还可引起胶原合成障碍,骨有机质形成不良而导致骨质疏松。坏血病发展到晚期,可因发热、水肿、麻痹或肠坏疽而死亡。

3. 维生素 C 的参考摄入量及食物来源

维生素 C 的推荐摄入量(RNI)成年人为 100mg/d,可耐受最高摄入量(UL)为 1000mg/d。某些疾病患者,孕妇和乳母应适当增加。经常接触铅、苯和汞的有毒作业的人群也应适当增加。

维生素 C 主要食物来源为新鲜蔬菜与水果。含量较丰富的蔬菜有柿子椒、番茄、菜花、卷心菜、菠菜等深色蔬菜和花菜,一般是叶类菜含量比根茎类多。含量较多的水果有樱桃、石榴、柑橘、柠檬、柚子和草莓等,一般是酸味水果比无酸味的水果含量多。某些野果中维生素 C 含量尤为丰富,如野生的苋菜、苜蓿、刺梨、沙棘、猕猴桃、酸枣等。另外,植物种子几乎不含维生素 C,但豆类发芽后形成的绿豆芽、黄豆芽则含有维生素 C。

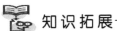 **知识拓展**

过量服用维生素 C 的不良作用

维生素 C 是水溶性的,这意味着身体能将多余部分通过尿液排泄,因此达到中毒水平是很困难的。但摄入太多维生素 C 仍然有可能带来不良后果。其中一个副作用是增加草酸盐的分泌量,敏感的人很容易因此而患上肾结石。有过肾结石病史的人应该避免服用富含维生素 C 的营养品,只通过天然食物获得这种维生素。

(1)短期服用维生素 C 补充剂过量,会产生多尿、下痢、皮肤发疹等副作用。

(2)长期服用过量维生素 C 补充品,可能导致草酸及尿酸结石。

(3)小儿生长时期过量服用,容易产生骨骼疾病。

(4)一次性摄入维生素 C 2500～5000mg 以上时,可能会导致红细胞大量破裂,出现溶血等危重现象。

注意:滥用维生素 C 会削弱人体免疫力,可能会加快动脉硬化。

(二)维生素 B_1

1. 概述

维生素 B_1 又称硫胺素,也称抗神经炎因子和抗脚气病因子。维生素 B_1 为白色粉末状结晶,略带酵母气味,易溶于水,微溶于乙醇。在酸性环境中稳定,中性和碱性环境中不稳定,易被氧化和加热破坏。烹调食品时如果加碱,或油炸食品温度过高,都会导致维生素 B_1 的大量损失。维生素 B_1 主要在空肠和回肠中吸收。成年人体内维生素 B_1 约为 $25\sim30$mg,主要分布在肌肉中,约占 50%,其次为肝、肾、心和大脑。

2. 生理功能

(1)辅酶功能 维生素 B_1 在体内主要以 TPP 的辅酶形式参与体内 α-酮酸的氧化脱羧反应和磷酸戊糖途径的转酮醇反应,参与能量物质代谢。维生素 B_1 缺乏时,会导致丙酮酸、α-酮戊二酸等在体内蓄积,影响能量代谢,蛋白质、脂类在体内的合成也受影响。

(2)非辅酶功能 维生素 B_1 在神经组织中可能具有一种特殊的非酶作用。维生素 B_1 缺乏时可影响某些神经递质如乙酰胆碱的合成和代谢,而乙酰胆碱有促进胃肠蠕动和腺体分泌的作用。另外,维生素 B_1 是胆碱酯酶的抑制剂,维生素 B_1 缺乏时胆碱酯酶的活性增强,使乙酰胆碱分解加速,导致胃肠蠕动变慢,消化液分泌减少,出现消化不良。临床上常将维生素 B_1 作为辅助消化药使用。

维生素 B_1 缺乏可引起脚气病,临床上根据年龄差异分为成人脚气病和婴儿脚气病。

3. 维生素 B_1 的参考摄入量与食物来源

维生素 B_1 的推荐摄入量(RNI):成人男性 1.4mg/d,女性 1.3mg/d,孕妇 1.5mg/d,乳母 1.8mg/d。或成人每日按 0.5mg/4.2mJ(1000kcal)供给。但能量摄入不足 2000kcal/d 的人,其维生素 B_1 摄入量不应低于 1mg。

维生素 B_1 广泛分布于动、植物中,其良好来源是动物的内脏(肝、肾、心)、瘦肉、全谷、豆类、蛋类和坚果等食物,酵母含量也丰富。除鲜豆外,蔬菜含硫胺素较少。目前谷物仍为我国传统膳食中硫胺素的主要来源,谷类过分碾磨精细或烹调前淘洗过度都会造成硫胺素的大量损失。

(三)维生素 B_2

1. 概述

维生素 B_2 又称核黄素(riboflavin),为黄色粉末状结晶,微溶于水,水溶液呈黄绿色荧光。在酸性和中性溶液中对热稳定,在碱性溶液中易被热和紫外线分解破坏。所以食品加工过程中加碱,贮存和运输过程中日晒及不避光均可导致维生素 B_2 损失。维生素 B_2 有游离及结合两种形式,游离型核黄素对紫外线高度敏感,可发生光裂解而丧失生物活性;结合型比较稳定。维生素 B_2 主要在胃肠道上部吸收,存在于机体各组织中,肝脏、肾脏和心脏中含量最高。机体对维生素 B_2 的吸收量与摄入量成正比。体内多余的维生素 B_2 主要从尿中排出,未被吸收的从粪便排出。

2. 生理功能

维生素 B_2 是机体许多重要辅酶的组成成分,主要以黄素单核苷酸(FMN)和黄素腺嘌呤二核苷酸(FAD)辅酶形式参与许多代谢的氧化还原反应。

(1)参与体内生物氧化与能量代谢 维生素 B_2 在体内以 FMN 和 FAD 的形式与特定蛋白结合形成黄素蛋白,通过呼吸链参与体内生物氧化与能量代谢。含黄素蛋白的某些重要的酶在氨基酸的氧化脱氧作用及嘌呤核苷酸的代谢中起重要作用,维持三大产能营养素的正常代谢,促进生长发育。

(2)参与烟酸和维生素 B_6 的代谢 FMN 和 FAD 作为辅酶参与色氨酸转变为烟酸和维生素 B_6 转变为磷酸吡哆醛的反应。

(3)其他作用 维生素 B_2 作为谷甘肽还原酶的辅酶,参与机体抗氧化防御体系;可提高机体对环境应激适应能力;影响机体对铁的吸收;与细胞色素 P450 结合,参与药物代谢等。

单纯维生素 B_2 缺乏,呈现特殊的上皮损害,脂溢性皮炎、轻度的弥漫性上皮角化并伴有脂溢性脱发和神经紊乱。

3. 维生素 B_2 参考摄入量及食物来源

成人维生素 B_2 的推荐摄入量(RNI)男性为 1.4mg/d,女性为 1.2mg/d,孕妇和乳母为 1.7mg/d。

维生素 B_2 广泛存在于动植物食物中,含量较高的是动物性食物,如动物肝、肾、心、乳汁及蛋类;植物性食物以绿色蔬菜类、豆类含量较高,谷类含量较少。

(四)烟酸

1. 概述

烟酸(niacin,nicotinic,acid)又称尼克酸、维生素 PP、抗癞皮病因子等。在体内也可以烟酰胺形式存在,具有相同的生理活性。烟酸是白色的针状结晶,易溶于沸水和沸乙醇,不溶于乙醚。烟酰胺为白色结晶,易溶于水,不溶于乙醚。烟酸在酸、碱、光、氧或加热条件下不易被破坏,是维生素中最稳定的一种。一般烹调加工损失极小,但会随水流失。成年人体内的烟酸可由色氨酸转化而来。

2. 生理功能

(1)参与体内物质和能量代谢 烟酸在体内以烟酰胺的形式构成辅酶Ⅰ和辅酶Ⅱ,在细胞生物氧化过程中起着传递氢的作用。

(2)葡萄糖耐量因子的组成成分 葡萄糖耐量因子是胰岛素的辅助因子,具有增强胰岛素效能的作用,可增加葡萄糖的利用及促进葡萄糖转化为脂肪的作用。

(3)降低血胆固醇水平 大剂量服用烟酸可降低血胆固醇,机制是烟酸能干扰胆固醇或脂蛋白的合成,或者能促进脂蛋白酶的合成。

(4)与核酸的合成有关 烟酸构成的辅酶Ⅰ和辅酶Ⅱ是葡萄糖磷酸戊糖代谢反应中氢的传递者,葡萄糖通过磷酸戊糖代谢可产生 5-磷酸核糖,核糖是合成核酸的重要原料。

烟酸缺乏可导致癞皮病,发病缓慢,常有前驱症状,如体重减轻、疲劳乏力、记忆力差、失眠等。如不及时治疗,则可出现皮炎(dermatitis)、腹泻(diarrhea)和痴呆(depression)。由于此系统症状英文名词的开头字母均为"D",又称为癞皮病"3D"症状。癞皮病的皮炎几乎仅发生在与阳光接触的部分,具有对称性,发病区域与健康区域界限明显。以玉米为主食的居民易发生烟酸缺乏,原因是玉米中的烟酸是结合型的,不易被人体吸收利用,但加碱可使结合型的烟酸转变成游离型烟酸,易被机体利用。

3.烟酸参考摄入量及食物来源

烟酸除了直接从食物中摄取外,还可在体内由色氨酸转化而来,平均约 60mg 色氨酸转化为 1mg 烟酸。因此,膳食中烟酸的参考摄入量应以烟酸当量(NE)计算。

烟酸当量(mgNE)=烟酸(mg)+1/60 色氨酸(mg)

烟酸的推荐摄入量(RNI),成年人男性为 14mg/d,女性为 13mg/d,可耐受最高摄入量(UL)为 35mg/d。

烟酸广泛存在于动植物性食物中。动物性食物中存在的主要形式是烟酰胺,含量丰富的是肝、肾、瘦禽肉、鱼等。乳类和蛋类中的烟酸含量较低,但含有丰富的色氨酸,在体内可以转化为烟酸。植物性食物中存在的主要形式是烟酸,含量丰富的是全谷、豆类及坚果,绿叶蔬菜也含有相当数量烟酸。

(五)叶酸

1.概述

叶酸(folic acid)的命名是因其最初是从菠菜的叶子中分离提取出来的,也称为维生素 B_9。叶酸为淡黄色结晶状粉末,稍溶于热水,不溶于冷水,其钠盐易溶于水,不溶于乙醇、乙醚及其他有机溶剂。叶酸对光敏感,在水中易被光破坏,在酸性溶液中对热不稳定,在中性和碱性条件下对热稳定。成人体内叶酸贮存量为 5~10mg,约 50% 贮存于肝脏。叶酸的生物利用率在不同食物中差异较大,与食物中叶酸的存在形式有关。天然存在的叶酸大多是还原型叶酸,即二氢叶酸和四氢叶酸,只有四氢叶酸才具有生理活性。膳食中的维生素 C 和葡萄糖可促进叶酸的吸收。锌缺乏可降低叶酸的吸收。乙醇及某些药物(避孕药和抗惊厥药物)抑制叶酸的吸收。

2.生理功能

叶酸的生理功能是作为一碳单位的载体参加代谢。叶酸作为辅酶参与嘌呤核苷酸、胸腺嘧啶和肌酐-5 磷酸的合成,并通过腺嘌呤、胸苷酸影响 DNA 和 RNA 的合成,在细胞分裂和繁殖中发挥作用。叶酸还可参与某些甲基化反应;催化二碳氨基酸和三碳氨基酸相互转化。叶酸还是构成血红蛋白的成分,可预防恶性贫血。故叶酸又称抗贫血维生素。

叶酸缺乏可引起巨幼红细胞贫血和高同型半胱氨酸血症。孕妇叶酸摄入不足时,胎儿易发生先天性神经管畸形。

3.叶酸参考摄入量及食物来源

我国成人叶酸的参考摄入量是以膳食叶酸当量(DFE)表示,计算公式如下。

DFE(μg)=膳食叶酸(μg)+ 1.7×叶酸补充剂(μg)

我国居民膳食推荐摄入量推荐(RNI):成人 400μgDFE/d,孕妇 600μgDFE/d,乳母 500μgDFE/d。

叶酸广泛存在于动植物性食物中,其良好来源为肝、肾、绿叶蔬菜、马铃薯、豆类、麦胚、坚果等食物。食物烹制时如长期加热或制作罐头都可使叶酸有较大的损失。

第九节 水

一、概述

水是维持生命的重要物质基础,是构成人体的主要成分之 ,具有重要的调节人体生理功能的作用。水是人体中含量最多的成分,因年龄、性别和体型不同存在明显个体差异。新生儿水的含量最多,约占体重的80%;婴幼儿约占体重的70%;成年男子约为体重的60%,女子为50%~55%。40岁以后因肌肉组织含量减少,体内水的含量也逐渐减少。因为脂肪组织含水量较少,因而机体内水的含量随机体脂肪的含量增多而减少。据研究,人的各组织器官含水量相差很大,血液最多,脂肪组织中较少。女性因体内脂肪较多,故含水量不如男性高。表1-19是各组织器官的含水量。

表 1-19　各组织器官的含水量(以重量计)

组织器官	水分(%)	组织器官	水分(%)
血液	83.0	脑	74.8
肾	82.7	肠	74.5
心	79.2	皮肤	72.0
肺	79.0	肝	68.3
脾	75.8	骨骼	22.0
肌肉	75.6	脂肪组织	10.0

二、生理功能

1.构成人体细胞和体液的重要组成成分

水广泛分布在人体组织细胞内外,构成人体的内环境。

2.调节人体体温

高温下,体热可随水分经皮肤蒸发散热,以维持人体体温的恒定。水的蒸发热较大,在37℃体温的条件下,蒸发1g水可带走2.4kJ的能量。

3.参与人体内新陈代谢

水具有很强的溶解力,较大的电解力,可使各种水溶性物质以溶解状态和电解质离子状态存在;水的流动性很强,可作为各种物质的载体,在消化、吸收、循环、排泄过程中,协助营养物质的运送和吸收、代谢产物的运输和排泄。

4.润滑作用

水在关节、胸腔、腹腔和胃肠道等部位,对器官、关节、肌肉、组织能起到缓冲、润滑、保护的作用。

三、缺乏与过量

(一)脱水

水摄入不足或水丢失过多,可引起体内失水亦称为脱水。根据水与电解质丧失比例不同,分三种类型。

1.高渗性脱水

以水的丢失为主,电解质丢失相对较少。当失水量占体重的 2%～4%,为轻度脱水;失水量占体重的 4%～8%时,为中度失水;失水量超过体重的 8%,为重度脱水。

2.低渗性脱水

以电解质丢失为主,水的丢失较少。特点是循环血量下降,血浆蛋白质浓度增高,细胞外液低渗,可引起脑细胞水肿,肌肉细胞内水过多并导致肌肉痉挛。

3.等渗性脱水

水和电解质按比例丢失,体液渗透压不变,在临床上较为常见。其特点是细胞外液减少,细胞内液一般不减少,血浆 Na^+ 浓度正常,兼有上述两型脱水的特点。

(二)水过量

水的摄入量超过肾脏的排泄能力时,也可引起体内水过多或水中毒,正常人很少会出现水中毒,多见于疾病。水中毒时,因脑细胞肿胀、脑组织水肿、颅内压增高而引起头痛、恶心、呕吐、记忆力减退,严重者可发生渐进性精神迟钝、恍惚、昏迷、惊厥等,甚至导致死亡。

四、人体水平衡

正常人每日水的摄入和排出处于动态平衡,每日维持在 800～2500mL 左右。人体水的来源包括饮用水、食物中的水、人体代谢产生的内生水三部分。通常饮用水每人每日约 1200mL,食物中的水约 1000mL,内生水约 300mL。水的需要量主要受代谢、年龄、体力活动、气温、膳食等因素的影响,需要量变化很大。体内水的排出以肾脏为主,约占 60%,其次是肺、皮肤和粪便排出(表 1-20)。

表 1-20 正常成人每日水的出入平衡量

来源	摄入量(mL)	排出器官	排出量(mL)
饮水或饮料	1200	肾脏(尿)	1500
食物	1000	皮肤(蒸发)	500
内生水	300	肺(呼气)	350
肺		大肠(粪便)	150
合计	2500		2500

同步练习

一、单项选择题

1.构成人体蛋白质的氨基酸有( )

A.18 种　　　B.20 种　　　C.22 种　　　D.24 种　　　E.28 种

2.属于婴儿必需氨基酸的是( )

A.亮氨酸　　　B.赖氨酸　　　C.甲硫氨酸　　　D.组氨酸　　　E.苏氨酸

3.由氮计算蛋白质的换算系数是（　）

A. 6　　　　　　B. 6. 25　　　　　C. 6. 5　　　　　D. 16％　　　　　E. 18％

4.成人每日蛋白质的摄入量是（　）

A. 1. 0g/(kg·d)　　　　　　B. 1. 2g/(kg·d)　　　　　　C. 0. 8g/(kg·d)

D. 0. 9g/(kg·d)　　　　　　E. 1. 1g/(kg·d)

5.中国营养学会推荐成人钙的适宜摄入量为（　）

A. 600mg/d　　　B. 680mg/d　　　C. 700mg/d　　　D. 800mg/d　　　E. 860mg/d

6.中国营养学会建议成年男性铁的适宜摄入量为（　）

A. 15mg/d　　　B. 16mg/d　　　C. 17mg/d　　　D. 18mg/d　　　E. 20mg/d

7.中国营养学会建议成年女性铁的适宜摄入量为（　）

A. 15mg/d　　　B. 16mg/d　　　C. 17mg/d　　　D. 18mg/d　　　E. 20mg/d

8.含铁量不高的食物是（　）

A. 牛奶　　　　B. 禽类　　　　C. 鱼类　　　　D. 猪肝　　　　E. 瘦肉

9.谷胱甘肽过氧化物酶的组成成分是（　）

A. 硒　　　　　B. 锌　　　　　C. 碘　　　　　D. 钙　　　　　E. 镁

10.机体缺硒可引起（　）

A. 呆小症　　　B. 克山病　　　C. 侏儒症　　　D. 干眼病　　　E. 甲状腺肿大

11.中国营养学会建议成人每日硒的每日推荐摄入量为（　）

A. 20μg　　　　B. 30μg　　　　C. 40μg　　　　D. 50μg　　　　E. 60μg

12.碘缺乏的典型症状是（　）

A. 甲状腺肿大　　B. 大骨节病　　　C. 夜盲症　　　D. 骨质疏松　　　E. 佝偻病

13.婴儿缺乏维生素 D 将引起（　）

A. 骨质软化症　　B. 骨质疏松症　　C. 佝偻病　　　D. 呆小症　　　E. 侏儒症

14.硫胺素缺乏症又称（　）

A. 脚气病　　　B. 呆小症　　　C. 脂溢性皮炎　　　D. 巨幼红细胞性贫血

E. 坏血病

15.维生素 B_2 又称（　）

A. 硫胺素　　　B. 核黄素　　　C. 抗坏血酸　　　D. 叶酸　　　E. 烟酸

16.维生素 B_1 又称（　）

A. 硫胺素　　　B. 核黄素　　　C. 抗坏血酸　　　D. 叶酸　　　E. 烟酸

17.维生素 C 又称（　）

A. 硫胺素　　　B. 核黄素　　　C. 抗坏血酸　　　D. 叶酸　　　E. 烟酸

18.烟酸缺乏症是（　）

A. 克山病　　　B. 夜盲症　　　C. 呆小症　　　D. 癞皮病　　　E. 侏儒症

19.中国营养学会成人脂肪推荐摄入量应控制在总能量的（　）

A. 45％　　　B. 25％～30％　C. 20％以下　　D. 20％～30％　　E. 10％～15％

20.1g 碳水化合物在体内可提供的能量为（　）

A. 4. 184kJ　　　B. 16. 8kJ　　　C. 29. 3kJ　　　D. 37. 6kJ　　　E. 0. 239 kJ

21.被称为"抗脚气病因子"的维生素是（　）

A.维生素 A   B.维生素 B_1 C.维生素 C   D.维生素 D   E. 维生素 B_2

22.当人体内的元素含量小于（　）时,称为微量元素

A.0.1%   B.1%   C.0.01%   D.0.001%   E.1%

23.下列哪种氨基酸在人体内可以转化为尼克酸（　）

A.半胱氨酸   B.胱氨酸   C.色氨酸   D.苯丙氨酸   E.精氨酸

二、简答题

1.人体必需氨基酸有哪几种？怎样评价食物蛋白质的营养价值？

2.什么是必需脂肪酸？脂类有哪些重要的生理功能？

3.维生素 B_1、B_2、烟酸及抗坏血酸有什么重要生理作用？

4.钙有哪些重要的生理功能？钙的吸收和利用与哪些因素有关？

第二章　各类食物的营养价值

学习目标

掌握：大豆及其制品、乳类的营养价值；加工、烹调和储存对谷类营养价值的影响。

熟悉：谷类、鱼类、畜禽肉、蛋类和乳制品的营养价值；加工、烹调对蔬菜水果的影响。

了解：谷类的结构和营养素分布；大豆中的抗营养因素；蔬菜水果的营养成分。

食物（food）是指各种供人食用或者饮用的成品和原料，是人类生存、繁衍的物质基础，其作用是维持生命、促进生长发育和修复机体组织。食品的种类繁多，按其来源和性质可分为三大类：①动物性食品，如畜禽肉类、动物内脏类、奶类、蛋类、水产品等；②植物性食品，如粮谷类、豆类、薯类、坚果类、蔬菜和水果等；③各类食物的制品，指以动物性、植物性天然食物为原料，通过加工制作的食品，如糖果、食用油、酒、罐头、糕点等。

食品的营养价值（nutritional value）是指某种食品所含营养素和能量能满足人体营养需要的程度。食品营养价值的高低，取决于食品中营养素的种类是否齐全、数量的多少、比例是否适宜以及是否容易被人体消化吸收和利用。不同食品因所含营养素的种类和数量不同，其营养价值也就不同。即使是同一种食品由于其品种、部位、产地、成熟程度和烹调加工方法的不同，营养价值也会存在一定的差异。没有任何一种天然食物能够满足人体的全部营养需要，人们应根据不同食品的营养价值特点，合理地选择多种食品食用，以保证营养平衡，满足人体的营养需要。

第一节　各类食品的营养价值

一、谷类

谷类（grain）主要包括小麦、大米、玉米、高粱、荞麦、小米、燕麦等。在不同国家和地区居民膳食中，谷类的摄入种类及数量有所不同，我国居民膳食以大米和小麦为主，称之为主食，其他的称为杂粮。

在我国居民膳食中，50%～60%的能量和50%～55%的蛋白质是由谷类食品提供的，同时谷类食品也是矿物质和 B 族维生素的主要来源。

（一）谷类的结构和营养素分布

各种谷类种子形态大小不一，但其结构基本相似。谷粒的最外层是谷壳，主要起保护谷粒的作用，谷粒去壳后其结构可分为谷皮、胚乳和胚芽三个部分（图 2-1）。

1.谷皮

谷皮为谷粒外面的数层被膜,约占谷粒重量的 6％,主要由纤维素、半纤维素等组成,含有较高矿物质和脂肪,不含淀粉。糊粉层介于谷皮与胚乳之间,占谷粒重量的 6％～7％,含有较多的蛋白质、脂肪和丰富的 B 族维生素及矿物质,此层营养素含量相对较高,有重要的营养学意义,但在碾磨加工时,易与谷皮同时被分离下来,混入糠麸中,影响谷类食品的营养价值。

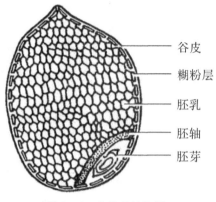

图 2-1 谷类的结构图

2.胚乳

胚乳是谷粒的主要组成部分,约占谷粒重量的 83％,含大量淀粉和一定量的蛋白质。靠近胚乳周围部分蛋白质含量较高,越向胚乳中心,含量越低。此外,还含有少量的脂肪、矿物质和维生素。

3.胚芽

胚芽位于谷粒的一端,占谷粒重量的 2％～3％,富含脂肪、蛋白质、矿物质、B 族维生素和维生素 E。加工过程中胚芽易与胚乳分离而混入糠麸中,造成营养素的丢失。

(二)谷类的营养素种类与特点

谷类食品中营养素的含量与组成因谷物的品种、产地、气候、施肥以及加工方法不同而有差异。

1.蛋白质

蛋白质主要分布在胚芽、糊粉层及胚乳外周。多数谷类食品蛋白质含量在 7.5％～15％。根据溶解度分为谷蛋白、醇溶蛋白、白蛋白和球蛋白四种。谷类蛋白质中主要是以醇溶蛋白和谷蛋白为主,它们含有大量谷氨酸,较多的脯氨酸和亮氨酸,但缺乏赖氨酸;玉米赖氨酸和色氨酸缺乏最为突出;麦胚和米胚中的蛋白质主要是球蛋白,含有比较丰富的赖氨酸,故胚芽营养价值较高,但加工过程中大多数胚芽被除去,加工后酪氨酸的含量很低。谷类蛋白质因必需氨基酸组成不合理,故谷类食品蛋白质营养价值低于动物性食物。谷类蛋白质的生物价:大米 77,小麦 67,大麦 64,高粱 56,小米 57,玉米 60。不同谷类的蛋白质组成见表 2-1。

表 2 - 1　不同谷类的蛋白质组成(％)

食品	白蛋白	球蛋白	醇溶蛋白	谷蛋白
大米	5	10	5	80
小麦	3～5	6～10	40～50	30～40
玉米	4	2	50～55	30～45
高粱	1～8	1～8	50～60	32

2.脂肪

谷类食品中脂肪含量普遍较低,大米、小麦约为 $1％$～$2％$,玉米和小米约为 $4％$,小麦可达 $7.2％$,主要集中在糊粉层和胚芽。在谷类加工时,脂肪易转入糠麸中。从米糠中可提取与机体健康有密切关系的米糠油、谷维素和谷固醇。谷类脂肪以甘油三酯为主,含有少量的植物固醇和卵磷脂。玉米和小麦胚芽富含多不饱和脂肪酸可达 $80％$,其中亚油酸占 $60％$,具有降低血清胆固醇,防止动脉粥样硬化的作用。

3.碳水化合物

碳水化合物是谷类的主要成分,主要形式为淀粉,主要集中在胚乳中,含量为 $70％$～$80％$,此外为糊精、戊聚糖、葡萄糖和果糖等。

谷类淀粉因结构中葡萄糖分子之间的聚合方式不同,可分为直链淀粉和支链淀粉,其含量因品种而异,可直接影响谷类食品的风味。天然食品中直链淀粉含量较少,一般只占淀粉成分的 $19％$～$35％$;支链淀粉含量较高,一般占 $65％$～$81％$。两者相比较,直链淀粉使血糖升高的幅度较小,目前通过基因工程改变谷类淀粉结构,培育含直链淀粉高的品种。目前已培育出直链淀粉含量高达 $70％$的玉米品种。

4.矿物质

谷类矿物质含量约为 $1.5％$～$3％$,主要是磷、钙,此外还有镁、钾、钠、硫、氯、锰、锌、钼、镍、钴、硼等,主要在谷皮和糊粉层中,加工过程极易丢失。由于多以植酸盐形式存在,消化吸收较差。谷类食物含铁少,约 1.5～$3.0mg/100g$。

5.维生素

谷类是膳食中 B 族维生素的重要来源,包括硫胺素、核黄素、尼克酸等,主要分布在糊粉层和胚芽部。谷类加工的精度越高,保留的胚芽和糊粉层越少,维生素损失越多。玉米和小麦胚芽中含有较多的维生素 E,是提取维生素 E 的良好原料。谷类几乎不含维生素 A、维生素 D 和维生素 C。

(三)谷类食品的营养价值

谷类食品含有各种营养素,但其含量差别很大。含量最多的是碳水化合物,其主要成分是淀粉。淀粉烹调后容易消化吸收和利用,是人类最理想、最经济的能量来源。蛋白质含量较少,且生物利用率较低;脂肪质量较好但含量太低,其营养价值相对较低。另外,谷类食品因含有膳食纤维和植酸,影响矿物质的消化吸收和利用,其营养价值也相对较低。就 B 族维生素而言,谷类食品的营养价值较高,但易受烹调加工的影响。

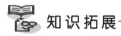 **知识拓展**

谷类食品的氨基酸强化和蛋白质互补

谷类食品在我国居民膳食中所占比例较大,是膳食蛋白质的重要来源,常采用氨基酸强化和蛋白质互补的方法来提高谷类蛋白质的营养价值。例如,大米用 0.2%～0.3%赖氨酸强化;用基因操作手段改良品种,改变谷类蛋白质的氨基酸构成来提高其营养价值;通过杂交育种方法培育出高蛋白玉米,如 Floury－2 玉米的蛋白质含量可达 17.0%;高赖氨酸玉米(如 Opaque－2 玉米)的赖氨酸和色氨酸含量比普通玉米高 50%以上;利用基因工程技术培育的高营养浓度玉米(nutridense 玉米),与普通玉米相比,赖氨酸含量高 30%,硫氨酸高 50%,苏氨酸高 18%,色氨酸高 100%,能量高 6%。

二、豆类及其制品

豆类(legume)的品种很多,一般分为大豆类和其他豆类。大豆按种皮的颜色可分为黄豆、黑豆、青豆、褐豆及双色大豆,其他豆类包括豌豆、蚕豆、绿豆、小豆、芸豆等。豆制品是由大豆或其他豆类作为原料制作的食品如豆浆、豆腐、豆腐干等,是我国居民膳食中优质蛋白质的重要来源。

(一)大豆的营养价值

1.大豆的营养素种类与特点

大豆蛋白质含量较高,一般为 35%～40%,为一般粮谷类的 4～6 倍,是植物蛋白质含量最多的食品。大豆蛋白质由球蛋白、清蛋白、谷蛋白和醇溶蛋白组成,其中球蛋白含量最多。大豆蛋白质的氨基酸模式接近人体的氨基酸模式,具有较高的营养价值,而且赖氨酸含量较多,但甲硫氨酸含量较少,与谷类食品混合食用,可较好地发挥蛋白质互补作用。大豆蛋白是植物性优质蛋白质的重要来源。

大豆脂肪含量约为 15%～20%,在人体的消化率达 97.5%,属优质食用植物油。大豆脂肪富含不饱和脂肪酸,约占总脂量的 85%,其中油酸含量约为 32%～36%,亚油酸为 51.7%～57.0%,亚麻酸 2%～10%。此外,尚有 1.64%的磷脂。故它是高血压、动脉粥样硬化等疾病患者的理想烹调油。

大豆中碳水化合物含量为 25%～30%,其中只有一半是可供人体利用的可溶性糖,如阿拉伯糖、半乳聚糖和蔗糖,淀粉含量很少;而另一半是人体不能消化吸收和利用的棉籽糖和水苏糖,存在于大豆细胞壁,在肠道细菌作用下发酵产生二氧化碳和氨,可引起肠胀气。

大豆含有丰富的矿物质和维生素,其中钙、铁、硫胺素和核黄素含量较高,明显多于粮谷类,但钙和铁的消化吸收率不高。大豆中还含有一定量的胡萝卜素和维生素 E。干豆类几乎不含维生素 C,但经发芽制成豆芽后,其含量明显提高。

2.大豆中的抗营养因素

所谓抗营养因素,是指存在于天然食物中,影响某些营养素的吸收和利用,对人体健康和食品质量产生不良影响的因素。大豆中含有一些抗营养因素可引起大豆食品营养价值下降及风味品质改变。

（1）蛋白酶抑制因子（protease inhibitor，PI）　是指存在于大豆、棉籽、花生、油菜籽等植物中，能抑制胰蛋白酶、糜蛋白酶、胃蛋白酶等十三种蛋白酶的物质的统称。其中以抗胰蛋白酶因子存在最普遍，对人体胰蛋白酶的活性有部分抑制作用，妨碍蛋白质的消化吸收，对动物有抑制生长的作用，其毒性可引起胰腺肥大。近年来国外一些研究表明，蛋白酶抑制剂作为植物化学物同时具有抑制肿瘤和抗氧化作用。

（2）豆腥味　大豆中含有很多酶，其中约含有 1%～2% 的脂肪氧化酶，能促使不饱和脂肪酸氧化分解，形成小分子的醛、醇、酮等挥发性物质，产生豆腥味和苦涩味。

（3）胀气因子　大豆中不能被人体消化吸收的水苏糖和棉籽糖，在肠道微生物作用下可产酸产气，引起肠胀气，故称之为胀气因子。水苏糖和棉籽糖都是由半乳糖、葡萄糖和果糖组成的支链杂糖，又称"大豆低聚糖"，由于人体内缺乏水苏糖和棉籽糖的水解酶，不被肠道消化吸收。目前已利用大豆低聚糖作为功能性食品基料，代替部分蔗糖应用于清凉饮料、酸奶、面包等多种食品中。

（4）植酸　大豆中约含 1%～3% 的植酸，在肠道内可与锌、钙、镁、铁等矿物质螯合，影响其吸收利用。

（5）植物红细胞凝血素（phytohematoagglutinin，PHA）　是能凝集人和动物红细胞的一种蛋白质，食用数小时后可引起头晕、头痛、恶心、呕吐、腹痛、腹泻等症状，可影响动物的生长发育。

3. 大豆的营养保健作用

大豆中含有多种生物活性物质，如大豆皂苷、大豆异黄酮、膳食纤维、大豆低聚糖、大豆磷脂等，近年来研究发现其具有降低血脂、抗氧化、抗衰老、抗肿瘤、免疫调节等作用。

（二）其他豆类的营养价值

其他豆类主要有豌豆、蚕豆、绿豆、红豆、豇豆、赤小豆、芸豆等。其蛋白质含量低于大豆，但高于粮谷类，一般为 20% 左右，脂肪含量极少，为 1%～2%，碳水化合物含量比较高，约占50%～60%，主要以淀粉形式存在。其他营养素与大豆近似。

（三）豆制品的营养价值

豆制品包括以大豆或其他豆类为原料生产的豆制品。豆制品有非发酵性豆制品，如豆浆、豆芽、豆腐、豆腐干、干燥豆制品（如腐竹等）；发酵豆制品，如腐乳、豆豉、臭豆腐等。

1. 豆腐

蛋白质含量约为 8%，但由其制成的豆腐干或其他制品的蛋白质含量可达 17%～45%，属优质蛋白质。将大豆制成豆腐后蛋白质消化率由 65% 提高到 92%～96%。此外，钙、铁、锌等矿物质与维生素的消化率也有所提高。

2. 豆浆

蛋白质含量约为 2.5%～5%，其中必需氨基酸种类齐全，铁的含量是牛奶的 4 倍，也是多种营养素含量丰富的传统食品。因为豆浆中脂肪含量低，可避免牛奶中高含量的饱和脂肪酸对健康的不利影响，比较适合于老年人及心血管系统疾病患者饮用。

3. 豆芽

一般是以大豆和绿豆发芽制成，除含原有营养成分外，豆芽在发芽过程中产生抗坏血酸（维生素 C），是抗坏血酸的良好食物来源。

4.发酵豆制品

发酵豆制品包括豆豉、豆瓣酱、豆腐乳、臭豆腐等。大豆经过发酵工艺后,蛋白质部分分解,容易消化吸收,某些营养素增加,如微生物在发酵过程中合成核黄素,每100g豆豉中核黄素含量为0.61mg,明显高于其他豆类食品。

5.大豆蛋白制品

大豆经脱脂、脱溶(去除可溶成分)后,利用豆粕加工多种多样的大豆蛋白制品:①分离蛋白质,产品几乎除去全部非蛋白成分,蛋白质含量达90%以上,具有良好的功能特性,可用来强化和制成各种食品,应用最广。②浓缩蛋白质,以低温脱脂豆粕为原料,去除其中可溶成分而得到,蛋白质含量在70%以上。③组织化蛋白质,将脱脂大豆、分离蛋白质和浓缩蛋白质除去纤维,加入一定量的水分和添加剂混合均匀,加温加压形成具有与肉类相似咀嚼感的纤维状蛋白,主要以肉代用品形式制作仿肉制品。④大豆粉,用全大豆或脱脂后豆片粉碎而成,有不同含脂量的豆粉,如全脂豆粉、脱脂豆粉、低脂豆粉、卵磷脂化豆粉。大豆及其他油料的蛋白质制品,其氨基酸组成和蛋白质功效比值较好,可作为蛋白质原料广泛应用于食品加工业。

 知识拓展

大豆抗营养因素消除方法

采用常压蒸气加热30min或1kg压力加热10～25min,即可破坏生大豆中的抗胰蛋白酶因子。

通常采用95℃以上加热10～15min,再用乙醇处理后减压蒸发以纯化大豆脂肪氧化酶,可以较好地去掉豆腥味。通过生物发酵或酶处理、微波照射、有机溶剂萃取等方法也可以去除掉豆腥味。

大豆通过加工制成豆制品时,胀气因子可被除去。

将大豆浸泡在pH4.5～5.5溶液中,植酸可溶解35%～75%。通过大豆发芽制成豆芽,使植酸酶活性增强,植酸被分解。

植物红细胞凝血素加热即被破坏,胃蛋白酶也容易使凝血素失去活性。

三、蔬菜、水果类

蔬菜和水果种类繁多,是膳食的重要组成部分。蔬菜、水果富含人体所必需的维生素、矿物质和膳食纤维,含水分和酶类较多,含有一定量的碳水化合物,蛋白质、脂肪含量很少。由于蔬菜、水果中含有多种有机酸、芳香物质和色素等成分,使它们具有良好的感官性质,对增进食欲、促进消化、丰富食品多样化具有重要意义。

(一)蔬菜的营养价值

蔬菜可分为叶菜类、根茎类、瓜茄类、鲜豆类和花菜类,所含营养素因其种类不同,差异较大。

1.蔬菜的营养素种类与特点

(1)蛋白质 大多数蔬菜蛋白质含量很低,一般为1%～2%,鲜豆类平均可达4%。必需氨基酸中赖氨酸、甲硫氨酸含量较低。

（2）脂肪　蔬菜脂肪含量极低，大多数蔬菜脂肪含量不超过1%。

（3）碳水化合物　大部分蔬菜含水分较多，因此产生的能量相对较低。碳水化合物含量一般为4%左右，根茎类蔬菜可达20%以上，包括单糖、双糖和淀粉以及不能被人体消化吸收的膳食纤维。蔬菜所含纤维素、半纤维素、木质素等是人们膳食纤维的主要来源，其含量在1%～3%之间。它在体内不参与代谢，但可促进肠蠕动，利于通便，减少或阻止胆固醇等有害物质的吸收，有益于健康。

（4）矿物质　蔬菜中含有丰富的矿物质，如钙、磷、铁、钾、钠、镁、铜等，其中以钾最多，是我国居民膳食中矿物质的重要来源（表2-2）。因其最终代谢产物为碱性，故称"碱性食品"，对维持体内的酸碱平衡起重要作用。绿叶蔬菜一般含钙、铁比较丰富，如菠菜、雪里蕻、油菜、苋菜等；但蔬菜中含有少量对人体无益或有害的有机酸，如草酸、苯甲酸、水杨酸等，特别是菠菜、茭白、笋、毛豆、洋葱等含有较多草酸，影响钙和铁的吸收。故食用含草酸多的蔬菜时，可先在开水中烫一下，去除部分草酸，以利于钙和铁的吸收。

表2-2　几种常见蔬菜中主要的矿物质含量（100g含量）

蔬菜名称	钾 (mg)	钠 (mg)	钙 (mg)	镁 (mg)	铁 (mg)	锰 (mg)	锌 (mg)	铜 (mg)	磷 (mg)	硒 (µg)
白菜	130	89.3	69	12	0.5	0.21	0.21	0.03	30	0.33
菠菜	311	85.2	66	58	2.9	0.66	0.85	0.10	47	0.97
苋菜	340	42.3	178	38	2.9	0.35	0.70	0.07	63	0.09
胡萝卜	173	61.8	36	16	0.5	0.09	0.30	0.04	26	0.61
黄瓜	102	4.9	24	15	0.5	0.06	0.18	0.05	24	0.38
苦瓜	256	2.5	14	18	0.7	0.16	0.36	0.06	35	0.36
辣椒	222	2.6	37	16	1.4	0.18	0.30	0.11	95	1.90
大蒜	302	19.6	39	21	1.2	0.29	0.88	0.22	117	3.09

（5）维生素　新鲜蔬菜是维生素C、胡萝卜素、核黄素和叶酸的重要来源（表2-3）。维生素C一般在蔬菜代谢旺盛的叶、花、茎内含量丰富，与叶绿素的分布平行。一般深绿颜色蔬菜维生素C含量较浅色蔬菜高，叶菜中的含量较瓜菜中高，如苋菜中维生素C为47mg/100g，小白菜为28mg/100g，而黄瓜为9mg/100g，丝瓜为5mg/100g。胡萝卜素在绿色、黄色或红色蔬菜中含量较多，如胡萝卜、南瓜、苋菜。核黄素和叶酸以绿叶菜中含量较多，是我国居民膳食维生素B_2的主要来源，其缺乏症往往与食用绿色蔬菜不足有关。

表2-3　常见蔬菜中主要维生素的含量（100g含量）

	小白菜	菜花	芹菜	番茄	黄瓜	辣椒	胡萝卜（红）
视黄醇当量（µg）	280	5	10	92	15	57	688
硫胺素（mg）	0.02	0.03	0.01	0.03	0.02	0.03	0.04
核黄素（mg）	0.09	0.08	0.08	0.03	0.01	0.04	0.03
烟酸（mg）	0.7	0.6	0.4	0.6	—	0.5	0.6
维生素C（mg）	28	61	12	19	12	62	13
维生素E（mg）	0.70	0.43	2.21	0.57	—	0.88	0.41

2.蔬菜的营养保健作用

蔬菜中含有一些酶类、杀菌物质和具有特殊功能的生理活性成分。如萝卜中含有淀粉酶,生食时有助于消化;大蒜中含有植物杀菌素和含硫化合物,具有抗菌消炎、降低血清胆固醇作用;洋葱、甘蓝、西红柿等含有类黄酮物质,为天然抗氧化剂,除具有清除自由基、抗衰老、抗肿瘤、保护心脑血管等作用外,还可保护维生素C、维生素A、维生素E等不被氧化破坏;南瓜、苦瓜已被证实有明显的降低血糖的作用。

(二)水果的营养价值

水果种类很多,根据果实的形态和生理特征分为仁果类如苹果、梨、山楂等;核果类如桃、杏、梅、李、枣等;浆果类如葡萄、草莓、石榴、猕猴桃等;柑橘类如橙、柑橘、柚、柠檬等;瓜果类如西瓜、甜瓜、哈密瓜等。新鲜水果的营养价值与新鲜蔬菜相似,是人体矿物质、膳食纤维和维生素的重要来源。

1.水果的营养素种类与特点

新鲜水果含水分多,营养素含量相对较低,蛋白质、脂肪含量均不超过1%。

(1)碳水化合物　含量在6%～28%之间。水果含糖较蔬菜多,主要是果糖、葡萄糖和蔗糖。糖的含量因种类不同而有差异,如苹果和梨以含果糖为主;桃、李、柑橘以含蔗糖为主;葡萄、草莓则以葡萄糖和果糖为主。同一品种糖的含量可因产地和农业技术、气候因素影响而不同。水果还富含纤维素、半纤维素和果胶,可促进肠壁蠕动并有助于食物消化及通便,对降低血脂、预防结肠癌也有一定的作用。

(2)矿物质　水果和蔬菜一样含有人体所需的各种矿物质如钾、钠、钙、镁、磷、铁、锌、铜等40余种,以钾、钙、镁、磷含量较多。大多以硫酸盐、磷酸盐、碳酸盐、有机酸盐等形式存在于植物体内,是矿物质的重要来源。矿物质含量因水果种类不同有很大的差异(表2-4)。

表2-4　常见水果中主要矿物质含量(100g含量)

水果名称	钾 (mg)	钠 (mg)	钙 (mg)	镁 (mg)	铁 (mg)	锰 (mg)	锌 (mg)	铜 (mg)	磷 (mg)	硒 (μg)
苹果	119	1.6	4	4	0.6	0.03	0.19	0.06	12	0.12
鸭梨	77	1.5	4	5	0.9	0.06	0.10	0.19	14	0.28
葡萄	104	1.3	5	8	0.4	0.06	0.18	0.09	13	0.20
柑橘	154	1.4	35	11	0.2	0.14	0.08	0.04	18	0.30
香蕉	256	0.8	7	43	0.4	0.65	0.18	0.14	28	0.87
桃	166	5.7	6	7	0.8	0.07	0.34	0.05	20	0.24

(3)维生素　水果含丰富的维生素,是人体所需维生素的重要来源。所含的维生素种类和含量因水果的种类不同有明显差异(表2-5)。新鲜水果中含维生素C和胡萝卜素较多,但维生素B_1、维生素B_2含量不高。如鲜枣、草莓、橘、猕猴桃中维生素C含量较多,一些黄色的水果如芒果、柑橘、杏等含胡萝卜素较多。

表 2-5 常见水果中主要维生素的含量(100g 含量)

	苹果	梨	柑	橘	葡萄	香蕉	桃	草莓	枣(鲜)
视黄醇当量(μg)	3	2	148	277	8	10	3	5	40
硫胺素(mg)	0.06	0.03	0.08	0.05	0.04	0.02	0.01	0.02	0.06
核黄素(mg)	0.02	0.01	0.04	0.04	0.09	0.02	0.02	0.03	0.09
烟酸(mg)	0.2	0.3	0.4	0.2	0.1	0.1	0.9	0.3	0.9
维生素 C(mg)	4	4	28	19	—	2	—	47	243
维生素 E(mg)	2.12	0.19	0.92	0.45	0.44	1.82	—	0.71	0.78

2.水果的营养保健作用

许多水果常含有各种芳香物质、有机酸和色素,使水果具有特殊的香味和颜色,可赋予水果良好的感官性状。此外,水果中还含有一些生物活性物质如类黄酮物质、白藜芦醇等,具有抗氧化、抗炎、抗衰老、抗肿瘤、免疫调节、降低血脂、保护心脑血管等作用。

四、畜、禽、鱼类

畜肉、禽肉和鱼类属于动物性食品,是人们膳食构成的重要组成部分。动物类食物中含有各种必需氨基酸,除了钙、磷等元素外,也是铁、锌、铜、硒、锰等微量元素的重要来源。动物性食物也是 B 族维生素、维生素 A 和维生素 D 的重要来源,对人类营养起着重要作用。

(一)畜肉类的营养价值

畜肉是指猪、牛、羊、马、骡、驴、鹿、狗、兔等牲畜的肌肉、内脏及其制品,主要提供优质蛋白质、脂肪、矿物质和维生素。营养素的分布因动物的种类、年龄、肥瘦程度及部位不同而差异较大。肥瘦不同的肉中脂肪和蛋白质的变动较大;动物内脏脂肪含量少,蛋白质、维生素、矿物质和胆固醇含量较高。

1.蛋白质

大部分存在于肌肉组织中,含量为 10%～20%。牲畜的品种、年龄、肥瘦程度及部位不同蛋白质含量有较大差异,如猪肉蛋白质平均含量为 13.2%,猪里脊肉为 20.2%,而猪五花肉为 7.7%。通常牛、羊肉蛋白质含量高于猪肉。

按照蛋白质在肌肉组织中存在的部位不同分为肌浆蛋白质(占 20%～30%)、肌原纤维蛋白质(占 40%～60%)和间质蛋白质(占 10%～20%)。畜肉类蛋白质含有人体必需的各种氨基酸,而且必需氨基酸的构成比例接近人体需要,因此容易被人体消化吸收和利用,营养价值高,为优质蛋白质。

畜肉中含有能溶于水的含氮浸出物,如肌凝蛋白原、肌肽、肌酸、肌酐、嘌呤、尿素和游离氨基酸等非蛋白含氮浸出物以及无氮浸出物如糖类和有机酸,使肉汤具有鲜味,可刺激胃液分泌,帮助消化。成年动物浸出物含量高于幼年动物。

2.脂肪

畜肉的脂肪含量因牲畜的品种、年龄、肥瘦程度及部位不同也有较大差异,如猪肥肉脂肪含量高达 90%,猪前肘为 31.5%,猪里脊肉为 7.9%,牛五花肉为 5.4%,瘦牛肉为 2.3%。

畜肉类脂肪以饱和脂肪酸为主,主要由硬脂酸、棕榈酸和油酸等组成,其主要成分是甘油三酯,少量卵磷脂、胆固醇和游离脂肪酸。胆固醇多存在于动物内脏,如猪脑为 2571mg/100g,猪肝为 288mg/100g,猪肾 354mg/100g,牛脑 2447mg/100g,牛肝 297mg/100g。

3. 碳水化合物

畜肉中的碳水化合物以糖原形式存在于肌肉和肝脏中,含量极少,一般为 1‰~3‰。牲畜在宰前过度疲劳,宰后的动物肉尸放置时间过长,或酶的分解作用,可使糖原含量降低。

4. 矿物质

畜肉矿物质含量为 0.8%~1.2%,瘦肉中的含量高于肥肉,内脏高于瘦肉。畜肉含铁较多,平均含量为 5mg/100g,铁主要以血红素铁的形式存在,生物利用率高,是膳食铁的良好来源。钙含量虽然不高,约为 7.9mg/100g,但其吸收利用率较高。牛肾和猪肾中硒的含量较高,是其他一般食品的数十倍。此外畜肉还含有较多的磷、硫、钾、钠、铜等。

5. 维生素

畜肉可提供多种维生素,其中主要以 B 族维生素和维生素 A 为主。内脏含量高于肌肉,其中肝脏的含量最为丰富,特别富含维生素 A 和核黄素。维生素 A 的含量以牛肝和羊肝最高,维生素 B_2 则以猪肝含量最丰富。

(二)禽肉类的营养价值

禽肉包括鸡、鸭、鹅、鸽、鹌鹑、火鸡等的肌肉、内脏及其制品。禽肉的营养价值与畜肉相似。蛋白质含量约为 20%,氨基酸构成与人体需要接近,也是优质蛋白质。与畜肉不同之处在于脂肪含量相对较少,含有 20% 的亚油酸,易于消化吸收。禽肉的质地较畜肉细嫩且含氮浸出物较多,故禽肉炖汤的味道较畜肉更鲜美。表 2-6 为常见畜禽肉及内脏主要营养素含量。

表 2-6 常见畜禽肉及内脏主要营养素含量(100g 含量)

食品名称	蛋白质 (g)	脂肪 (g)	钙 (mg)	铁 (mg)	锌 (mg)	硒 (μg)	维生素 A (μg)	硫胺素 (mg)	核黄素 (mg)
猪肉(瘦)	20.3	6.2	6	3.0	2.99	9.50	44	0.54	0.10
猪肝	19.3	3.5	6	22.6	5.78	19.21	4972	0.21	2.08
牛肉(肥瘦)	19.9	4.2	23	3.3	4.73	6.45	7	0.04	0.14
羊肉(肥瘦)	19.0	14.1	6	2.3	3.22	32.20	22	0.05	0.14
鸡	19.3	9.4	9	1.4	1.09	11.75	48	0.05	0.09
鸡肝	16.6	4.8	7	12.0	2.40	38.55	10414	0.33	1.10
鸭	15.5	19.7	6	2.2	1.33	12.25	52	0.08	0.22
鸭肝	14.5	7.5	18	23.1	3.08	52.27	1040	0.26	1.05
鹅	17.9	19.9	4	3.8	1.36	17.68	42	0.07	0.23
鹅肝	15.2	3.4	2	7.8	3.56	6100	—	0.27	0.25

(三)鱼类的营养价值

鱼类有海水鱼和淡水鱼之分,海水鱼又分为深海鱼和浅海鱼。鱼类中蛋白质和脂肪含量视鱼的种类、年龄、肥瘦程度及捕获季节等不同而有较大的区别。表 2-7 为常见鱼类的营养素含量。

1.蛋白质

鱼类蛋白质含量一般为 15%～25%,含有人体必需的各种氨基酸,尤其富含亮氨酸和赖氨酸,但色氨酸含量偏低。鱼类营养价值与畜、禽肉近似,但鱼类肌肉组织中肌纤维细短,间质蛋白少,水分含量较多,组织柔软细嫩,较畜、禽肉更易消化,消化率为 87%-98%。虾、蟹、贝类等蛋白质含量为 15%～20%,与鱼类近似。

存在于鱼类结缔组织和软骨中的含氮浸出物主要是胶原蛋白和黏蛋白,是鱼汤冷却后形成凝胶的主要物质。

2.脂肪

鱼类含脂肪很少,一般为 1%～10%,大多为 1%～3%。鱼类脂肪主要分布在皮下和内脏周围,肌肉组织中含量很少。鱼的种类不同,脂肪含量差别也较大,如鲲鱼含脂肪量可高达 12.8%,而鳕鱼仅为 0.5%。

鱼类脂肪多由不饱和脂肪酸组成(占 70%～80%),消化吸收率约为 95%,是人体必需脂肪酸的重要来源。其中二十碳五烯酸(EPA)和二十二碳六烯酸(DHA)高达 10.8%～37.1%,具有降低血脂、防治动脉粥样硬化、抗癌等重要的生理作用。

鱼类的胆固醇含量一般约为 100mg/100g,但鱼籽中含量较高,如鲳鱼籽胆固醇含量为 1070mg/100g,虾子和蟹黄中胆固醇含量分别高达 896mg/100g 和 500mg/100g。

3.碳水化合物

鱼类碳水化合物的含量很低,约为 1.5%,主要以糖原形式存在。有些鱼不含碳水化合物,如草鱼、青鱼、乌鳢、银鱼、鲢鱼、桂鱼、鲈鱼等。

4.矿物质

鱼类矿物质含量为 1%～2%,磷的含量占 40%,钙、钠、氯、钾、镁含量丰富。钙的含量较畜、禽肉高,为钙的良好来源。海水鱼类含碘丰富,有的海水鱼含碘 0.05～0.1mg/100g。此外,鱼类含锌、铁、硒也较丰富,牡蛎是含锌、铜最高的海产品。

5.维生素

鱼类维生素 A、维生素 D 和维生素 E 均高于畜、禽肉类。维生素 B_2、维生素 B_1 和烟酸的含量也较高,但几乎不含维生素 C。海水鱼的肝脏、鱼油富含维生素 A 和维生素 D。一些生鱼中含有硫胺素酶,当生鱼存放或生吃时可破坏维生素 B_1,应尽快烹制或冷藏以减少硫胺素的损失。

表 2-7 常见鱼类的主要营养素含量(100g 含量)

食物名称	蛋白质 (g)	脂肪 (g)	钙 (mg)	铁 (mg)	锌 (mg)	硒 (μg)	维生素 A (μg)	硫胺素 (mg)	核黄素 (mg)
草鱼	16.6	5.2	38	0.8	0.87	6.66	11	0.04	0.11
鲈鱼	18.6	3.4	138	2.0	2.83	33.06	19	0.03	0.17
鲫鱼	17.1	2.7	79	1.3	1.94	14.31	17	0.04	0.09
黄鳝	18.0	1.4	42	2.5	1.97	34.56	50	0.06	0.98
鲤鱼	17.6	4.1	50	1.0	2.08	15.38	25	0.03	0.09

食物名称	蛋白质(g)	脂肪(g)	钙(mg)	铁(mg)	锌(mg)	硒(μg)	维生素 A(μg)	硫胺素(mg)	核黄素(mg)
青鱼	20.1	4.2	31	0.9	0.96	37.69	42	0.03	0.07
鲢鱼	17.8	3.6	53	1.4	1.17	15.68	20	0.03	0.07
桂鱼	19.9	4.2	63	1.0	1.07	26.50	12	0.02	0.07
沙丁鱼	19.8	1.1	184	1.4	0.16	48.95	—	0.01	0.03

五、奶及奶制品

奶类食品包括牛奶、羊奶和马奶及其制品。奶类是一种营养素种类齐全、组成比例适宜、容易消化吸收、营养价值较高的优质天然食品,能满足初生幼仔迅速生长发育的全部需要,也是各年龄组健康人群及特殊人群(如婴幼儿、老年人和疾病患者等)的理想食品。我国居民奶类食品的消费量明显低于世界平均水平,因此,增加我国居民奶类食品的消费量,对于提高优质蛋白质、钙及维生素的供给,增强整个民族素质具有重要意义。表 2－8 是不同奶中营养素含量的比较。

表 2－8 不同奶中主要营养素含量比较(100g 含量)

	人乳	牛乳	羊乳
水分(g)	87.6	89.9	88.9
蛋白质(g)	1.3	3.0	1.5
脂肪(g)	3.4	3.2	3.5
碳水化合物(g)	7.4	3.4	5.4
能量(kJ)	272	226	247
钙(mg)	30	104	82
磷(mg)	13	73	98
铁(mg)	0.1	0.3	0.5
视黄醇当量(μg)	11	24	84
硫磺素(mg)	0.01	0.03	0.04
核黄素(mg)	0.05	0.14	0.12
尼克酸(mg)	0.20	0.10	2.10
抗坏血酸(mg)	5.0	1.0	—

(一)奶的营养价值

奶类主要是由水、脂肪、蛋白质、乳糖、矿物质、维生素等组成的一种复杂乳胶体,水分含量占 86%～90%,因此其营养素含量与其他食品比较相对较低。

1.蛋白质

牛奶中蛋白质含量平均为 3.0%,主要由酪蛋白(79.6%)、乳清蛋白(11.5%)和乳球蛋白

（3.3％）组成。酪蛋白属于结合蛋白，与钙、磷等结合，形成酪蛋白胶粒，并以胶体悬浮液的状态存在于牛乳中。乳清蛋白对热不稳定，加热到70℃以上发生凝固并沉淀，对酪蛋白具有保护作用。乳球蛋白与机体免疫有关。牛奶蛋白质含有人体全部必需氨基酸，消化吸收率为87％～89％，生物价为85，属于优质蛋白，奶中富含赖氨酸，是谷类食物的天然互补品。

牛奶中蛋白质含量较人乳高2倍多，而且酪蛋白与乳清蛋白的构成比与人乳恰好相反。因此，一般利用乳清蛋白来改变牛奶中酪蛋白与乳清蛋白的构成比，使之近似母乳的蛋白质构成，如适合婴幼儿生长发育需要的配方奶粉。

2. 脂肪

奶中脂肪含量一般为3.0％～5.0％，其中油酸占30％，亚油酸和亚麻酸分别占5.3％和2.1％。乳脂呈高度乳化状态，容易消化吸收，吸收率达97％。乳脂肪中脂肪酸组成复杂，短链脂肪酸（如丁酸、己酸、辛酸）含量较高，这是乳脂肪风味良好及易于消化的原因。此外还有少量的卵磷脂和胆固醇。

3. 碳水化合物

奶中碳水化合物含量为3.4％～7.4％，人乳中含量最高，羊奶居中，牛奶最少。碳水化合物的主要形式为乳糖，其甜度为蔗糖的1/6，有调节胃酸、促进胃肠道蠕动和消化液分泌作用，还能促进钙的吸收和促进肠道乳酸杆菌繁殖，抑制腐败菌的生长，因此对婴儿的消化道具有重要意义。牛奶中乳糖含量较低，用牛奶喂养婴儿时，除调整蛋白质含量和构成外，还应注意适当增加甜度。如果体内缺乏乳糖酶，大量食用牛奶后乳糖不能被水解，则会出现腹泻、胃肠胀气等不适症状，称为乳糖不耐受症。

4. 矿物质

奶中矿物质含量一般为0.7％～0.75％，富含钙、磷、钾，其中大部分与有机酸结合形成盐类，如酪蛋白钙、磷酸钙、磷酸钾等。100mL牛乳中含钙110mg，且吸收率高，是钙的良好来源。奶中铁含量很低，用奶喂养婴儿时应注意铁的补充。此外牛乳中还有多种微量元素，如铜、锌、硒、碘等。

5. 维生素

奶中含有人体所需的各种维生素。牛奶中维生素含量与饲养方式和季节有关，如放牧期牛奶中维生素A、D、胡萝卜素和维生素C含量，较冬春季在棚内饲养期明显增多。牛奶中维生素D含量较低，作为婴儿主要食品时可进行强化。牛奶是B族维生素的良好来源，特别是维生素B_2。

6. 生物活性肽

奶中天然存在一定数量的具有各种生物功能的生物活性肽，如表皮生长因子、胰岛素样生长因子、胃肠调节肽等，这些生物活性肽在调节哺乳期婴儿的生长发育过程起重要作用，尤其在调节胃肠道发育方面，促进新生儿胃肠道的成熟。奶蛋白经水解还产生一些具有生物活性的肽类，如磷酸肽可以促进胃肠道对钙的吸收；β-酪蛋白类咖啡肽具有抑制胃肠道收缩和消化液分泌的功能。此外还有降血压活性肽、免疫活性肽和抗菌肽等，对新生儿发育和健康均有重要的生理作用。

（二）奶制品的营养价值

奶制品是指将原料奶根据不同的需要加工而成的各种奶类食品，包括消毒牛奶、奶粉、炼乳、酸奶、复合奶、奶油、奶酪等。因加工工艺的不同,奶制品的营养素含量有很大差异。

1. 消毒牛奶

消毒牛奶是将新鲜生牛奶经过过滤、加热杀菌后分装出售的液态奶。消毒牛奶除维生素B_1和维生素 C 有损失外,营养价值与新鲜生牛奶差别不大。

2. 奶粉

奶粉是将消毒后的牛奶经浓缩、喷雾干燥制成的粉状食品。根据食用要求和成分不同,奶粉又分为全脂奶粉、脱脂奶粉、调制奶粉。①全脂奶粉:鲜奶消毒后除去 70%～80% 的水分,营养素含量约为鲜奶的 8 倍。②脱脂奶粉:原料奶经过脱脂,脂肪含量仅为 1.3%,并损失较多的脂溶性维生素,适合于腹泻的婴儿及要求低脂膳食的患者食用。③调制奶粉:是以牛奶为基础,根据不同人群的营养需要特点,对牛奶的营养组成成分加以适当调整和改善调制而成,如婴幼儿配方奶粉中使各种营养素的含量、种类和比例接近母乳,更适合婴幼儿的生理特点和营养需要。其他还有孕妇奶粉、儿童奶粉、中老年奶粉等。

3. 酸奶

酸奶是一种发酵奶制品,是以消毒牛奶、脱脂奶、全脂奶粉、脱脂奶粉或炼乳等为原料接种乳酸菌发酵而成。奶经过乳酸菌发酵后,乳糖变成乳酸,蛋白质凝固,游离氨基酸和肽增加,脂肪不同程度的水解,形成独特的风味,容易消化吸收,营养价值更高。如蛋白质的生物价由 85 提高到 87.3,叶酸含量增加 1 倍。乳酸菌中的乳酸杆菌和双歧杆菌为肠道益生菌,在肠道可抑制肠道腐败菌的生长繁殖,防止腐败胺类产生,对维护人体的健康有重要作用。酸奶适合消化功能不良的婴幼儿、老年人食用,并能使乳糖不耐受症状减轻。

4. 炼乳

炼乳是一种浓缩乳,种类较多,按其成分不同可分为甜炼乳、淡炼乳、全脂炼乳、脱脂炼乳,若添加维生素 D 等营养素可制成各种强化炼乳。目前市场上的炼乳主要是甜炼乳和淡炼乳。甜炼乳蔗糖含量可达 40%～45%,食前需加大量水冲淡,使蛋白质等营养素含量相对降低,故不宜长期喂养婴儿。淡炼乳又称无糖炼乳或蒸发乳。淡炼乳经高温灭菌后,维生素受到一定的破坏,因此常用维生素加以强化。按适当的比例冲调后,其营养价值基本与鲜奶相同,适合喂养婴儿。

5. 复合奶

将脱脂奶粉和无水奶油分别溶解,按一定比例混合,再加入 50% 的鲜奶即成复合奶,其营养价值与鲜奶基本相似。

6. 奶油

奶油是由牛奶中分离的脂肪制成的产品,一般含脂肪 80%～83%,而含水量低于 16%,主要用于佐餐、面包、糕点等的制作。

7. 奶酪

奶酪是一种营养价值较高的发酵乳制品。奶酪制作过程中,维生素 D 和维生素 C 被破坏和流失,其他维生素大部分保留。由于发酵作用,乳糖含量降低,蛋白质被分解成肽和氨基酸等产物,不仅赋予奶酪独特味道,也有利于消化吸收。奶酪蛋白质消化率高达 98%。

六、蛋类

(一)概述

蛋类主要包括鸡蛋、鸭蛋、鹅蛋、鹌鹑蛋、鸽蛋、火鸡蛋等以及蛋制品如皮蛋、咸蛋、糟蛋、冰蛋、干全蛋粉、干蛋白粉、干蛋黄粉等。其中食用最普遍、销量最大的是鸡蛋。蛋类在我国居民膳食构成中约占 1.4%,主要提供优质蛋白质。

(二)蛋的营养价值

蛋类的微量营养素含量受品种、饲料、季节等多方面的影响,而宏量营养素含量基本稳定。表 2-9 是常见蛋类主要营养素含量。

表 2-9 常见蛋类主要营养素含量(100g 含量)

	全鸡蛋	鸡蛋白	鸡蛋黄	鸭蛋	咸鸭蛋	松花蛋	鹌鹑蛋	鹅蛋
蛋白质(g)	12.8	11.6	15.2	12.6	12.7	14.2	12.8	11.1
脂肪(g)	11.1	6.1	28.2	13.0	12.7	10.7	11.1	15.6
碳水化合物(g)	1.3	3.1	3.4	3.1	6.3	4.5	2.1	2.8
视黄醇(μg)	194	—	438	261	134	215	337	192
硫胺素(mg)	0.13	0.04	0.33	0.17	0.16	0.06	0.11	0.08
核黄素(mg)	0.32	0.31	0.29	0.35	0.33	0.18	0.49	0.30
钙(mg)	44	9	112	62	118	63	47	34
铁(mg)	2.3	1.6	6.5	2.9	3.6	3.3	3.2	4.1
硒(μg)	14.98	6.97	27.01	15.68	24.04	25.24	25.48	27.24
胆固醇(mg)	585	—	1510	565	647	608	515	704

1.蛋白质

蛋白质一般都在 10% 以上。全鸡蛋蛋白质含量为 12.8%,蛋清中较低,蛋黄中较高。加工成咸蛋或皮蛋后,蛋白质含量变化不大。鸡蛋蛋白质含有人体所需要的全部必需氨基酸,各种必需氨基酸的数量及比例接近人体需要,消化利用率高,为优质蛋白质。鸡蛋蛋白质的消化率为 98%,全蛋为 94%,鸡蛋黄为 96%,鸡蛋白为 83%。

2.脂肪

蛋清中含脂肪极少,98% 的脂肪集中在蛋黄内,呈乳化状,分散成细小颗粒,故易消化吸收。蛋黄中的脂肪大部分为中性脂肪,占 62%~65%(其中 50% 为油酸,10% 为亚油酸),磷脂占 30%~33%,胆固醇占 4%~5%,还有微量脑苷脂类。

蛋黄是磷脂的良好食物来源,蛋黄中的磷脂主要是卵磷脂、脑磷脂和神经鞘磷脂,对人体生长发育非常重要,是大脑和神经系统活动必不可少的重要物质。卵磷脂具有降低血胆固醇的作用,并能促进脂溶性维生素的吸收。

蛋类胆固醇含量极高,主要集中在蛋黄,每个蛋黄含胆固醇 200~300mg。以乌骨鸡蛋黄含量最高,达 2057mg/100g。

3.碳水化合物

蛋类含碳水化合物较少,蛋清中主要是甘露糖和半乳糖,蛋黄中主要是葡萄糖,大部分以与蛋白质结合的形式存在。

4.矿物质

蛋类的矿物质主要存在于蛋黄内,蛋清中含量极低。其中以磷、钙、钾、钠含量较多,如磷为 240mg/100g,钙为 112mg/100g。此外还含有丰富的铁、镁、锌、硒等矿物质。蛋黄中的铁含量虽然较高(7.2mg/100g),但因为是以非血红素铁形式存在,并与磷蛋白结合,所以生物利用率不高,仅为 3% 左右。蛋中的矿物质含量受饲料影响较大。

5.维生素

蛋类维生素含量较为丰富,有维生素 A、维生素 D、核黄素、硫胺素和尼克酸等,但维生素 C 含量较少。绝大部分的维生素都集中在蛋黄内。蛋类的维生素含量受到品种、季节和饲料的影响。

第二节　食品营养价值的影响因素

食品的营养价值除了受到食品中营养素的种类、含量、质量的影响外,在很大程度上还受到食品的加工、烹调以及贮藏的影响。食品经过烹调、加工后可改善其感官性状,增加风味,去除或破坏食品中的一些抗营养因子,提高其消化吸收率,延长保质期,但同时也可使部分营养素受到破坏和损失,从而降低食品的营养价值。因此应采用合理的加工、烹调、贮藏方法,最大限度地保存食品中的营养素,以提高食品的营养价值。

一、加工对食品营养价值的影响

(一)谷类加工

谷类加工主要有制米和制粉两种,由于谷类结构的特点,其所含各种营养素分布极不均匀,因此,加工精度与谷类营养素的保留程度有着密切关系。加工精度越高,糊粉层和胚芽损失越多,营养素损失越大,尤以 B 族维生素损失显著。

谷类加工粗糙时,虽然出粉(米)率高、营养素损失减少,但感官性状差,而且消化吸收率也相应降低。此外,因植酸和纤维素含量较多,还会影响其他营养素的吸收。我国制定的标准米(九五米)和标准粉(八五粉),既保留了较多的 B 族维生素、纤维素和矿物质,又能保持较好感官性状和消化吸收率,在节约粮食和预防某些营养缺乏症方面起到了积极作用。近年来,人们对精米、精面的需求日益增长,为保障人民的健康,应对米面的营养采取强化措施,改良谷类加工工艺,提倡粗细粮搭配等方法来克服精米、精面在营养方面的缺陷。

(二)豆类加工

豆类通过不同的加工方法可制成各种豆制品。经过加工的豆类蛋白质的消化率和利用率都有所提高。大豆经浸泡、磨浆、加热、凝固等多道工序后,不仅除去了大豆中的纤维素、抗营养因素,而且还使大豆蛋白质的结构从密集变成疏松状态,提高了蛋白质的消化率,如干炒大豆蛋白质消化率只有 50% 左右,整粒煮熟大豆的蛋白质消化率为 65%,加工成豆浆后为 85%,制成豆腐后为 92%~96%。

大豆经发酵工艺可制成豆腐乳、豆瓣酱、豆豉等，此时蛋白质因部分分解而容易消化吸收，并且某些营养素含量也会增加，如豆豉，每 100 克豆豉中核黄素含量为 0.61mg。

大豆经过发芽使各种营养素分解成可溶性小分子有机物，有利于人体吸收。维生素 C 从 0 增至 5～10mg/100g 左右，每 100g 黄豆芽中维生素 B_{12} 的含量达 20mg 左右。由于酶的作用豆芽中的植酸降解，更多的钙、磷、铁等矿物质消化利用率提高。

(三)蔬菜、水果类加工

蔬菜、水果经加工可制成罐头食品、果脯、菜干、干菜等，加工过程中受损失的主要是维生素和矿物质，特别是维生素 C。

(四)畜、禽、鱼类加工

畜、禽、鱼类食品可加工制成罐头食品、熏制食品、干制品、熟食制品等，与新鲜食品比较更易保藏且具有独特风味。在加工过程中对蛋白质、脂肪、矿物质影响不大，但高温制作时会损失部分 B 族维生素(如维生素 B_1、维生素 B_2 和烟酸)。肉类腌制损失很少，约 1%～5%，烟熏肉制品维生素 B_1 损失达 15%～20%，维生素 B_2 和烟酸损失很少。腌肉的蛋白质同原料肉接近，但烟熏肉制品赖氨酸含量降低，其损失和温度有关。肉制品加热杀菌(制罐)过程中高温长时间加热会引起肉类蛋白质较大破坏。如猪肉在 110℃下杀菌 24h，肉中的胱氨酸损失 44%，赖氨酸损失 34%，其他氨基酸损失 20%。

(五)蛋类加工

鲜蛋经加工制成的皮蛋、咸蛋、糟蛋等，其蛋白质、脂肪的含量变化不大，但由于碱的作用使皮蛋内的 B 族维生素全部被破坏，碱和盐的作用使皮蛋和咸蛋中的矿物质明显增加。如糟蛋是用鲜蛋泡在酒糟中制作而成的，因为乙醇的作用使蛋壳中的钙盐渗透到糟蛋中，所以糟蛋中钙的含量是鲜蛋的 40 倍。

二、烹调对食品营养价值的影响

食品经过烹调处理，可以杀菌并增进食品的色、香、味，且容易消化吸收，提高其所含营养素在人体的吸收利用率；但在烹调过程中食品也会发生一系列的物理化学变化，使某些营养素遭到破坏，因此在烹调过程中尽量利用其有利因素提高营养价值，促进消化吸收，另一方面要控制不利因素，尽量减少营养素的损失。

(一)谷类烹调

米类食物在烹调前一般都要经过淘洗，在淘洗的过程中一些营养素特别是水溶性维生素和矿物质有部分丢失，致使米类食物营养价值降低。大米经过一般的淘洗，维生素 B_1 的损失率达 30%～60%，维生素 B_2 和尼克酸的损失率为 20%～25%，矿物质的损失率可达 70%，碳水化合物的损失率约为 2%。淘洗的次数越多，水温越高，浸泡的时间越长，营养素的损失就越多。

谷类的烹调方法有煮、焖、蒸、烙、烤、炸、炒等，不同的烹调方法引起营养素损失的程度不同，主要是对 B 族维生素的影响。如制作米饭，采用蒸的方法 B 族维生素的保存率比捞蒸方法(即弃米汤后再蒸)要高得多；在制作面食时，一般蒸、烤、烙的方法，B 族维生素损失较少，但用高温油炸时损失较大，如油条制作时因加碱及高温油炸会使维生素 B_1 全部损失，维生素 B_2

和尼克酸仅保留一半。

另外,米饭在电饭煲中保温时,随着时间的延长,维生素 B_1 的损失增加,可损失所余部分的 $50\%\sim90\%$。面食在焙烤时,蛋白质中赖氨酸的 ε-氨基与羰基化合物(尤其是还原糖)发生褐变反应(又称美拉德反应),产生的褐色物质在消化道中不能水解,故无营养价值,而且使赖氨酸失去营养价值。为此,应注意焙烤温度和糖的用量。

(二)畜、禽、鱼、蛋类烹调

畜、禽、鱼等肉类的烹调方法多种多样,常用有炒、焖、蒸、炖、煮、煎炸、熏烤等。在烹调过程中,蛋白质的含量变化不大,而且经烹调后,蛋白质变性更有利于消化吸收。矿物质和维生素在用炖、煮方法时,损失不大;在高温制作过程中,B 族维生素损失较多。如猪肉切丝用炒的方法,维生素 B_1 可保存 87%,用蒸肉丸方式保存率为 53%,用清炖猪肉方式时(用大火煮沸后用小火煨 30min)维生素 B_1 仅保存 40%。

蛋类烹调一般采用油炸、炒、蒸或带壳水煮。在烹调过程中,除维生素 B_1、B_2 有少量损失外,对其他营养素影响不大。烹调过程中的加热不仅具有杀菌作用,而且还能提高蛋白质的消化吸收率,因为生蛋清中存在的抗生素和抗胰蛋白酶经加热后被破坏,蛋白质的消化吸收和利用更完全。因此,蛋类不宜生吃。

(三)蔬菜、水果类烹调

在烹调中应注意水溶性维生素及矿物质的损失和破坏,特别是维生素 C。

水果大多数以生食为主,一般不受烹调加热的影响。

烹调对蔬菜维生素的影响与烹调过程中洗涤方式、切碎程度、用水量、pH、加热温度及时间有关。蔬菜先切后洗或泡在水中维生素 C 损失严重,蔬菜煮 $5\sim10$min,维生素 C 损失可达 $70\%\sim90\%$,在 80℃以上温度快速烹饪或凉拌加醋可减少维生素 C 的损失。烹调后放置时间过长不仅感官性状改变,维生素也会损失。使用合理加工烹调方法,即先洗后切,急火快炒,现做现吃是保存蔬菜中维生素的有效措施。

三、贮藏对食品营养价值的影响

食品在贮藏过程中营养素含量的变化可影响其营养价值。食品中营养素含量的变化与贮藏条件如温度、湿度、氧气、光照、贮藏方法及时间长短有关。

(一)贮藏对谷类营养价值的影响

谷物贮藏期间,由于呼吸、氧化、酶的作用可发生许多物理、化学变化,其程度大小、快慢与贮藏条件有关。在正常的贮藏条件下其蛋白质、维生素、矿物质的含量变化不大。当贮藏条件改变,可引起蛋白质、脂肪、碳水化合物分解产物堆积,发生霉变,不仅改变了感官性状、降低其营养价值,而且会失去食用价值。由于粮谷贮藏条件和水分含量不同,各类维生素在贮存过程中变化不尽相同。例如,谷粒水分为 17% 时,贮存 5 个月,维生素 B_1 损失 30%;水分为 12% 时,损失减少至 12%,谷类不去壳贮存 2 年,维生素 B_1 几乎无损失。

(二)贮藏对蔬菜、水果营养价值的影响

蔬菜、水果在采收后是活体,仍会不断发生物理和化学变化。当贮藏条件不当时,蔬菜、水果的鲜度和品质会发生改变,使其营养价值和食用价值降低。

1.蔬菜、水果的呼吸作用

呼吸作用是蔬菜、水果生命活动必不可少的,实质上是酶参与的缓慢氧化过程。旺盛的有氧呼吸会加速氧化过程,使蔬菜、水果中的碳水化合物、有机酸、糖苷、鞣质等有机物分解,从而降低蔬菜、水果的风味和营养价值。

2.蔬菜的春化作用

春化作用是指蔬菜打破休眠期而发生发芽或抽苔变化,如马铃薯发芽、洋葱、大蒜的抽苔等。这会大量消耗蔬菜体内的养分,使其营养价值降低。

3.水果的后熟

后熟是指水果被采摘脱离果树后的成熟过程。水果经过后熟进一步增加芳香和风味,果肉软化宜食用,对改善水果质量有重要的意义。但后熟以后的水果不宜贮藏。因此贮藏水果应在未完全成熟期采收,贮藏在适宜温度和条件下,延缓其后熟过程。

蔬菜、水果常用的贮藏方法有以下几种。①低温贮藏:以不使蔬菜、水果受冻为原则,根据其不同特性进行贮藏,如热带或亚热带水果对低温耐受性差,绿色香蕉(未完全成熟)应贮藏在12℃左右,柑橘在 2～7℃,而秋苹果可在－1～1℃冷藏。②气调贮藏法:是指改良贮藏环境气体成分的冷藏方法,是目前国际上公认的最有效的果蔬贮藏保鲜方法之一,是利用一定浓度的二氧化碳(或其他气体如氮气等)使蔬菜、水果的呼吸变慢,延缓其后熟过程,以达到保鲜的目的。

果蔬贮藏除了控制环境温度外,近年来防霉剂、生物生长调节剂、杀菌剂的应用越来越普遍,如防腐剂在国内外水果贮运保鲜中早有应用。化学制剂的应用有利于提高贮藏效果,延长贮藏期限,但同时增加了食品污染的机会。

(三)贮藏对动物性食品营养价值的影响

畜、禽、鱼、蛋等动物性食品一般采用低温贮藏,贮藏的温度、湿度根据食品的性质、贮藏的时间不同而定,包括冷藏法和冷冻法。

冷冻法是保持动物性食品感官性状、营养价值以及便于长期保藏食品的较好方法。冷冻肉质的变化受冻结速度、贮藏时间和解冻方式的影响。冷冻对各种动物组织中 B 族维生素(维生素 B_1、维生素 B_2、烟酸等)的破坏是微不足道的。

肉类食品在冷冻贮藏过程中,可发生蛋白质变性、变色、干缩、汁液流失以及脂肪氧化从而降低食品的营养价值,但不同种类的食品,其变化有所不同,如冷冻对牛、羊、猪肉蛋白质变性影响较小,但对鱼类蛋白质则会引起一定的变性。

 同步练习

一、单项选择题

1.谷类、薯类是我国膳食主要能量来源,但其主要的缺陷是缺乏(　　)

A.脂肪　　　　　　B.优质蛋白质　　　　C.碳水化合物　　　D.维生素

E.矿物质

2.鱼类食物中含有较为丰富的矿物质是(　　)

A.钙、镁　　　　　　B.钙、铁　　　　　　C.钙、碘　　　　　D.铁、碘

E. 磷、镁

3. 在米的淘洗过程中,主要损失的营养素是(　)

A. B 族维生素和矿物质　　B. 碳水化合物　　　　C. 蛋白质　　　　　D. 维生素 C

E. 维生素 A

4. 以下大豆制品中,哪一种是维生素 C 的良好来源(　)

A. 豆腐　　　　　　　　B. 豆豉　　　　　　　C. 豆芽　　　　　　D. 豆浆

E. 豆腐乳

5. 豆类加工后可提高蛋白质的消化率,下列何种食物蛋白质的消化率最高(　)

A. 豆腐　　　　　　　　B. 整粒熟大豆　　　　C. 豆芽　　　　　　D. 豆浆

E. 豆豉

6. 大豆油中,高达 50% 以上的不饱和脂肪酸是(　)

A. 亚油酸　　　　　　　B. 花生四烯酸　　　　C. DHA　　　　　　D. α-亚麻酸

E. EPA

7. 影响蔬菜中钙吸收的主要因素是(　)

A. 磷酸　　　　　　　　B. 草酸　　　　　　　C. 琥珀酸　　　　　D. 植酸

E. 赖氨酸

8. 有关牛奶,不正确的是(　)

A. 牛奶蛋白质为优质蛋白质　　　　　　　B. 牛奶是钙的良好来源

C. 牛奶含有丰富的铁　　　　　　　　　　D. 牛奶含有人体需要的各种维生素

E. 牛奶中蛋白质含量较人乳高 2 倍多

9. 牛奶中含量最低的矿物质是以下哪一种(　)

A. 钙　　　　　B. 铁　　　　C. 钾　　　　D. 钠　　　　　E. 磷

10. 粮食加工精度越高(　)

A. 纤维素含量越高,硫胺素含量越高　　　　B. 纤维素含量越高,硫胺素含量越低

C. 纤维素含量越低,硫胺素含量越高　　　　D. 纤维素含量越低,硫胺素含量越低

E. 纤维素含量越低,硫胺素含量不变

二、简答题

1. 谷类的精制加工对其营养价值有何影响?应该如何避免?

2. 豆类有哪些营养特点?在营养上尚有哪些不足之处?

3. 蔬菜水果主要为人体提高哪些营养素?在烹饪加工中如何保存其营养价值?

4. 牛奶主要营养特点及其不足之处有哪些?

5. 蛋类的营养价值有哪些?

第三章 合理膳食与膳食指南

🌐 学习目标

掌握:膳食结构类型和特点;中国居民膳食指南及平衡膳食宝塔主要内容;常见膳食调查及调查结果评价方法。

熟悉:合理膳食的概念和基本要求;体格测量主要指标及测量方法。

了解:合理膳食与健康的关系;中国居民传统的膳食结构特点、现状及问题;营养状况的实验室检查及临床检查方法。

"民以食为天",膳食是构筑健康大厦的基础。在现实生活中,许多疾病的发生和发展都与膳食因素息息相关。但由于城乡经济发展的不平衡和人们对营养知识的匮乏,使得营养缺乏症仍是威胁人民健康的主要因素之一,而肥胖人群也正以惊人的速度在全国乃至全球蔓延发展。因此,要保证每日摄入合理的营养,其根本途径是合理膳食,除此之外还要掌握最根本、最准确的健康膳食信息,以达到提高免疫力,预防疾病,促进健康的目的。

第一节 合 理 膳 食

一、合理膳食的概念

合理膳食(rational diet)也称为平衡膳食(balanced diet)或健康膳食(healthy diet),它是指膳食中所含各种营养素的种类齐全、数量充足、比例适当,并与机体的需要保持平衡状态。例如,足够的能量可以维持体内外的活动;适当的蛋白质、水和矿物质能维持正常的生理功能;丰富的维生素能维持身体的正常生长发育,保证健康,并增强机体的抵抗力;适量的膳食纤维能促进肠道蠕动,减少有害物质的吸收。

二、合理膳食要求

一个科学、合理的膳食,对食物的种类、营养素的含量、搭配比例、烹调方法、进餐环境及食品质量等都有严格的要求,以保证膳食中各种食物及营养素平衡。

(一)提供的营养素种类齐全、数量充足、比例适当

1.营养素种类齐全、食物多样

"没有不好的食物,只有不好的膳食",人体所需要的各种营养素包含在不同的食物当中,只有将食物进行合理的主副搭配、荤素搭配、精细搭配,使食物多样化,才能使人体获得所需的各种营养素。目前,仅母乳能满足0~6个月婴儿的全部需要。中国营养学会将食物分为五大

类,即谷类和薯类、动物性食物、豆类和坚果类、蔬菜水果和菌藻类、纯能量食物。建议每日膳食中都应包含这五大类食物,在每类食物中选择 2~4 种,每日至少要吃 10~20 种食物,最好能达到 30 种以上。

2.营养素提供的能量充足

合理膳食能维持人体正常的生理功能,反之就会对机体产生危害。日常生活中,膳食所提供的营养素要依据年龄、性别、劳动强度和生理状态等不同而不同,个体需求有一个适宜的范围,以满足膳食营养素参考摄入量标准。

3.营养素比例适当

食物中的各种营养素在机体内的代谢、功能及需要量是一种平衡关系,是相互联系、相互影响的。以产能营养素(碳水化合物、脂肪和蛋白质)的平衡为例,选择食物时要考虑三者提供的能量占膳食能量的比例,适宜的比例是碳水化合物占 55%~65%,脂肪占 20%~30%,蛋白质占 10%~15%。若膳食中碳水化合物供给不足,身体所需能量将大部分由脂肪供给,而脂肪过度氧化则会在体内产生大量酮体而发生酮症酸中毒(酮血症)。碳水化合物不足,还可能由于能量供给不足而发生蛋白质经糖异生作用转化为碳水化合物来供给能量。而碳水化合物过多则会通过肝脏转化合成中性脂肪储存于体内。当蛋白质供给不足时,即使提高碳水化合物和脂肪的供给量,机体也不能维持氮平衡。同时,膳食中产能营养素与维生素之间、维生素与矿物质元素之间、动物性食物与植物性食物之间、酸性和碱性食物之间的平衡,在维持机体健康方面都起到不可低估的作用。

(二)正确加工和烹调食物

科学的加工方法和烹调技术既能减少营养素的损失,使食物色、香、味、形俱佳,增进食欲,又可提高食物的消化和吸收。例如,煮骨头时加少量醋,使钙质溶于汤中,有利钙的吸收、利用;煮粥时不宜加碱,以免破坏维生素 B_1、维生素 B_2;面食最好用酵母发面,而不用碱或小苏打。

(三)合理的膳食制度

膳食制度是指将每日的食物定时、定质、定量地分配给食用者的一种制度,包括食物的种类、数量、进餐时间、频率和地点等。建立合理的膳食制度应充分考虑食用者的工作性质、年龄、生理状况、气候等诸多因素。合理膳食制度的原则是进餐规律,饥饱适中,质量均衡,适时适量。

(四)食用新鲜、卫生的食物

一个健康人一生要摄取大约 60 吨食物、水和饮料。人体不仅要从这些食物中吸收利用生长发育和生理功能所必需的各种营养素,还要防止食物中的有害因素诱发食源性疾病。正确采购、合理贮藏、科学烹调加工和鉴别具有天然毒素的食物,能够有效防止食源性疾病,实现食品安全。

三、合理膳食与健康的关系

近年来,日常膳食对健康的影响日益引起人们关注。由于人类文明和医学进步,急性传染病和寄生虫病的发病率明显下降,而由于膳食结构不合理引起的肥胖症、心脑血管病、糖尿病和癌症等呈大幅增长趋势,具体表现在以下几方面。

(一)慢性病增长趋势

在西方等发达国家,"三高一低"膳食结构造成的"富裕型疾病"严重损害了西方人的健康,心脏病、脑血管疾病和恶性肿瘤已成为三大主要死因。在我国人口老龄化社会的发展进程中,医学模式和疾病构成情况也悄然发生着变化。近年来,我国慢性疾病尤其是肿瘤、心血管病、糖尿病、老年性痴呆的发病率增长显著。这一变化虽然是由于生活方式中诸多因素的综合作用所致,但营养不均衡是其中的重要因素。

(二)食物摄入量与慢性疾病

日本是世界上平均寿命最长的国家,但由于受欧美的影响,日本人脂肪的摄入量逐年上升,碳水化合物的摄入量逐年下降。死因排位由过去长期占第一、二位的结核病和肺炎,被恶性肿瘤、心脑血管疾病所代替。研究表明,谷类食物的消费量与癌症和心脑血管疾病死亡率的变化之间呈负相关,而肉、蛋等动物性食物和油脂的消费量则与其呈正相关,尤其是饱和脂肪酸对恶性肿瘤、心脑血管疾病影响更大,呈明显正相关。所以,控制脂肪摄入量已成为当前影响我国居民健康的严重问题。

(三)微量营养素缺乏

微量营养素缺乏又称为潜在饥饿,意思就是虽然没有饥饿感,但在微量营养素方面身体是处于缺乏的饥饿状态。今后相当长的一段时期内,我国仍将面临营养不足与营养失衡的双重挑战。我国居民钙、铁、锌、碘、维生素 A 和维生素 B_2 等营养素的缺乏问题普遍存在,妇女、儿童及老年人群中尤为严重。目前,全世界约有 20 亿人处于微量营养素缺乏状态,约占世界人口的 1/3。估计中国患有微量营养素缺乏的人口的比率与世界平均水平相近。

因此,增加居民的营养知识,建立合理的食物消费观念,养成科学、合理的膳食习惯,能够有效促进全民健康、预防慢性疾病的发生。

第二节　膳食结构

膳食结构也称膳食模式,是指各类食物在膳食中的数量及所占的比重。膳食结构的形成受生产力发展水平,文化、科学知识水平以及自然环境条件等诸多因素的影响。在不同历史时期、不同国家或地区、不同社会阶层,人们的膳食结构往往有明显差异。膳食结构不仅是人们饮食习惯和生活水平的反映,同时也是国家经济发展、民族文化和地区资源等方面的体现。膳食结构不是一成不变的,但具有相对稳定性,不会在短时间内发生重大改变。

一、膳食结构类型和特点

膳食结构的划分通常以膳食中动、植物性食物在膳食构成中的比重,以及能量、蛋白质、脂肪和碳水化合物的摄入量作为划分标准,世界各国的膳食结构分为以下四种类型。

(一)动、植物性食物平衡的膳食结构

动、植物性食物平衡的膳食结构也称营养型模式、合理膳食模式。以日本为代表,其膳食特点是能量、蛋白质、脂肪的摄入量基本符合营养要求,动、植物性食物比例比较适当,鱼贝类摄入量较大。这种膳食结构比较合理,心脑血管疾病的发病率较低。

（二）以植物性食物为主的膳食结构

以植物性食物为主的膳食结构也称温饱型模式。大多数发展中国家属于此种类型,其膳食特点是以植物性食物为主,动物性食物为辅,能量基本能满足机体需要,但蛋白质、脂肪的摄入量不足,钙、铁及维生素 A 等摄入不足,易导致营养缺乏性疾病。但因膳食纤维充足,动物性脂肪较低,有利于冠心病和高血压的预防。

（三）以动物性食物为主的膳食结构

以动物性食物为主的膳食结构也称富裕型模式。多见于欧美经济发达国家,其膳食特点是以动物性食物为主的高蛋白质、高能量、高脂肪、低纤维膳食,粮谷类食物消费量较少,容易出现营养过剩,肥胖症、冠心病、高脂血症、糖尿病等发病率较高。

（四）地中海膳食结构

地中海膳食结构是意大利、希腊等地中海沿海国家特有的膳食结构。其膳食特点是富含植物性食物,饱和脂肪酸摄入量低,居民以食用当季、当地产的食物为主,食物的加工程度低、新鲜度高,多食用橄榄油、大量蔬菜和海鲜,少食红肉,喜饮葡萄酒,故心血管疾病发病率很低。

二、中国的膳食结构

（一）中国居民传统的膳食结构特点

中国居民传统膳食以植物性食物为主,谷类、薯类和蔬菜的摄入量较高,肉类、奶类摄入量较低,豆类摄入不高且因地区而不同。此种膳食的特点有以下几方面。

1.高碳水化合物

我国南方居民多以大米为主,北方以小麦粉为主,谷类食物的供能比例达 70% 以上。

2.高膳食纤维

谷类、薯类和蔬菜类食物中膳食纤维丰富,这是我国传统膳食的优势之一。

3.低动物脂肪

我国居民传统膳食中动物性食物的摄入量很少,动物脂肪的供能比例一般在 10% 以下。

（二）中国居民膳食结构的现状与问题

当前中国居民的膳食仍以植物性食物为主,动物性食物为辅。2002 年我国营养与健康综合性调查与 1992 年全国第三次营养调查相比,反映了中国居民膳食结构的现状及趋势:我国城乡居民的膳食结构、营养状况明显改善,能量及蛋白质摄入量基本得到满足,优质蛋白质比例上升,肉、禽、蛋等动物性食物的消费量明显增加。农村居民的膳食结构趋向合理,营养不良和营养缺乏症发生率持续下降。但中国地域辽阔、人口众多、各地区经济发展不平衡,因而不同地区和不同人群间膳食结构和营养状况相差较大,城乡营养过剩问题和营养不足问题仍然存在。随着经济发展和生活水平的不断提高,我国居民的膳食结构正向"富裕型"膳食结构发展,存在的主要问题有以下几点。

（1）谷类食物消费降低,畜肉类及油脂消费量增加:1992 年～2002 年 10 年间,我国城市居民谷类食物供能比占 47%,明显低于 55%～65% 的标准。油脂消费量每人每日增加了 7g,达到 44g,脂肪供能比超过世界卫生组织推荐的 30% 的上限,达到 36%。

（2）奶类及豆制品摄入低,食盐摄入过高。

（3）农村儿童营养不良比较严重：2002年营养与健康综合性调查显示，5岁以下儿童生长迟缓率为17.3%、低体重率为9.3%，而贫困农村则高达29.3%和14.4%。其中1岁组生长迟缓率农村平均为20.9%，贫困农村34.6%，说明农村地区在婴儿辅食添加方面存在十分严重的问题。

（4）城乡居民普遍存在微量营养素缺乏：2002年我国城乡居民贫血病患病率为15.2%，维生素A缺乏率为45.1%，钙摄入量仅为391mg，是推荐摄入量的41%。

（5）慢性非传染性疾病患病率明显上升：我国城市和经济发达的农村地区，居民膳食高能量、高脂肪，体力活动少等是造成肥胖、糖尿病和血脂异常的主要原因。调查显示，18岁及以上居民高血压患病率为18.8%，糖尿病患病率为2.6%，成人肥胖率为7.1%，儿童肥胖率为8.1%，血脂异常患病率为18.6%。

综上所述，我国居民应保持以植物性食物为主的传统膳食结构，增加蔬菜、水果、奶类和大豆及其制品的消费，适当摄入鱼、禽、蛋等动物性食物，降低食盐的摄入量，使膳食中植物性食物和动物性食物保持平衡，达到平衡膳食、合理营养的目的。

第三节　中国居民膳食指南与平衡膳食宝塔

膳食指南是根据营养学原理，结合我国居民膳食消费和营养状况的实际情况制定的，是指导广大居民合理选择与搭配食物的科学文件，目的是优化饮食结构，达到合理营养，预防膳食相关疾病，以指导营养消费，从而提高居民健康素质。

中国居民膳食指南是1989年首次发布的，1997年中国营养学会对膳食指南进行了修改。2006年组织专家委员会进行了修订，最终形成了《中国居民膳食指南（2007年）》（以下简称"指南"。）

"指南"由一般人群膳食指南、特定人群膳食指南和平衡膳食宝塔三部分组成。

一、一般人群膳食指南

一般人群膳食指南适用于6岁以上正常人群，制定了10个条目。

（一）食物多样，谷类为主，粗细搭配

人类的食物是多种多样的，各种食物所含的营养成分各不相同，除母乳能满足6个月以内的婴儿的所有需要外，任何一种天然食物都不能提供人体所需的全部营养素，平衡膳食必须由多种食物组成，才能满足人体对各种营养素的需求，达到合理营养、促进健康的目的，所以提倡人们广泛食用多种食物。

谷类食物是中国传统膳食的主体，是人体能量的主要来源，也是最经济的能源食物。随着经济的发展和生活的改善，人们倾向于食用更多的动物性食物和油脂。在一些比较富裕的家庭中动物性食物的消费量已超过了谷类的消费量，这些膳食提供的能量和脂肪过高，膳食纤维过低，对一些慢性病的预防不利。人们应保持每日适量摄入谷类食物250～400g。另外要注意食物的粗细搭配，每日摄入粗粮、杂粮和全谷类食物。

（二）多吃蔬菜、水果和薯类

新鲜蔬菜、水果是人类平衡膳食的重要组成部分，也是我国传统膳食的重要特点之一。蔬

菜、水果水分多、能量低，是维生素、矿物质、膳食纤维和植物化学物的重要来源。薯类含有丰富的淀粉、膳食纤维以及多种维生素和矿物质。此类膳食对保持肠道正常功能，提高免疫力，降低肥胖症、糖尿病、高血压等慢性疾病风险具有重要作用。我国成年人推荐每日吃蔬菜300～500g，水果200～400g，两者不能互相代替，并注意适量摄入薯类。

(三)每日吃奶类、大豆或其制品

奶类营养成分齐全，组成比例适宜，易消化和吸收。大豆富含优质蛋白质、不饱和脂肪酸、钙、B族维生素、维生素E和膳食纤维等营养素，且含有低聚糖、磷脂，以及异黄酮、植物固醇等多种植物化学物。研究表明，儿童、青少年饮奶有利于其生长发育，增加骨密度，能够推迟其成年后发生骨质疏松的年龄；中老年人饮奶可以减少其骨质丢失，有利于骨健康。因此，应大大提高奶类的摄入量，适当多吃大豆及其制品。建议每人每日饮奶300g或相当量的奶制品，对于饮奶量多或有高血脂和超重肥胖倾向者应选择低脂、脱脂奶及其制品；每人每日摄入推荐30～50g大豆或相当量的豆制品。

(四)常吃适量的鱼、禽、蛋和瘦肉

鱼、禽、蛋和瘦肉等动物性食物，是人类优质蛋白质、脂类、脂溶性维生素、B族维生素和矿物质的良好来源，是平衡膳食的重要组成部分。鱼类脂肪含量低，富含不饱和脂肪酸，尤其是有些海水鱼类，富含二十碳五烯酸和二十二碳六烯酸，对血脂异常和心脑血管病等有一定的预防作用。禽类脂肪含量也较低，不饱和脂肪酸含量较高，脂肪酸组成优于畜类脂肪。蛋类富含优质蛋白质，营养成分齐全；瘦肉脂肪含量较低，铁含量高且利用率好。肥肉和荤油为高能量和高脂肪食物，应该少吃。推荐成人每日摄入鱼虾类50～100g，畜禽肉类50～75g，蛋类25～50g。

(五)减少烹调油用量，吃清淡少盐膳食

食用油和食盐摄入过多是我国城乡居民存在的重要营养问题，是引起肥胖、高脂血症、动脉粥样硬化、高血压的危险因素。建议每人每日烹调油用量不超过25g或30g，食盐量不超过6g。

(六)食不过量，天天运动，保持健康体重

进食量和运动是保持健康体重的两个主要因素。保持进食量和运动量的平衡，能够避免由于进食量过大而运动量不足造成的超重或肥胖，或是由于食量不足引起体重过低或消瘦。体重过高和过低都是不健康的表现，易患多种疾病，缩短寿命。建议成年人每日进行累计相当于步行6000步以上的身体活动，如果身体条件允许，最好进行30分钟中等强度的运动。

(七)三餐分配要合理，零食要适当

按照我国的饮食习惯，正常情况下，成人每日进食三餐，两餐间隔4～6小时，早餐宜安排在6:30～8:30，午餐在11:30～13:30，晚餐在18:00～20:00。对于老年人或患者，可选择少食多餐的原则。在各餐能量的分配上，应根据职业、劳动强度和生理状况适当调整，一般早餐占25%～30%，午餐占30%～40%，晚餐占30%～40%，保证早餐营养充足，午餐要吃好，晚餐要适量。要尽可能与家人共同进餐，营造轻松愉快的就餐氛围。零食所提供的能量和营养素不如正餐全面、均衡，故不宜摄入过多。

(八)每日足量饮水,合理选择饮料

水是膳食的重要组成部分,是一切生命必需的物质,在生命活动中发挥着重要功能。饮水最好选择白开水,应少量、多次、主动饮水,不要感到口渴时再饮水。在温和气候条件下生活的轻体力活动的成年人每日最少饮水 1200mL(约 6 杯)。

饮料多种多样,应当合理选择,如乳饮料和纯果汁饮料含有一定量的营养素和有益成分,适量饮用可以作为膳食的补充。有些饮料添加了一定量的矿物质和维生素,适合热天户外活动和运动后饮用。有些饮料只含糖和香精香料,营养价值不高。多数饮料都含有一定量的糖,大量饮用会摄入过多的能量。有些人经常以饮料代替喝水,是一种不健康的习惯,应当改正。

(九)饮酒应限量

高度酒所含能量较高,无其他营养素。无节制饮酒,会使食欲下降,发生营养素缺乏、急慢性酒精中毒、酒精性肝硬化,还会增加患高血压、脑卒中等疾病的危险,并可导致事故及暴力事件的发生。应严禁酗酒,少量饮用低度酒。建议成年男性、女性每日饮用的酒精量分别不超过25g、15g,孕妇和儿童青少年应忌酒。

(十)吃新鲜卫生的食物

吃新鲜卫生的食物是防止食源性疾病、实现食品安全的根本措施。要从食物选购、储藏、烹调到用餐全过程注意卫生,防止病从口入。集体用餐要提倡分餐制,减少疾病传染的机会。

此外还有特殊人群膳食指南,包括孕期和哺乳期妇女、婴幼儿、学龄前儿童、儿童青少年以及老年人,根据这些人群的生理特点和营养需要制定了膳食指南,以达到提高健康水平和生命质量的目的。详细内容见第四章特殊人群营养。

二、中国居民平衡膳食宝塔

中国居民平衡膳食宝塔(以下简称膳食宝塔)(图 3-1),是以"中国居民膳食指南"为依据,结合中国居民膳食实际情况,把平衡膳食的原则以各类食物重量的形式呈现,便于人们在日常生活中施行。

(一)中国居民膳食宝塔说明

膳食宝塔分为五层,包含每日所摄入的各类主要食物。其中所标示的食物的建议量是指可食部分的生重,下限为能量水平 7550kJ(1800kcal)的建议量,上限为能量水平 10900kJ(2600kcal)的建议量。

底层为谷类、薯类及杂豆,是膳食中能量的主要来源,建议每日摄入 250~400g。薯类及杂豆可代替部分粮食。薯类、杂豆类及粗粮中含膳食纤维较多,选择食物时要注意多样化和粗细搭配。建议每周 5~7 次,每次 50~100g 粗粮或全谷类制品。蔬菜、水果位于第二层,是膳食中维生素、矿物质和膳食纤维的主要来源。建议每日摄入新鲜蔬菜 300~500g(深色蔬菜最好占一半以上),新鲜水果 200~400g,两者不能相互替代。第三层包括除奶以外的动物性食物,是提供优质蛋白、脂类、维生素与微量元素的主要来源。畜、禽、肉类建议每日摄入 50~75g,尽量选择瘦肉,少食用肥肉、内脏。水产品建议每日摄入 50~100g,有条件可以多吃一些。蛋类具有较高的营养价值,建议每日摄入 25~50g,约 0.5~1 个鸡蛋。第四层是奶类和豆类食物,建议每日至少摄入相当于鲜奶 300g 的奶类及奶制品、大豆 30~50g。第五层塔顶

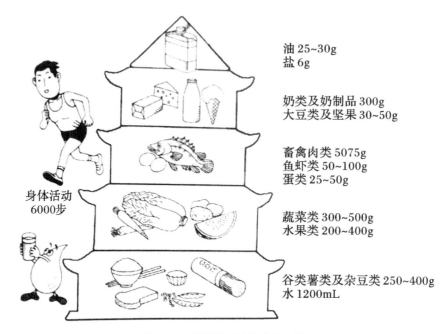

油 25~30g
盐 6g

奶类及奶制品 300g
大豆类及坚果 30~50g

畜禽肉类 5075g
鱼虾类 50~100g
蛋类 25~50g

身体活动
6000步

蔬菜类 300~500g
水果类 200~400g

谷类薯类及杂豆类 250~400g
水 1200mL

图 3-1　中国居民平衡膳食宝塔

包括烹调油和食盐。每日烹调油的建议摄入量 25～30g 为宜,食盐的建议摄入量不超过 6g。

膳食宝塔图同时强调了饮水和运动的重要性。

（二）中国居民膳食宝塔的应用

1. 根据实际情况确定食物需要量

膳食宝塔建议的摄入量范围适用于一般健康成年人,它按照 7 个能量水平建议了 10 类食物的摄入量,是一个平均值,在实际应用时要根据个体年龄、性别、身高、体重、劳动强度、季节等情况做适当调整。体重是判定能量平衡的最好指标,每个人应根据自己的体重及变化适当调整含能量较高食物的摄入量,每日膳食中不需要严格按照膳食宝塔中建议的各类食物的量吃,重要的是经常遵循膳食宝塔各层中各类食物的大体比例。如在一段时间内,各类食物摄入量的平均值应符合膳食宝塔的建议量。

2. 同类食物互换,调配多种多样

应用膳食宝塔时,按照同类互换、多种多样的原则合理调配一日三餐,即以粮换粮、以豆换豆、以肉换肉,同时选用品种、形态、颜色、口感多样的食物,变换烹调的方法,使人们不仅获得均衡的营养,还能满足人们口味的享受。

3. 因地制宜,充分利用当地资源

我国幅员辽阔,各地的饮食习惯及特产也有所不同,只有因地制宜充分利用当地资源才能灵活有效地应用平衡膳食宝塔。例如,奶类资源丰富的地区,人们可适当提高奶类及其制品的摄入量;农村山区可充分利用山羊奶、花生、瓜子、核桃等资源。当由于地域、经济或特产所限,无法采用同类互换时,也可暂用豆类代替乳类、肉类;用蛋类代替鱼、肉类;必要时也可用花生、瓜子、榛子、核桃等代替肉、鱼、奶等动物性食物。

4. 养成习惯,长期坚持

膳食对健康的影响不是一朝一夕,而是长期的结果。膳食宝塔的应用要自幼养成良好的习惯,坚持不懈,才能充分发挥其对健康的重大促进作用。

第四节　营养调查与评价

一、概述

(一)营养调查的概念

营养调查就是对居民营养状况的调查,是运用科学调查检验手段来了解某一人群或个体的膳食和各种营养指标的水平,以此来判断其膳食结构是否合理和营养状况是否良好。世界上许多国家,尤其是发达国家均定期有计划地开展国民营养与健康状况调查,及时颁布调查结果,并据此制定和评价相应的社会发展政策,以改善国民营养和健康状况,促进社会经济的协调发展。

我国在新中国成立后也先后开展过 4 次全国性的营养状况调查,并于 2010—2012 年开展了中国居民营养与健康状况监测,这些调查是针对不同经济发展时期我国居民的膳食组成变化、营养状况进行的全面了解,为研究各时期人群膳食结构和营养状况的变化提供了基础资料,也为食物生产、加工及政府政策干预和引导群众的消费提供了依据。

完整的营养调查一般包括膳食调查、体格测量、营养状况的临床检查、营养状况实验室检查四部分。它们之间互相联系,互相验证,一般这四部分调查都是同时进行。营养评价是全面评价营养调查的四部分内容,客观地发现人群中的营养问题,提出解决措施。

(二)营养调查与评价的目的

(1)了解不同地区、不同年龄组人群的膳食结构和营养状况。

(2)了解与食物不足和过度消费有关的营养问题。

(3)发现与膳食营养素有关的营养问题,为进一步监测或进行原因探讨提供依据。

(4)评价居民膳食结构和营养状况的发展,并预测今后的发展趋势。

(5)为某些与营养有关的综合性或专题性研究课题提供基础资料。

(6)为国家制定营养政策和社会发展规划提供科学依据。

(三)营养调查与评价的方法

1.膳食调查方法

膳食调查是调查被调查对象在一定时间内通过膳食所摄取的能量和各种营养素的数量和质量,以此来评定该调查对象正常营养需要能得到满足的程度。

膳食调查通常采用称重法、记账法、化学分析法、询问法和食物频数法等。这些方法之间可单独进行,也可联合进行。

2.体格测量方法

体格测量指标是反映人体营养状况的综合指标,体格大小和生长速度都可以直接反映出机体营养状况的整体水平,评价个体或群体的营养状况。

常用的体格测量指数包括纵向测量指标、横向测量指标和重量测量指标,主要包括对身长、身高、坐高与顶臀长、体重、头围、胸围、上臂围、皮脂厚度等方面的测量。

3.实验室检测方法

营养缺乏病在出现症状以前,往往先有生理和生物化学的改变。营养状况实验室检测就是借助生化、生理实验手段,可以在早期发现人体临床营养不足、营养储备水平低下或营养素过量状况,以便较早掌握营养失调征兆和变化动态,及时采取必要的预防措施。

4.临床检查方法

营养缺乏的症状和体征比较复杂,轻度缺乏或不足时症状轻微,体征不典型,而且有的症状和体征并不特异。临床检查方法是结合临床医学知识,借助于感观或有关的检查器具检查被检查者是否有与营养状况有关的症状、体征等,须与其他疾病鉴别,从而做出营养正常或失调的临床诊断。

二、膳食调查与评价

膳食调查是进行营养状况评价的第一步,主要通过对群体或个体每天进餐次数,摄入食物的种类和数量等调查,了解不同地区、不同生活条件下某人群或某个人的饮食习惯以及膳食存在的主要问题。再根据食物成分表计算出每人每日摄入的能量和其他营养素,然后与推荐供给标准进行比较,从而评定正常营养需要得到满足的程度。

(一)膳食调查的基本要求

1.调查点的选择

选择在食品生产与供应、地理条件、气象条件、居民饮食习惯等具有代表性的地点。

2.被调查对象的选择

选择在劳动、经济、生理等方面具有代表性的人员。如果为研究某个人或某个家庭人员的营养状况,就以研究对象为被调查人员。

3.调查时间

由于食物供应季节变化较大,要反映全年的情况,一年四季都应进行调查,每季调查时间集体食堂为 5 天,散在居民为 7 天。若全年调查两季,应选择夏季和冬季,调查时间与前者相同。

(二)膳食调查的方法

最常见的膳食调查方法有称重法、记账法、询问法、化学分析法和电话调查法等。各种方法各有优缺点和用途,调查者根据调查目的的不同,选用不同的方法,也可以同时并用两种方法。

1.称重法

称重法是运用日常的各种测量工具对某一伙食单位(集体食堂或家庭)或个人一日三餐中每餐各种食物的食用量进行称重,从而了解被调查家庭当前食物消耗的情况,计算出每人每日各种营养素的平均摄入量,调查时间为 3～7 天。一般每年应进行 4 次(每季一次),至少应在春冬和夏秋各进行一次。

在进行称重食物记录法时,研究者要指导被调查对象在每餐食用前及时对各种食物进行记录并称量,吃完后也要将剩余或废弃部分称量加以扣除,从而得出准确的个人每种食物摄入量。调查时还要注意三餐之外所摄入的水果、糖果和点心、花生、瓜子等零食的称重记录。

称重时要掌握两方面的资料:一是厨房中每餐所用各种食物的生重(可食部的重量)和烹

调后的熟重,从而得出各种食物的生熟重量比值;二是称量个人所摄入熟食的重量,然后按照生熟重量比值计算出每人摄入各种食物的生重量,再计算每人对各种生食物的摄取量。

称重法具有相对准确、细致的优点,能实际称量食物的份额的大小或重量,获得可靠的食物摄入量。在个体和人数较少的时候,用称重法可以得到较准确的数据。缺点是花费人力和时间较多,不适合大规模的营养调查。

方法如下:

(1)准确记录　准确记录每餐各种食物及调味品的名称、使用量和烹调方法。

(2)计算每餐各种食物的可食部　食物并非所有部分都能食用,如香蕉要去皮,排骨要去骨头。食物可食部分的重量(g)＝食物烹调前的市品重量(g)－食物废弃部分的重量(g),然后才能计算该食物各种营养素的含量。

1)食物的可食部(EP):可食部的数值表示每100g食物中可以食用部分占该食物的比例。

EP＝[食物烹调前的重量(g)－废弃部分的重量(g)]/食物烹调前的重量(g)×100％。

先称取各种食物烹调前的毛重和废弃部分的重量,然后计算EP。此比例不是固定不变的,它会因运输、储藏和加工处理的方法不同而有所差异。

例如,计算一条草鱼的可食部,先将草鱼称重为400g,将除去的内脏等废弃部分称重为140g,则带鱼的可食部(EP)＝(400－140)/400×100％＝65％,即带鱼的可食部为65％。

2)可食部营养素计算:如果是1000g市售食物营养成分的含量,则某营养素的量＝每100g可食用部分食物中该营养素的含量(查表3－1)×1000/100×EP。

例如,有1000g草鱼,计算其蛋白质的含量。首先查食物成分表,每100g带鱼蛋白质的含量为16.6g,则1000g带鱼蛋白质含量＝16.6×1000/100×65％＝108g。如果是1500g带鱼,则蛋白质的含量＝16.6×1500/100×65％＝162g。

(3)食物生熟比值的计算　在进行膳食调查时,有的食物只能得到熟重量,这时需要通过食物的生熟比值将熟重量转换为生重量,再做出进一步分析。这是因为我国的食物成分表主要以食物原料为基础,例如我们称量米饭2两(100g),那么做出米饭的大米也是100g吗? 不是,因为做饭时是要加进水的,因大米吸水做出的大米饭已不是原来的重量,而要比原重量要高,熟后的实际重量增加了2.3倍,则100g大米变成了230g米饭。

1)计算食物的生熟重量比值＝生食物重量/熟食物重量。

2)计算生食重量(原料重量或实际消耗食物的生重)。

原料重量(实际消耗食物生重)＝实际消耗食物熟重×生熟重量比值＝(熟食物重量－熟食剩余量)×生熟重量比值。

例如,面条生重40g,煮熟后的重量为130g,则面条的生熟比值＝40/130＝0.31。

如果已称量一个人食用了熟面条100g,则生面条的重量＝100g×0.31＝31g,即31g生面条煮熟后为100g熟面条。

(4)统计每餐就餐人数、计算每人每天平均摄入的生食物重量　平均摄入量＝各种食物实际消耗量(生重)/总就餐人数

(5)按《常用食物成分表》计算每人每日的营养素摄入量　将调查对象的各种食品实际摄取量,按当地适用的食物成分表,计算出每人每日热能和各种营养素平均摄入量。参照相应的营养素供给量标准,对膳食的营养价值分析评价。在调查中,还应了解膳食管理、烹调方法和食堂卫生方面存在的问题,提出改进建议(表3－2)。

表3-1　常见食物成分表　　　　　（以100g可食部计）

类别	食物名称	食部(%)	水分(g)	能量(kcal)	蛋白质(g)	脂肪(g)	碳水化合物(g)	不溶性纤维(g)
谷类、薯类及其制品	小麦	100	10.0	339	11.9	1.3	75.2	10.8
	稻米	100	13.3	347	7.4	0.8	77.9	0.9
	玉米(鲜)	46	71.3	112	4.0	1.2	22.8	2.9
	小米	100	11.6	361	9.0	3.1	75.1	1.6
	高粱米	100	10.3	360	10.4	3.1	74.7	4.3
	挂面	100	12.3	348	10.3	0.6	75.6	0.7
	馒头	100	43.9	223	7.0	1.1	47.0	1.3
	马铃薯	94	79.8	77	2.0	0.2	17.2	0.7
	玉米淀粉	100	13.5	346	1.2	0.1	85.0	0.1
	粉条	100	14.3	339	0.5	0.1	84.2	0.6
豆类及其制品	黄豆	100	10.2	390	35.0	16.0	34.2	15.5
	赤小豆	100	12.6	324	20.2	0.6	63.4	7.7
	芸豆(杂)	100	9.8	327	22.4	0.6	63.3	10.5
	豆腐	100	82.8	82	8.1	3.7	4.2	0.4
	豆浆	100	96.4	16	1.8	0.7	1.1	1.1
	豆腐皮	100	16.5	410	44.6	17.4	18.8	0.2
蔬菜、水果类	胡萝卜(黄)	97	87.4	46	1.4	0.2	10.2	1.3
	豆角	96	90.0	34	2.5	0.2	6.7	2.1
	茄子	93	93.4	23	1.1	0.2	4.9	1.3
	西红柿	97	94.4	20	0.9	0.2	4.0	0.5
	黄瓜	92	95.8	16	0.8	0.2	2.9	0.5
	韭菜	90	91.8	29	2.4	0.4	4.6	1.4
	大白菜	87	94.6	18	1.5	0.1	3.2	0.8
	油菜	87	92.9	25	1.8	0.5	3.8	1.1
	木耳(干)	100	15.5	265	12.1	1.5	65.6	29.9
	香菇	100	91.7	26	2.2	0.3	5.2	3.3
	苹果	76	85.9	54	0.2	0.2	13.5	1.2
	梨	82	85.8	50	0.4	0.2	13.3	3.1
	桃	86	86.4	51	0.9	0.1	12.2	1.3
	枣(鲜)	87	67.4	125	1.1	0.3	30.5	1.9
	葡萄	86	88.7	44	0.5	0.2	10.3	0.4
	橙	74	87.4	48	0.8	0.2	11.1	0.6
	西瓜	56	93.3	26	0.6	0.1	5.8	0.3

续表 3－1

类别	食物名称	食部（%）	水分（g）	能量（kcal	蛋白质 g	脂肪（g）	碳水化合物（g）	不溶性纤维（g）
坚果类	核桃（干）	43	5.2	646	14.9	58.8	19.1	9.5
	栗子（熟）	78	46.6	214	4.8	1.5	46.0	1.2
	杏仁	100	5.6	578	22.5	45.4	23.9	8.0
	花生（鲜）	53	48.3	313	12.0	25.4	13.0	7.7
	芝麻（白）	100	5.3	536	18.4	39.6	31.5	9.8
畜肉、禽肉类	猪肉（肥瘦）	100	46.8	395	13.2	37.0	2.4	0
	猪肉（瘦）	100	71.0	143	20.3	6.2	1.5	0
	牛肉（肥瘦）	99	72.8	125	19.9	4.2	2.0	0
	牛肉（瘦）	100	75.2	106	20.2	2.3	1.2	0
	羊肉（肥瘦）	90	65.7	203	19.0	14.1	0	0
	羊肉（瘦）	90	74.2	118	20.5	3.9	0.2	0
	鸡	66	69.0	167	19.3	9.4	1.3	0
	鸭	68	63.9	240	15.5	19.7	0.2	0
	鹅	63	61.4	251	17.9	19.9	0	0
乳类及制品	鲜牛乳	100	88.9	59	247	1.5	3.5	5.4
	酸奶	100	84.7	72	2.5	2.7	9.3	0
	奶油	100	0.7	879	0.7	97.0	0.9	0
	黄油	100	0.5	888	1.4	98.0	0	0
蛋类	鸡蛋	88	74.1	144	13.3	8.8	2.8	0
	鸭蛋	87	70.3	180	12.6	13.0	3.1	0
	咸鸭蛋	88	61.3	190	12.7	12.7	6.3	0
鱼虾蟹贝类	草鱼	58	77.3	113	16.6	5.2	0	0
	带鱼	76	73.3	127	17.7	4.9	3.1	0
	海虾	51	79.3	79	16.8	0.6	1.5	0
	河虾	86	78.1	87	16.4	2.4	0	0
	虾皮	100	42.4	153	30.7	2.2	2.5	0
	牡蛎	100	82.0	73	5.3	2.1	8.2	0
	扇贝（鲜）	35	84.2	60	11.1	0.6	2.6	0
调味品类	酱油	100	67.3	63	5.6	0.1	10.1	0.2
	醋	100	90.6	31	2.1	0.3	4.9	0
	豆瓣酱	100	46.6	181	13.6	6.8	17.1	1.5
	芝麻酱	100	0.3	630	19.2	52.7	22.7	5.9
	腐乳（红）	100	61.2	153	12.0	8.1	8.2	0.6
	味精	100	0.2	268	40.1	0.2	26.5	0

表 3-2　称重法食物摄入量记录表

日期	餐别	食物名称	生重(g)	熟重(g)	生熟比值	熟食剩余量(g)	实际摄入量		进餐人数
							熟重(g)	生重(g)	
×月×日	早餐								
	午餐								
	晚餐								
×月×日	早餐								
	午餐								
	晚餐								

2.记账法

记账法是根据账目的记录得到调查对象的膳食情况来进行营养评价的一种膳食调查方法,它是最早、最常用的膳食调查方法,是其他膳食调查方法的发展基础,常和称重法一起应用。它是由调查对象或研究者称量记录一定时期内(1个月或更长时间)的食物消耗总量,研究者通过这些记录并根据同一时期进餐人数,就能计算出每人每天各种食物的平均摄入量。该法适合于家庭调查,也适用于托幼机构、中小学校或部队的调查。如果食物消耗量随季节变化较大,不同季节内多次短期调查的结果比较可靠。

有些研究为了了解慢性病与饮食的关系,可采用长达一年的膳食记录方法,时间长短根据要研究的项目的需求而定。

记账法简便快速,费用低,人力少,可用于大样本。在记录精确和每餐用餐人数统计确实的情况下,能够得到较准确的结果,食物遗漏少。缺点是调查结果只能得到全家或集体中人均摄入量,难以分析个体膳食摄入量状况。如希望在较短时间内,完成较多单位的调查,且目的在于对膳食营养状况做粗略估计,对每个单位或个人情况,并不精确要求时,即可采用。

3.询问法

询问法是目前比较常用的膳食调查方法,是根据询问对象所提供的膳食情况,对其食物摄入量进行计算和评价的一种方法。此法适合个体调查及各种人群的调查,包括24 h膳食回顾法、膳食史回顾法和食物频率法,24 h膳食回顾法和膳食史回顾法可以结合使用。

(1)24 h膳食回顾法　是通过访谈的形式收集膳食信息的一种回顾性膳食调查方法,通过询问被调查对象过去24 h内的实际膳食情况,对其食物摄入量进行计算和评价。是目前获取个人膳食摄入量资料最常用的一种调查方法(表3-3)。

一般选用3天连续调查方法(每天入户回顾24 h进餐情况,连续进行3天)。24 h一般是指从最后一餐吃东西开始向前推24 h。近年来我国全国性的住户调查中个体食物摄入状况的调查均采用此方法。

表 3 - 3　24 h 膳食回顾调查表

姓名：		性别：	住址：		电话：		
餐次	食品名称	原料名称	原料编码	原料重量	备注		进餐地点
早餐							
午餐							
晚餐							

（2）膳食史回顾法　询问过去一段时间一般的饮食构成或膳食模式,即长时期的膳食习惯。一段时间常指最近三个月、半年左右。此法被广泛用于营养流行病学的调查研究,可以全面了解居民膳食的摄入情况。

上述两种调查方法结合使用能比较全面地反映出人群膳食调查的结果,发挥询问法的优势。

（3）食物频率法　是估计被调查者在指定的一段时期内摄入某些食物的频率的一种方法。这种方法以问卷形式进行膳食调查,以调查个体经常性的食物摄入种类,根据每日、每周、每月甚至是每年所食各种食物的次数或食物的重量来评价膳食营养状况。

食物频率法的优点是能够迅速得到日常食物摄入种类和摄入量,反映长期营养素摄取模式;可以作为研究慢性病与膳食模式关系的依据;其结果可作为在群众中进行膳食指导宣传教育的参考;在流行病学研究中可以用来研究膳食与疾病之间的关系。

食物频率法的缺点是需要对过去的食物进行回忆,应答者的负担取决于所列食物的数量、复杂性以及量化过程等;对食物份额大小的量化不准确。

4. 化学分析法

化学分析法是将调查对象的一日全部熟食收集齐全,在实验室中进行化学分析,测定其热能和营养素含量的方法。适用于较小规模的调查,如营养代谢试验,了解某种或某几种营养素的体内吸收及代谢状况等。

化学分析法的优点是能够最可靠地得出食物中各种营养素的实际摄入量。缺点是操作复杂,目前已很少单独使用,常与其他收集食物消耗量的方法（如称重法）结合使用。

5. 电话调查

电话调查即通过电话询问的方式就所关心的膳食营养问题对受访者进行提问。电话调查是国际上广泛采用的先进的调查手段,并已开发出计算机辅助调查软件用于筛查和深入调查。在进行大规模的人群营养流行病学调查时,目前国际上经常采用此种方法。

电话调查的优点是所用时间短、费用低、使用灵活便捷、高效。缺点是此调查方法覆盖人群低、可造成结果偏倚。调查时间受限,对收集信息的真实程度需要深入论证。

(三)膳食调查的注意事项

(1)调查期间所有主副食(包括零食)的名称、数量需要详细记录,注明等级、产地。

(2)在称重法中剩余量应包括厨房里剩余的及所有进餐者所剩余的食物。

(3)回顾法不适合于 7 岁以下的儿童和年龄在 75 岁以上的老人。

(4)调味品及食用油不必每餐前后都称量,只要早餐前、晚餐后各称一次即可。

(5)调查时间不少于 4 天,一般为 4～7 天(记账法应保证半个月至 1 个月),调查时间不应包括节假日。因为节假日主副食比平时丰盛,不具代表性。

(四)膳食调查结果评价

膳食营养评价指的是根据膳食调查的结果对人体营养素和能量的摄入量、各营养素的来源比例以及膳食构成进行判断分析的过程。膳食营养的数据常作为制定营养保健计划的依据,用以确定个体或群体的营养水平和健康状况。

1. 平均每日食物摄入量的计算

(1)就餐人日数 人日数是代表被调查者用餐的天数,一个人吃早、中、晚 3 餐为 1 个人日。

在现场调查中,不一定能收集到整个调查期间被调查者的全部进餐次数,应根据餐次比(早、中、晚三餐所摄入的食物量和能量占全天摄入量的百分比)来折算。若按餐次比为早、晚餐各占 30%,午餐占 40%,如果家庭成员中仅询问到 1 人早午两餐,则当日的人日数为 $1\times30\%+1\times40\%=0.7$ 人。如幼儿园进餐调查,早餐 20 人进餐、午餐 30 人进餐、晚餐 25 人进餐,则总人日数 $=20\times30\%+30\times40\%+25\times30\%=25.5$ 人日。

总人日数=早餐餐次总人数×早餐餐次比+中餐餐次总人数×中餐餐次比+晚餐餐次总人数×晚餐餐次比。

例如,某家庭中有三名成员,爸爸 35 岁、公务员,妈妈 33 岁、教师,孩子 6 岁(男孩)、小学生。计算该家庭的总人日数,已知该家庭成员爸爸在家吃早、晚餐,妈妈和孩子一日三餐均在家吃,三餐餐次比分别为 30%、40%、30%。

计算人日数:爸爸的人日数 $=1\times30\%+1\times30\%=0.6$,妈妈的人日数为 $=1\times30\%+1\times40\%+1\times30\%=1$,孩子的人日数也为 1。

全家总人日数 $=0.6+1+1=2.6$。

(2)平均每日食物摄入量的计算 平均每人每日各种食物摄入量=实际消耗的量(kg)/总人日数。

如上例中,家庭日消耗大米 0.8kg,则该家庭平均每人每日大米的摄入量 $=0.8\div2.6\approx0.31$kg。

(3)各类食物的进食量 在进行食物归类时,有些食物要进行折算才能相加,如计算乳类摄入量时,不能将鲜奶与奶粉直接相加,应按蛋白质含量将奶粉算出一个系数,相乘折算成鲜奶量再相加。

2. 平均每日营养素摄入量的计算

(1)平均每人每日营养素摄入量的计算 根据食物成分表中各种食物的能量及营养素的含量,计算每人每日膳食总营养素摄入量。计算时要注意调查食物是生重,还是熟重;是食物净重还是市品重(毛重)。若是毛重经食物"可食部"换算成净重。

通常将食物分为 12 大类:谷类、薯类、禽畜肉类、鱼类、豆类及其制品、奶类及其制品、蛋类、蔬菜类、水果类、坚果类、纯热能食物、其他。按此归类可以简单地累计个体的食物消耗量,方便统计(表 3－4)。

表 3－4　能量和营养素统计分析表

类别	原料名称	质量(g)	能量(kcal)	蛋白质(g)	脂肪(g)	碳水合物(g)	维生素 A(μgRE)	硫胺素(mg)	核黄素(mg)	维生素 C(mg)	钙(mg)	铁(mg)
谷类	米											
	标准粉											
小计												
薯类	马铃薯											
小计												

(2)能量来源与蛋白质、脂肪的食物评价　见表 3－5。

表 3－5　能量、蛋白质、脂肪的食物来源分布

来源	食物名称	摄入量	占总摄入量(%)
能量的食物来源	谷类		
	豆类		
	薯类		
	其他植物性食物		
	动物性食物		
	纯热能食物		
能量的营养素来源	蛋白质		
	脂肪		
	碳水化合物		
蛋白质的食物来源	谷类		
	豆类		
	动物性食物		
	其他食物		
脂肪的食物来源	动物性食物		
	植物性食物		

3.膳食评价

根据《中国居民膳食营养素参考摄入量》(DRIs)和《中国居民膳食指南》,对居民膳食营养进行评价。评价的主要项目有以下几点。

(1)能量及其营养素的摄入量　在膳食调查资料整理后,可计算出每人每日能量和营养素

摄入量。与 DRIs 相比较,评价摄取量满足生理需要量的程度。

(2)供能营养素来源及能量分配　计算供能营养素提供能量百分比,与《中国居民膳食指南》要求比较。

(3)蛋白质的来源　计算蛋白质来源的百分比,评价蛋白质的质量以及蛋白质互补作用发挥情况。

(4)膳食结构　将食物的组成、能量来源分配情况统计,评价膳食调配是否合理。

三、体格测量指标与评价

人体体格测量的根本目的是评价机体营养状况,特别是学龄前儿童的体格测量结果,常用来评价一个地区人群的营养状况。因为儿童在整个人群中具有敏感性和代表性。其测量方法比较规范,对人群营养状况的反映比较灵敏,同时所需费用相对较低。

(一)常用指标及测量方法

1. 身高(身长)

(1)身长　3 岁以下儿童要量身长。

1)使用器材　卧式量板或量床,精确到 0.1cm。

2)测定步骤　①将量板放在平坦地面或桌面,脱去小儿鞋帽和厚衣裤,仰卧在量板中线上。②助手固定小儿头部使其接触头板。此时小儿面向上,两耳在同一水平上,两侧耳廓上缘与眼眶下缘的连线与量板垂直。③测量者位于小儿右侧,在确定小儿平卧于板中线后,将左手置于小儿膝部,使其固定,用右手滑动滑板,使之紧贴小儿足跟,然后读取数,保留小数点后一位。

(2)身高

1)使用器材　身高坐高计,使用前注意校对,误差不得大于 0.1cm。

2)测试方法　①上肢自然下垂,足跟并拢,足尖分开成 60°,足跟、骶骨部及两肩胛区与立柱相接触(三点靠立柱),躯干自然挺直,头部正直,耳屏上缘与眼眶下缘呈水平位(两点呈水平)。②测试人员站在受试者右侧,将水平压板轻轻沿立柱下滑,轻压于受试者头部。以厘米为单位,精确到小数点后一位(0.1cm)。

注意事项:①身高坐高计应选择平坦靠墙的地方放置,立柱的刻度尺应面向光源。②测试人员每天测试前检查身高坐高计,进行校正。③严格掌握"三点靠立柱"、"两点呈水平"的测量姿势要求,测试人员读数时两眼一定与压板等高,两眼高于压板时要下蹲,低于压板时应垫高。④水平压板与头部接触时,松紧要适度,头发蓬松者要压实,头顶的发辫、发结要放开,饰物要取下。⑤读数完毕,立即将水平压板轻轻推向安全高度,以防破坏。

2. 体重

(1)使用仪器　杠杆秤,测试误差要求不超过 0.1kg。

(2)测试方法　①测试时,杠杆秤应放在平坦地面上,调整零点至刻度尺呈水平位。②受试者身着短裤短袖衫,站立秤台中央。测试人员放置适当砝码并移动游码至刻度尺平衡。读数以千克为单位,精确到小数点后一位(0.1kg)。

3.上臂围

利用上臂紧张围与上臂松弛围二者之差,表示肌肉的发育状况。一般差值越大说明肌肉发育状况越好,反之说明脂肪发育状况良好。

使用仪器:无伸缩性材料制成的卷尺,刻度读至0.1cm。

(1)上臂紧张围 是指上臂肱二头肌最大限度收缩时的围度。

1)测量方法 被测者上臂斜半举约45°角,手掌向上握拳并用力屈肘;测量者站于其侧面或对面,将卷尺在上臂肱二头肌最粗处绕一周进行测量。

2)注意事项 测量时被测者要使肌肉充分收缩,卷尺的松紧度要适宜;测量误差不超过0.5cm。

(2)上臂松弛围 是指上臂肱二头肌最大限度松弛时的围度。

1)测量方法 在测量上臂紧张围后,将卷尺保持原来的位置不动,令被测者将上臂缓慢伸直,将卷尺在上臂肱二头肌最粗处绕一周进行测量。

2)注意事项 测量上臂松弛围时,要注意由紧张变换到放松时,勿使卷尺移位;测量误差不超过0.5cm。

4.头围

对3岁以下儿童测量头围。头围测量以厘米为单位,精确到0.1cm。

(1)使用仪器 无伸缩性材料制成的卷尺,刻度需精确到0.1cm。

(2)测量方法 测量者立于被测者的前方或右方,用拇指将软尺零点固定于头部右侧齐眉弓上缘处,软尺从头部右侧经过枕骨粗隆最高处回到零点,读到0.1cm。测量时软尺应紧贴皮肤,左右对称,长发者应将头发在软尺经过处向上下分开。

5.皮褶厚度

皮褶厚度是测量个体营养状况和肥胖程度较好的指标。测定部位有上臂肱三头肌部、肩胛下角部、腹部、髂嵴上部等,其中前3个部位最重要,分别代表个体肢体、躯干、腰腹等部分皮下脂肪堆积情况,对判断肥胖和营养不良有重要价值。

使用仪器:皮褶计。

(1)肱三头肌部皮褶厚度

1)测试方法 ①受试者自然站立,被测部位充分裸露。②测试人员找到肩峰、尺骨鹰嘴(肘部骨性突起)部位,用笔标记右臂后面从肩峰到尺骨鹰嘴连线中点处。③用左手拇指和食、中指将被测部位皮肤和皮下组织夹起来。④在该皮褶提起点的下方用皮褶计测量其厚度,把右拇指松开皮褶计卡钳钳柄,使钳尖部分充分夹住皮褶,在皮褶计指针快速回落后立即读数。要连续测量3次,记录以毫米(mm)为单位,精确到0.1mm。

2)注意事项 ①受试者要自然站立,不要紧张。②把皮肤与皮下组织一起夹提起来,但不能把肌肉夹住。③皮褶计要妥善保管。

(2)肱二头肌部皮褶厚度

1)测试方法 ①受试者自然站立,被测部位充分裸露。②受试者上臂放松自然下垂,测试人员取肱二头肌肌腹中点处(基本与乳头平行),为肩峰与肘鹰嘴连线中点上1cm,并标记该点。③顺自然皮褶方向,用左手拇指和食、中指将被测部位皮肤和皮下组织夹提起来。④同前1)④。

2)注意事项 同上。

(3)肩胛下角皮褶厚度

1)测试方法 ①受试者自然站立,被测部位充分裸露。②测试人员用笔标记右肩胛下角位置。③在右肩胛骨下角下方1cm处,顺自然皮褶方向(即皮褶走向与脊柱成45°角),用左手拇指和食、中指将被测部位皮肤和皮下组织夹提起来。④同1)④。

2)注意事项 同上。

(4)髂嵴上部皮褶厚度

1)测试方法 ①受试者自然站立,被测部位充分裸露。②在腋前线向下延伸与髂嵴上相交点垂直捏起皮褶。③同1)④。

2)注意事项 同上。

6.胸围

(1)使用器材 无伸缩性材料制成的卷尺测量。使用前经钢尺校对,每米误差不超过0.2cm。

(2)测量方法 ①受试者自然站立,两脚分开与肩同宽,双肩放松,两上肢自然下垂,平常呼吸。②两名测试人员分别立于受试者面部与背后共同进行胸围测量,将卷尺上缘经背部肩胛下角下缘向胸前围绕一周,男生及未发育女生,卷尺下缘在胸前沿乳头上缘;已发育女生,卷尺在乳头上方与第四肋骨平齐。③卷尺围绕胸部的松紧度应适宜,以对皮肤不产生明显压迫为度。④应在受试者吸气尚未开始时读取数值,卷尺上与零点相交的数值即为胸围值。以厘米为单位,精确到小数点后一位。

(3)注意事项 注意受试者的姿势是否正确;测试人员带尺的松紧度要一致;肩胛下角如摸不清,可令受试者挺胸,摸清后受试者应恢复正确测量姿势。

7.腰围

(1)使用仪器 无伸缩性材料制成的卷尺测量。使用前经钢尺校对,每米误差不超过0.1cm。

(2)测量方法 ①被测者自然站立,平视前方。②两名测试员配合,一名选肋下缘最底部和髂前上嵴最高点,连线中点,以此中点将卷尺水平围绕腰一周,在被测者呼气末,吸气未开始时读数。另一名测试员观察卷尺围绕腰的水平面是否与身体垂直,并记录读数。

(3)注意事项 注意被测者勿用力挺胸或收腹,要保持自然呼吸状态。测量误差不超过1cm。

(二)体格测量的评价

1.身高和体重

身高和体重是人体营养测量资料中最基础的数据,能够比较确切地反映人体的营养状况。体重可反映一定时间内营养状况的变化,身高反映较长时期的营养状况。其表示方法有按年龄的身高、按年龄的体重及按身高的体重。

(1)理想体重或标准体重 理想体重(kg)=身高(cm)-105(Broca改良公式)。

正常值范围:实际体重在理想体重±10%;严重消瘦-20%以上;消瘦-10%~-20%;过重10%~20%;肥胖20%以上。

（2）体质指数（BMI）　是评价 18 岁以上成人群体营养状况的常用指标。它不仅对反映体型胖瘦程度较为敏感,而且与皮褶厚度、上臂围等营养状况指标的相关性也较高。

BMI＝体重(kg)/[身高(m)]^2

WHO 对成人 BMI 的划分:18.5～24.9 为正常范围;＜18.5 为低体重(营养不足);≥25.0 为超重;肥胖前状态是 25.0～29.9;一级肥胖 30.0～34.9;二级肥胖 35.0～39.9;三级肥胖＞40.0。这标准为世界各国广泛采用。

我国标准:18.5～23.9 为正常范围;＜18.5 为体重过低;24.0～27.9 为超重;≥28 为肥胖。

2.皮褶厚度

临床上常用皮褶厚度估计皮下脂肪的消耗量,并作为能量摄入或肥胖的指标,WHO 推荐选用肩胛下皮褶厚度、肱三头肌皮褶厚度(TSF)和脐旁腹部皮褶厚度三个测量点。瘦、中等和肥胖的界限,男性分别为＜10mm、10～40mm 和＞40mm,女性分别为＜20mm、20～50mm 和＞50mm。

3.腰围

正常成人腰围,男性＜85cm,女性＜80cm;85cm≤男性＜90cm,80cm≤ 女性＜85cm 为中心型肥胖前期;男性腰围≥90cm,女性腰围≥85cm 为中心型肥胖。

4.常用儿童体格发育评价指数

（1）身高体重指数　表示每厘米身高的体重值,显示人体的充实程度,也反映营养状况。

公式:身高体重指数＝体重(kg)÷身高(cm)

（2）Rohrer 指数　评价学龄期儿童和青少年的体格发育状况。表示肌肉、骨骼、脂肪、内脏器官的发育状态。

公式:Rohrer 指数＝体重(kg)÷[身高(cm)]^3×107

（3）Kaup 指数　适用于学龄前儿童的体格营养状况评价。

公式:Kaup 指数＝体重(kg)÷[身高(cm)]^2×104

四、实验室检查和临床检查

（一）目的

营养状况的实验室检查指的是借助生化、生理实验手段,了解人体的营养状况。其目的有以下几点。

（1）发现人体临床营养不足症,营养储备水平低下或营养过多,较早掌握营养失调征兆和变化动态,及时采取必要的预防措施。

（2）研究某些有关因素对人体营养状态的影响。

（3）实验室检查与膳食调查、临床检查资料结合进行综合分析,对于进行营养评价及营养素缺乏病的正确诊断和制定防治措施等有重要意义。

（二）实验室检测常用指标

实验室检测的常用指标见表 3－6。

表 3-6　人体营养水平鉴定生化检测参考指标及临界值

检测项目	指标	正常参考值
蛋白质	血清总蛋白(g/L)	60～80
	血清白蛋白(A)(g/L)	40～55
	血清球蛋白(G)(g/L)	20～30
	血清转铁蛋白(μmol/L)	28.6～51.9(2.5～4.3g/L)
脂肪	总脂(g/L)	4～7
	甘油三酯(mmol/L)(TG)	0.56～1.70
	胆固醇(mmol/L)(TC)	成人 2.86～5.98
	高密度脂蛋白(HDL)	沉淀法 0.94～2.0
	低密度脂蛋白(LDL)	沉淀法 0.27～3.12
	游离脂肪酸(mmol/L)	0.2～0.6
钙	血清中钙含量(mmol/L)	2.25～2.58
铁	全血血红蛋白(g/L)	男:120～160;女:110～150
	血清铁蛋白(μg/L)	男:15～200;女:12～150
	血清铁蛋白饱和度(%)	33～55
	红细胞游离原卟啉(μmol/L)	男:0.56～1.00;女:0.68～1.32
锌	发锌(μg/L)	125～250
维生素 A	血清视黄醇(μmol/L)	1.05～3.15
维生素 D	血清中碱性磷酸酶活性(μmol·s^{-1}/L)	0.5～15.3
维生素 B$_1$	负荷试验:空腹口服维生素 B$_1$ 5mg 后,4h 尿中排出量(μg/4h)	正常 200～399;充裕≥400;不足 100～199;缺乏<100
维生素 B$_2$	负荷试验:空腹口服核黄素 5mg 后,4h 尿中排出量(μg/4h)	正常 ≥1300;不足 500～1300;缺乏 ≤500
维生素 C	负荷试验:空腹口服维生素 C500mg 后,4h 尿中排出量(mg/4h)	正常>10;缺乏<3
免疫功能	总淋巴细胞计数	(0.12～0.8)×10^9/L
	淋巴细胞百分比	20%～40%
	迟发性皮肤超敏反应	直径>5mm

(三)营养缺乏病的常见体征

营养缺乏病是指由于机体内长期缺乏一种或数种营养素引起的一系列临床症状。常见缺乏病的临床体征见表 3-7。

表 3-7　常见营养缺乏病的临床体征

营养缺乏病	临床体征
蛋白质-能量营养不良	幼儿：消瘦,生长发育迟缓或停止,皮下脂肪少,皮肤干燥、无弹性,色素沉着,水肿,肝脾肿大,头发稀少等 儿童和成人：皮下脂肪减少或消失,体重降低,颧骨突起,水肿等
维生素 A 缺乏病	结膜、角膜干燥,夜盲症,毕脱斑,皮肤干燥,毛囊角化等
维生素 B_1 缺乏病	脚气病,外周神经炎,皮肤感觉异常或迟钝,体弱,疲倦,失眠,胃肠症状,心动过速,出现心衰和水肿等
维生素 B_2 缺乏病	口腔生殖器综合征：口角炎、唇炎、舌炎、口腔黏膜溃疡,脂溢性皮炎,阴囊皮炎及会阴皮炎等
维生素 B_{12} 缺乏病	巨幼红细胞贫血,神经系统损害,高同型半胱氨酸血症
烟酸缺乏病	癞皮病：皮炎、腹泻、抑郁或痴呆等"三 D"症状。皮炎、舌炎、舌裂,胃肠症状,失眠头痛,精神不集中,肌肉震颤,有些患者甚至出现精神失常等
叶酸缺乏病	巨幼红细胞贫血：头晕、乏力、精神萎靡、面色苍白,舌炎,食欲下降及腹泻等消化系统症状 对孕妇、胎儿的影响：先兆子痫、胎盘剥离,胎儿发育迟缓、早产、出生低体重,胎儿脊柱裂和无脑
维生素 C 缺乏病	坏血病：齿龈炎、齿龈出血;全身点状出血,皮下、黏膜出血,重者皮下、肌肉、关节出血或血肿出现等
维生素 D 缺乏病	佝偻病：幼儿佝偻病——骨骺肿大,串珠肋,前囟未闭,颅骨软化,肌张力过低等 儿童佝偻病——前额凸出,"O"或"X"型腿,胸骨变形 成人骨质软化症：骨痛,肌无力,骨压痛,骨质疏松等
碘缺乏病	地方性甲状腺肿：甲状腺增生肿大,巨大肿块压迫气管可有呼吸困难 克汀病：不同程度的呆、小、聋、哑、瘫
锌缺乏病	生长迟缓,食欲不振,皮肤创伤不宜愈合;性成熟延迟,第二性征发育障碍、性功能减退,精子产生过少等
硒缺乏与克山病	心脏扩大,急性心源性休克及严重心律紊乱,可引起死亡

 同步练习

一、单项选择题

1. 平衡膳食是指(　　)

A. 供给机体所需的能量

B. 供给机体所需的营养素

C. 供给机体所需的全部营养素

D. 供给机体所需蛋白质,且保证一定量的动物蛋白

E. 供给机体适宜数量的能量和各种营养素,且比例适当

2. 我国居民传统膳食是以哪一类食物为主( )

A. 植物性食物　　　B. 动物性食物　　　C. 薯类　　　　D. 豆类　　　　E. 蔬菜类

3. 我国居民能量和蛋白质的主要来源是( )

A. 肉类　　　　　B. 粮谷类　　　　C. 蔬菜水果类　　　D. 大豆　　　　E. 奶蛋类

4. 米面加工精度过高会导致何种营养素损失严重( )

A. 维生素 C　　　B. 维生素 A　　　C. 维生素 E　　　D. B 族维生素　　E. 维生素 D

5. 脂肪摄入过多能够引起多种疾病,因此要控制膳食中脂肪的摄入量,一般认为脂肪适宜的供能比例是( )

A. 10%～15%　　B. 60%～70%　　C. 20%～30%　　D. 30%～40%

E. 40%～50%

6. 鱼类食品具有一定的预防动脉粥样硬化和冠心病的作用,这是因为鱼类食品中有( )

A. 优质蛋白质　　B. 较多的钙　　　C. 较多的多不饱和脂肪酸

D. 丰富的铁　　　E. 维生素 A 和 D

7. 膳食调查的目的是( )

A. 了解体内营养素水平,早期发现营养不足和缺乏

B. 了解有无营养缺乏症

C. 了解机体营养状况

D. 了解膳食组成及营养素摄取状况

E. 了解膳食组成和居民的经济状况

8. 记账法是根据( )来获得被调查对象的膳食情况的一种膳食调查方法

A. 伙食账目　　B. 营养素摄入量　　C. 食物摄入种类　　D. 食物摄入频率

E. 以上均对

9. 下列关于 24h 回顾法的叙述,错误的是( )

A. 24h 一般是指被调查者从最后一餐吃东西开始向前推 24h

B. 24h 回顾调查法可用于小型的课题研究,但不适于大型的全国膳食调查

C. 具体询问获得信息的方式有很多种,其中最典型的方法是使用开放式调查表进行面对面的询问

D. 在实际工作中一般选用 3 天连续调查方法

E. 24h 回顾调查法可用于小型的课题研究,且适于大型的全国膳食调查

10. 若规定餐次比是早餐占 20%,午餐、晚餐各占 40%,如果某一家庭成员某日记录到二餐和晚餐,那么该成员的人日数为( )

A. 0.4　　　　　B. 0.6　　　　　C. 0.8　　　　　D. 1.0　　　　　E. 1.2

11. ( )的体格测定结果常被用来评价一个地区人群的营养状况

A. 婴幼儿　　　B. 学龄前儿童　　　C. 孕妇　　　　D. 老年人　　　　E. 乳母

二、简答题

1.合理膳食的要求有哪些？

2. 膳食结构有哪几种类型及其特点有哪些？

3.一般人群膳食指南的主要内容是什么？

4.完整的营养调查应包括哪些内容？

5.如何对膳食调查结果进行评价？

第四章 特殊人群的营养

学习目标

掌握：特殊年龄阶段及特殊生理时期人群的营养需要和膳食指南。

熟悉：特殊年龄阶段及特殊生理时期人群的营养素参考摄入量。

了解：特殊年龄阶段及特殊生理时期人群的生理特点。

不同年龄阶段及不同生理时期的人群在生理状况及营养代谢方面有其各自的特点，因此，对营养素的需求也不一致。本章以婴幼儿、学龄前儿童、学龄儿童、青少年、老年人以及孕妇、乳母等不同人群的生理特点为依据，分别介绍这些人群的营养需要及合理膳食原则。

第一节 婴幼儿营养

一、生理特点

婴幼儿包括婴儿和幼儿两个特殊年龄阶段。出生 0～12 个月为婴儿期，1～3 周岁为幼儿期。婴幼儿最大的生理特点是生长发育迅速，对营养的需求较高。但各器官的发育不成熟，功能不完善。若喂养稍有不慎易引起消化紊乱和营养缺乏。

(一)体格发育特点

婴儿期是一生中生长发育最快的时期。正常婴儿出生体重平均为 3kg，前 6 个月体重平均每月增长 0.6kg，后 6 个月平均每月增长 0.5kg。在前 4～6 个月时体重增至出生时的 2 倍，1 周岁时达到或超过出生时的 3 倍。身高与体重增长相类似，年龄越小，增长越快，至 1 周岁时身高可达 75cm 左右，为出生时的 1.5 倍。头围的大小反映脑及颅骨的发育状态，出生时头围平均为 34cm，1 岁时增至 46cm。胸围反映了胸廓和胸背肌肉的发育，出生时比头围小 1～2cm，但增长速度快，到 1 岁时与头围基本相等并开始超过头围。

幼儿体格发育虽不及婴儿迅速，但亦非常旺盛。体重每年增长约 2kg，至 2 岁时约 12kg，为出生时的 4 倍。身长第二年增加 11～13cm，第三年增加 8～9cm，头围约以每年 1cm 的速度增长。

(二)消化吸收特点

婴儿的消化系统发育尚不完善，口腔及胃肠黏膜柔嫩，且血管丰富，易受损伤；婴儿胃容量小，各种消化酶的活性较低，消化功能较弱，对母乳以外的食物耐受性较差，容易发生过敏反应而导致腹泻，影响营养素的吸收；婴儿体内营养素的储备量相对较少，故一旦某种营养素供应不足或消化道功能紊乱，短时间内即可影响机体发育。

尽管幼儿胃的容量已从婴儿时的 200mL 增加至 300mL,乳牙也依次出齐,但胃肠消化功能仍未健全,消化酶的分泌及胃肠道蠕动能力还远不及成人。

(三)神经系统发育特点

婴幼儿大脑发育特别迅速,出生时脑重约 370g,6 个月时脑重 600~700g,2 周岁时达到 900~1000g,至 3 岁时脑重超过出生时的 3 倍。脑神经细胞增殖具有"一次性完成"的特点,主要是在孕后期和出生后的第一年内,尤其是出生后的头 6 个月。

二、营养需要与营养素参考摄入量

婴幼儿生长发育迅速,代谢旺盛,活动量大,对各种营养素的需要量相对高于成人。膳食中营养素的供应充足与否直接关系到婴幼儿体格与智力的发育,且对其成年后的身体素质和慢性疾病的预防产生重要影响。

(一)能量

与成人不同,婴幼儿的能量消耗除包括基础代谢、体力活动、食物特殊动力作用外,还包括生长发育和排泄。其中基础代谢消耗的能量最多,约占每日所需总能量的 60%。生长发育所需能量为婴幼儿所特有;其需要量随年龄增长、生长速度变化而改变,1 岁内最高,以后逐渐降低。体力活动耗能个体差异较大,活泼好动的婴幼儿比年龄相仿的安静孩子,需要的能量可高 3~4 倍。排泄耗能约为基础代谢能量的 10%。不同年龄婴幼儿的能量推荐摄入量:婴儿期(不分性别)为 950kcal/d;1~2 岁的男孩为 1100kcal/d,女孩为 1050kcal/d;2~3 岁的男孩为 1200kcal/d,女孩为 1150kcal/d。

(二)蛋白质

婴幼儿生长发育迅速,不仅蛋白质的数量要求相对高于成人,而且质量要求也比成人高。一般要求蛋白质所供能量要达到膳食总能量的 12%~15%,其中优质蛋白质应占 50%。婴幼儿所需必需氨基酸的比例比成人大,种类也比成人多。除成人的 8 种必需氨基酸外,组氨酸也是婴儿的必需氨基酸。但婴幼儿肾脏及消化器官尚未发育完全,蛋白质供给过多会增加肾溶质负荷,对机体产生不利影响。因此中国营养学会建议婴儿蛋白质摄入量为 1.5~3.0g/(kg·d),1~2 岁、2~3 岁儿童蛋白质推荐摄入量(RNI)分别为每日 35g 和 40g,不分性别。因母乳所含的必需氨基酸的量和比例符合婴儿需要,故母乳喂养时蛋白质的需要量低于牛乳喂养和混合喂养的婴儿。

(三)脂类

脂肪是婴幼儿能量和必需脂肪酸的重要来源,同时,还有助于脂溶性维生素的吸收和利用。必需脂肪酸对婴幼儿非常重要。婴儿缺乏必需脂肪酸时,皮肤出现湿疹,皮肤干燥、脱屑、表皮增厚,生长不良或停滞。二十二碳六烯酸是一种长链多不饱和脂肪酸,在婴儿视网膜和大脑中枢神经发育中发挥重要作用。婴幼儿对脂肪的需要量高于成年人,尤其对各种多不饱和脂肪酸和类脂(磷脂、糖脂)有特别的需要,中国营养学会推荐的婴幼儿每日膳食中脂肪提供的能量占总能量的适宜比例,0~6 月龄为 45%~50%,6 月龄~2 岁为 35%~40%,2 岁以上为 30%~35%。

(四)碳水化合物

碳水化合物是婴幼儿重要的供能物质。婴儿乳糖酶活性高于成人,可以很好地消化和分解奶中的乳糖,因此乳糖应作为婴儿碳水化合物的主要来源。3个月以内的婴儿缺乏淀粉酶,故淀粉类食物应在3~4个月后添加。适时添加适量淀粉类食物可刺激淀粉酶分泌;过早添加大量简单碳水化合物有可能引起婴儿营养不良。在幼儿膳食中应注意适时添加适量富含膳食纤维的食物,有利于食物消化和预防便秘。婴儿膳食中碳水化合物的供能比例为40%~50%,随年龄增长比例增加,2岁以上应占供能比例的55%~65%。

(五)矿物质

1.钙

新生儿体内钙的含量约占体重的0.8%,到成年时增加为体重的1.5%~2.0%,说明生长发育过程中体内需要储存大量的钙。营养状况良好的乳母所分泌的乳汁中含钙约350mg/L,而且钙磷比例适宜,加之乳糖的作用,吸收率高,基本能满足婴儿的钙需要。故一般母乳喂养儿不容易缺钙。幼儿所需要的钙主要来源于奶及奶制品。中国营养学会建议较小婴儿钙的适宜摄入量(AI)为300mg/d,较大婴儿为400mg/d,幼儿为600mg/d。

2.铁

正常新生儿体内有300mg左右的铁储备,可以满足4个月内婴儿对铁的需要。母乳含铁低,但吸收率高;4个月后,贮存铁已基本耗尽,急需从膳食中补充铁,如辅食添加不合理,很容易出现缺铁性贫血。中国营养学会建议较小婴儿铁的适宜摄入量(AI)为0.3mg/d,较大婴儿为10mg/d,幼儿为12mg/d。

3.锌

锌对机体免疫功能、激素调节、细胞分化以及味觉形成等过程有重要影响。婴幼儿缺锌会出现生长发育迟缓、食欲不振、味觉异常或异食癖、认知行为改变等。母乳中锌含量高于牛乳,尤其是初乳,且生物价值也比牛乳好,故母乳喂养对预防婴儿锌缺乏有利。中国营养学会建议较小婴儿锌的推荐摄入量(RNI)为1.5mg/d,较大婴儿为8mg/d,幼儿为9mg/d。

(六)维生素

几乎所有的维生素缺乏都会影响婴幼儿的生长发育,但对于纯母乳喂养的婴儿,只要乳母膳食均衡,其乳汁中的维生素尤其是水溶性维生素一般都能满足婴儿的需要。但维生素D和维生素K几乎不能通过乳腺,需注意额外补充。维生素D与钙、磷代谢有关,缺乏可导致佝偻病,建议婴幼儿适量补充鱼肝油及常晒太阳。维生素K可通过添加菜水、菜泥等富含维生素K的辅食及强化维生素K的食品来补充。用非婴儿配方奶粉喂养婴儿时,则应注意补充各种维生素。

(七)水

在所有的营养素中最重要的也最容易被忽视的是水。婴幼儿体表面积大,身体中含水多、代谢率高,肾溶质负荷能力有限,容易发生严重失水,故对水需要量比成人高。一般婴幼儿对水的需要量是150mL/(kg·d)。

三、膳食指南

中国营养学会《中国居民膳食指南(2007)》中婴儿及幼儿膳食指南如下。

(一)0～6月龄婴儿喂养指南

1.纯母乳喂养

母乳是6月龄以内婴儿最理想的天然食品。母乳所含的营养物质丰富,各种营养素之间的比例合理,含有其他动物乳类不可替代的免疫活性物质,非常适合于身体快速生长发育、生理功能尚未完全发育成熟的婴儿。母乳喂养也有利于增进母子感情,可更好地细心护理婴儿,并可促进母体的复原。同时,母乳喂养经济、安全又方便,不易发生过敏反应。因此,应首选纯母乳喂养婴儿。纯母乳喂养能满足6月龄以内婴儿所需要的全部液体、能量和营养素。

应按需喂奶,每日可以喂奶6～8次以上。至少坚持纯母乳喂养6个月;从满6月龄开始添加辅食,同时应继续坚持母乳喂养,最好到2岁。在4～6月龄时,如果婴儿体重不能达到标准体重时,需要增加母乳喂养次数。

全社会应该鼓励母乳喂养,支持母乳喂养,保护母乳喂养。

2.产后尽早开奶,初乳营养最好

在分娩后7日内,乳母分泌的乳汁呈淡黄色,质地黏稠,称为初乳。初乳对婴儿十分珍贵,含有丰富的营养和免疫活性物质。因此,应尽早开奶,产后30min即可喂奶。尽早开奶可减轻新生儿生理性黄疸、生理性体重下降和低血糖的发生。

3.尽早抱婴儿到户外活动或适当补充维生素D

人乳中维生素D含量较低,家长应尽早抱婴儿到户外活动,适宜的阳光可促进皮肤中维生素D的合成;也可适当补充富含维生素D的制剂,尤其在寒冷的北方冬春季和南方的梅雨季节,这种补充对预防维生素D缺乏尤为重要。

4.给新生儿和1～6月龄婴儿及时补充适量维生素K

由于母乳中维生素K含量低,为了预防新生儿和1～6月龄婴儿因维生素K缺乏而出现相关的出血性疾病,应在专业人员的指导下注意及时补充维生素K。

5.不能用纯母乳喂养时,宜首选婴儿配方食品喂养

由于种种原因不能用纯母乳喂养婴儿时,如乳母患有传染性疾病、精神障碍、乳汁分泌不足或无乳汁分泌等,建议首选适合于0～6月龄婴儿的配方食品(如婴儿配方奶粉)喂养,不宜直接用普通液态奶、成人奶粉、蛋白粉、豆奶粉等喂养婴儿。婴儿配方食品是随着食品工业和营养学的发展而研发的除了人乳外,适合0～6月龄婴儿生长发育需要的食品。人类通过不断对人乳成分、结构及功能等方面进行研究,以人乳为"蓝本"对动物乳成分进行改造,调整了其营养成分的构成和含量,添加了婴儿必需的多种微量营养素,使产品的性能、成分及营养素含量接近人乳。

6.定期监测生长发育状况

身长和体重等生长发育指标反映了婴儿的营养状况,父母可以在家里对婴儿进行定期测量,这种方法简便易行,不仅可以帮助父母更好地了解婴儿的生长发育速度是否正常,也可以及时提醒父母注意其喂养婴儿的方法是否正确。特别需要提醒父母注意的是,孩子的生长有其个体特点,生长速度有快有慢,只要孩子的生长发育在正常范围就不必担心。婴儿的年龄越小,测量的间隔时间应越短,出生后前6个月应每半月测量一次,病后恢复期可增加测量次数。

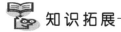 **知识拓展**

母乳喂养的优越性

母乳中营养素齐全,能全面满足婴儿生长发育的需要:①母乳蛋白质总量虽较少,但质优良,乳清蛋白与酪蛋白的比例为 8:2,在胃内形成凝块小,易消化吸收,母乳蛋白质的氨基酸比值适宜,且含较多的胱氨酸和牛磺酸,能满足婴儿脑组织和视网膜发育的需要。②母乳含不饱和脂肪酸和必需脂肪酸多,除了亚油酸和亚麻酸外,还含有花生四烯酸和 DHA,有利于脑发育的营养需求。③母乳中乳糖含量高,可促进钙的吸收,并有利于婴儿肠道的健康。④母乳的钙磷比例适宜(2:1),有利于钙的吸收,其他矿物质和微量元素齐全,含量可满足婴儿生长发育的需要又不会增加婴儿肾脏的负担。⑤乳母膳食营养充足时,婴儿在头 6 个月内所需要的维生素基本上可从母乳中得到满足。

母乳喂养激活并增强婴儿免疫防御功能:①母乳喂养为婴儿提供源自母体的免疫物质,可增进婴儿抗感染能力。②纯母乳喂养的婴儿具有较低的腹泻、呼吸道和皮肤感染的危险,且能预防过敏。除了母体提供的 sIgA 具有的保护作用外,另外的重要原因是因为它们具有以双歧杆菌为主的肠道菌群。

吸吮时的肌肉运动有助于婴儿面部正常发育,特别是牙齿的发育。

母乳喂养有助于建立母婴间的感情联系。母乳喂养的行为使母亲与婴儿之间有数次甚至十几次的接触、拥抱、抚摸,带给婴儿深刻、微妙的心理暗示和情感交流,使其彼此互爱。尽早使婴儿从感情上亲近母亲,会提高以后对孩子的教育成效,使婴儿获得最大的满足感和安全感,这对培养儿童良好的情绪,促进其心理发育十分重要。有研究提示,母乳喂养还有助于孩子的智力发育,特别是情商的发育。哺乳的行为也可使母亲心情愉悦。

母乳温度及泌乳速度适宜,新鲜几乎无菌,勿需消毒,直接喂哺简便、省时省力,十分经济,且喂食的量可随婴儿需要而增减。

母乳喂养对医院、家庭和社会的益处。特别在经济方面,医院可以节约消毒、配制人工喂养时所需的奶瓶、奶粉及人力。从家庭和社会的角度看,用于增加乳母营养的消费比用于婴儿人工喂养的消费要便宜得多,而且由于可增强婴儿免疫力,可以减少医疗费用。

因此,从婴儿的生长发育、母亲的健康及社会三方面考虑,母乳喂养是人类哺育下一代的最佳方式。

(二)6~12 月龄婴儿喂养指南

1.奶类优先,继续母乳喂养

奶类应是 6~12 月龄婴儿营养的主要来源,建议每日应首先保证 600~800mL 的奶量,以保证婴儿正常的体格和智力发育。母乳仍是婴儿的首选食品,建议 6~12 月龄婴儿继续母乳喂养。如母乳不能满足婴儿需要时,可使用较大婴儿配方食品予以补充。对于不能用母乳喂养的 6~12 月龄婴儿,亦建议选择较大婴儿配方食品。

2.及时合理添加辅食

从 6 月龄开始,需要逐渐给婴儿补充一些非乳类食物,包括果汁、菜汁等液体食物,米粉、果泥、菜泥等半固体食物,以及软饭、烂面、切成小块的水果、蔬菜等固体食物,这一类食物就是辅食。添加辅食的顺序:首先添加谷类食物(如婴儿营养米粉),其次添加蔬菜汁(泥),然后添加蔬果汁(泥),最后添加动物性食物。建议动物性食物添加的顺序:蛋黄泥、鱼泥(剔净骨和刺)、全蛋(如蒸蛋羹)、肝泥、肉末。

辅食添加的原则:每次添加一种新食物,应由少到多、由稀到稠,循序渐进,逐渐增加辅食种类,由液体、半固体食物逐渐过渡到固体食物。建议从 6 月龄开始添加半固体食物(如米糊、菜泥、果泥、蛋黄泥、鱼泥等);7~9 月龄时可由半固体食物逐渐过渡到可咀嚼的软固体食物(如烂面、碎菜、全蛋、肉末);10~12 月龄时,大多数婴儿可逐渐转为进食以固体食物为主的膳食。

3.尝试多种多样的食物,膳食少糖、无盐、不加调味品

婴儿 6 月龄后,每餐膳食安排可逐渐开始尝试搭配谷类、蔬菜、动物性食物,每日应安排进食一定量的水果。应让婴儿逐渐开始尝试和熟悉多种多样的食物,特别是蔬菜,可逐渐过渡到除奶类以外由其他食物组成的单独餐。随着月龄的增加,也应根据婴儿需要,增加食物的品种和数量,调整进餐次数,可逐渐增加到每日三餐(不包括乳类进餐次数)。限制果汁摄入量或避免提供低营养价值的饮料,以免影响进食量。制作辅助食品时应尽可能少糖、不加盐、不加调味品,但可添加少量食用油。

4.逐渐让婴儿自己进食,培养良好的进食行为

建议用小勺给婴儿喂食物,对于 7~8 月龄的婴儿,应允许其自己用手握或抓食物吃,到10~12 月龄时应鼓励婴儿自己用勺进食,这样可以锻炼婴儿的手眼协调功能,促进其精细动作的发展。良好的饮食习惯应从婴儿时期开始培养。

5.定期监测生长发育状况

身长和体重等生长发育指标反映了婴儿的营养状况以及喂养是否得当,6~12 月龄婴儿仍需定期进行体格测量。

6.注意饮食卫生

日常生活中,要注意饮食卫生。膳食制作和进餐环境要卫生,餐具要彻底清洗消毒,严把病从口入。辅食应根据需要新鲜制作,剩下的食物不宜存放,要弃掉。

(三)幼儿喂养指南

1.继续给予母乳喂养或其他乳制品,逐步过渡到食物多样

应继续母乳喂养直到 2 岁(24 月龄)。对于没有用母乳喂养或已经断奶的婴儿,每日应给予不少于或相当于 350mL 液体奶的幼儿配方奶粉,但是不宜直接喂食普通液态奶、豆奶、成人奶粉或大豆蛋白粉等,建议首选适当的幼儿配方奶粉,或者给予强化了铁、维生素 A 等多重微量营养素的幼儿配方食品。如因条件所限,不能采用幼儿配方奶粉者,可将液态奶稀释,或用淀粉、蔗糖类食物调制,喂给幼儿。没有条件饮用奶制品者,可用 100g 左右的鸡蛋(约两个)经适当加工来代替,如蒸鸡蛋羹等。如果幼儿不能摄入适量的奶制品,则需要通过其他途径补充优质蛋白质和钙质。

当幼儿满 2 岁时,应逐渐停止母乳喂养,但是每日应继续提供幼儿配方奶粉或其他乳制品。同时,应根据幼儿的牙齿发育情况,适时增加细、软、碎、烂的食物,种类不断丰富,数量不断增加,逐渐过渡到食物多样。

2. 选择营养丰富、易消化的食物

幼儿食物的选择应遵循营养全面丰富、易消化的原则，应充分考虑满足能量需要，增加优质蛋白质的摄入，以保证幼儿生长发育的需要；增加铁质的供应，以避免铁缺乏和缺铁性贫血的发生。鱼类脂肪有利于儿童的神经系统发育，可适当多选用鱼虾类食物，尤其是海鱼类。对于 1～3 岁幼儿，应每月选用猪肝 75g，或鸡肝 50g，或羊肝 25g，做成肝泥，分次食用，以增加维生素 A 的摄入量。不宜给幼儿直接食用坚硬的食物、易误吸入气管的硬壳果类（如花生米）、腌腊食品和油炸类食品。

3. 采用适宜的烹调方式，单独加工制作膳食

幼儿膳食应专门单独加工、烹制，并选用适合的烹调方式和加工方法。应将食物切碎煮烂，以易于幼儿咀嚼、吞咽和消化，特别注意要完全去除皮、骨、刺、核等；大豆、花生米等硬壳果类食物，应先磨碎，制成泥、糊、浆等进食。在烹调方式上，宜采用蒸、煮、炖、煨等方式，不宜采用油炸、烤、烙等方式。口味以清淡为好，不应过咸，更不宜食辛辣刺激性食物，尽可能少用或不用含味精或鸡精、色素、糖精的调味品。要注重花样品种的交替更换，以利于保持幼儿对进食的兴趣。

4. 在良好环境下规律进餐，重视良好饮食习惯的培养

幼儿饮食要每日 5～6 餐，即每日进食主餐三次，上下午两主餐之间各安排以奶类、水果和其他稀软面食为内容的加餐，晚饭后也可加餐或加食零食，但睡前应忌食甜食，以预防龋齿。

要重视幼儿饮食习惯的培养，饮食安排上要逐渐做到定时、适量，有规律地进餐，不随意改变幼儿的进餐时间和进餐量；鼓励和安排较大幼儿与全家人一同进餐，以利于幼儿日后能更好地接受家庭膳食；培养孩子集中精力进食，暂停其他活动；家长应以身作则，用良好的饮食习惯影响幼儿，避免幼儿出现偏食、挑食的不良习惯。

要创造良好的进餐环境，进餐场所要安静愉悦，餐桌椅、餐具可适当儿童化，鼓励、引导和教育儿童使用匙、筷等自主进餐。

5. 鼓励幼儿多做户外游戏与活动，合理安排零食，避免过瘦与肥胖

由于奶类和普通食物中维生素 D 的含量十分有限，幼儿单纯依靠普通膳食难以满足维生素 D 需要量。适宜的日光照射可促进儿童皮肤中维生素 D 的形成，对膳食钙的吸收和儿童骨骼发育具有重要意义。每日安排幼儿进行 1～2 小时的户外游戏与活动，既可接受日光照射，促进皮肤中维生素 D 的形成和钙质的吸收，又可以通过身体活动实现对幼儿体能、智能的锻炼培养和维持能量平衡。

正确选择零食品种，合理安排进食时间，既可增加儿童对进食的兴趣，又有利于能量的补充，还可以避免影响主餐的食欲和进食量。零食应以水果、乳制品等营养丰富的食物为主，给予零食的数量和时机以不影响幼儿主餐食欲为宜。应控制纯能量类零食的使用量，如糖果、甜饮料等含糖高的食物以及果冻。鼓励儿童参加适度的活动和游戏，有利于维持儿童能量平衡，使儿童保持合理的体重增长，避免儿童瘦弱、超重和肥胖。

6. 每日足量饮水，少喝含糖高的饮料

水是人体必需的营养素，是人体结构、代谢和功能的必要条件。小儿新陈代谢相对高于成人，对能量和各种营养素的需要量也相对更多，对水的需要量也更高。1～3 岁幼儿每日每千克体重约需水 125mL，全日总需水量为 1250～2000mL。幼儿需要的水除来自营养素在体内代谢生成的水和摄入的食物所含的水分（特别是奶类、汤汁类食物含水较多）外，大约有一半的水需要通过直接饮水来满足,为 600～1000mL。幼儿的最好饮料是凉白开水,目前市场上许多含糖饮料和碳酸饮料含有葡萄糖、碳酸、磷酸、咖啡因等物质,过多地饮用这些饮料,不仅会影响孩子的食欲,使儿童容易发生龋齿,而且还会造成能量摄入过多,从而导致肥胖或营养不良等问题,不利于儿童的生长发育,应该严格控制摄入量。

7. 定期监测生长发育状况

身长和体重等生长发育指标可反映幼儿的营养状况,父母可以在家里对幼儿进行定期的测量,1～3 岁幼儿应每 2～3 个月测量 1 次。

8. 确保饮食卫生,餐具严格消毒

选择清洁、未变质的食物原料,不吃隔夜饭菜和不洁、变质的食物;选用半成品或熟食时,应彻底加热后再食用。幼儿餐具应彻底清洗和加热消毒。儿童的看护人应注意个人卫生。培养幼儿养成饭前便后洗手等良好的卫生习惯,以减少肠道细菌、病毒以及寄生虫感染的机会。

第二节 学龄前儿童营养

一、生理特点

学龄前儿童指的是 3～6 岁儿童,与婴幼儿期相比,此期生长发育速度放缓,脑及神经系统发育持续并逐渐成熟。而与成人相比,此期儿童仍然处于快速生长发育之中。

(一)体格发育特点

学龄前儿童体格生长发育速度比婴幼儿期相对减慢,但仍保持稳步增长,这一时期每年体重增长约 2kg,身高增长约 5～7cm。

(二)消化吸收特点

咀嚼与消化能力逐渐增强,但与成人相比仍十分有限,远低于成人,尤其是对固体食物需要较长时间适应。不能过早给予成人膳食,以免引起消化功能的紊乱。

(三)神经系统发育特点

3 岁时神经细胞的分化已基本完成,但脑细胞体积的增大与神经纤维髓鞘化仍继续进行,神经冲动的传导速度明显快于婴幼儿期。

(四)心理发育特点

学龄前儿童注意力容易分散,不专心进餐,在食物选择上喜欢自我做主,且模仿能力极强,应特别注意培养儿童良好的饮食习惯。

二、营养需要与营养素参考摄入量

(一)能量

学龄前儿童能量消耗包括基础代谢、体力活动、食物特殊动力作用和生长发育四个方面。中国营养学会推荐学龄前儿童能量的推荐摄入量(RNI)为 1300～1700kcal/d,男童稍高于女童。其中脂肪提供的能量相对减少,由 1 岁时占总能量的 35%～40%,逐渐减少,至 7 岁时接近成人推荐值,占总能量比为 25%～30%。蛋白质供能比为 14%～15%,碳水化合物供能比为 50%～60%。

(二)蛋白质

学龄前儿童摄入蛋白质的最主要目的是满足细胞、组织的生长,因此,对蛋白质质量,尤其是必需氨基酸的种类和数量有一定要求。一般而言,儿童必需氨基酸的需要量占总氨基酸需要量的 36%,中国营养学会建议学龄前儿童蛋白质推荐摄入量为 45～60g/d,其中来源于动物性食物的蛋白质应占 50%。

(三)脂肪

儿童生长发育所需的能量、免疫功能的维持、脑的发育和神经髓鞘的形成都需要脂肪,尤其是必需脂肪酸。学龄前儿童每日每千克体重约需脂肪 4～6g。建议使用含有 α-亚麻酸的大豆油、低芥酸菜籽油或脂肪酸比例适宜的调和油作为烹调用油,在动物性食物选择方面,可多选用鱼类等富含长链多不饱和脂肪酸的水产品。

(四)碳水化合物

碳水化合物是学龄前儿童能量的主要来源,且应以含有复杂碳水化合物的谷类为主,如大米、面粉、红豆、绿豆等,避免过多糖和甜食的摄入。

(五)矿物质

1.钙

学龄前儿童的骨骼生长需要充足的钙。我国营养学会推荐的学龄前儿童钙的适宜摄入量(AI)为 800mg/d,奶及奶制品含钙丰富,吸收率高,是儿童最理想的钙来源。每日奶的摄入量应不低于 300mL,但也不宜超过 600mL。

2.铁

缺铁性贫血是儿童期最常见的疾病。铁缺乏会对儿童免疫力、行为和智力发育产生不可逆性影响。中国营养学会推荐的学龄前儿童铁适宜摄入量(AI)为 12mg/d,动物肝脏、动物血、瘦肉是铁的良好来源。膳食中丰富的维生素 C 可促进铁的吸收。

3.锌

锌缺乏儿童常出现味觉下降、厌食甚至异食癖,抵抗力差而易患各种感染性疾病,严重者生长迟缓。中国营养学会推荐的学龄前儿童锌适宜摄入量为 12mg/d,除海鱼、牡蛎外,鱼、禽、蛋、肉等高蛋白质食物含锌丰富,利用率也较高。

4.碘

为减少因碘缺乏导致的儿童生长发育障碍,中国营养学会推荐学龄前儿童碘的推荐摄入量(RNI)为 90μg/d。为保证这一摄入水平,除必须使用含碘食盐烹调食物外,还建议每周膳食至少安排 1 次海产品,如海鱼、虾、海带、紫菜等。

(六)维生素

中国营养学会建议学龄前儿童的维生素 A 的推荐摄入量(RNI)为 600μgRE/d。维生素 D 的推荐摄入量(RNI)为 10μg/d,维生素 B$_1$、维生素 B$_2$ 和烟酸的推荐摄入量(RNI)分别是 0.7mg/d、0.7mg/d 和 7mg/d。

三、膳食指南

中国营养学会《中国居民膳食指南(2007)》中学龄前儿童膳食指南如下。

(一)食物多样,谷类为主

学龄前儿童正处在生长发育阶段,新陈代谢旺盛,对各种营养素的需要量相对高于成人,合理营养不仅能保证他们的正常生长发育,也可为其成年后的健康打下良好基础。儿童的膳食必须是由多种食物组成的平衡膳食,才能满足其各种营养素的需要,因而提倡广泛食用多种食物。谷类食物是人体能量的主要来源,学龄前儿童的膳食也应该以谷类食物为主体,并适当注意粗细粮的合理搭配。

(二)多吃新鲜蔬菜和水果

应鼓励学龄前儿童适当多吃蔬菜和水果。蔬菜和水果所含的营养成分并不完全相同,不能相互替代。在制备儿童膳食时,应注意将蔬菜切小、切细以利于儿童咀嚼和吞咽,同时还要注意蔬菜和水果品种、颜色和口味的变化,引起儿童多吃蔬菜水果的兴趣。

(三)经常吃适量的鱼、禽、瘦肉

鱼、禽、瘦肉等动物性食物是优质蛋白质、脂溶性维生素和矿物质的良好来源。动物蛋白的氨基酸组成更适合人体需要,且赖氨酸含量较高,有利于补充植物蛋白中赖氨酸的不足。肉类中铁的利用率较好,鱼类特别是海产鱼所含不饱和脂肪酸有利于儿童神经系统的发育。动物肝脏含维生素 A 极为丰富,还富含维生素 B_2、叶酸等。鱼、禽、瘦肉等含蛋白质较高、饱和脂肪酸较低,建议儿童可经常吃这类食物。

(四)每日饮奶,常吃大豆及其制品

奶类是一种营养成分齐全、组成比例适宜、易消化吸收、营养价值很高的天然食品,除含有丰富的优质蛋白质、维生素 A、核黄素外,含钙量也较高,且利用率也很好,是天然钙质的极好来源。儿童摄入充足的钙有助于增加骨密度,从而延缓其成年后发生骨质疏松的年龄。目前我国居民膳食提供的钙普遍偏低,因此,对处于快速生长发育阶段的学龄前儿童,应鼓励每日饮奶。

大豆是我国的传统食品,含丰富的优质蛋白质、不饱和脂肪酸、钙及维生素 B_1、维生素 B_2、烟酸等。为提高农村儿童的蛋白质摄入量及避免城市中由于过多消费肉类等带来的不利影响,建议常吃大豆及其制品。

(五)膳食清淡少盐,正确选择零食,少喝含糖高的饮料

在为学龄前儿童烹调加工食物时,应尽可能保持食物的原汁原味,让儿童首先品尝和接纳各种食物的自然味道。为了保护儿童较敏感的消化系统,避免干扰或影响儿童对食物本身的感知和喜好、实现食物的正确选择和膳食多样化,预防偏食和挑食的不良饮食习惯,儿童的膳食应清淡、少盐、少油脂,并避免添加辛辣等刺激性物质和调味品。

学龄前儿童胃容量小,肝脏中糖原储存量少,又活泼好动,容易饥饿。应通过适当增加餐次来适应学龄前儿童的消化功能特点,以一日"三餐加两点"制为宜。各餐营养素和能量合理分配,早中晚正餐之间加适量的加餐食物,既保证了营养需要,又不增加胃肠道负担。通常情况下,三餐能量分配,早餐提供的能量约占一日的 30%(包括上午 10 点的加餐),午餐提供的能量约占一日的 40%(含下午 3 点的午点),晚餐提供的能量约占一日的 30%(含晚上 8 点的少量水果、牛奶等)。

零食是学龄前儿童饮食中的重要内容,应予以科学的认识和合理的选择。零食是指正餐

以外所进食的食物和饮料。对学龄前儿童来讲,零食是指一日三餐两点之外添加的食物,用以补充不足的能量和营养素。

学龄前儿童新陈代谢旺盛,活动量多,所以营养素需要量相对比成人多。水分需要量也大,建议学龄前儿童每日饮水量为 1000～1500mL。其饮料应以白开水为主。目前市场上许多饮料含有葡萄糖、碳酸、磷酸等物质,过多地饮用这些饮料,不仅会影响孩子的食欲,使儿童容易发生龋齿,而且还会造成过多能量摄入,不利于儿童的健康成长。

(六)食量与体力活动要平衡,维持正常体重增长

进食量与体力活动是控制体重的两个主要因素。食物提供人体能量,而体力活动/锻炼消耗能量。如果进食量过大而活动量不足时,则合成生长所需蛋白质以外的多余能量就会在体内以脂肪的形式沉积而使体重过度增长,久之发生肥胖;相反若食量不足,活动量又过大时,可能由于能量不足而引起消瘦,造成活动能力和注意力下降。所以儿童需要保持食量与能量消耗之间的平衡。消瘦的儿童则应适当增加食量和油脂的摄入,以维持正常生长发育的需要和适宜的体重增长;肥胖的儿童应控制总进食量和高油脂食物摄入量,适当增加活动/锻炼强度及持续时间,在保证营养素充足供应的前提下,适当控制体重的过度增长。

(七)不挑食、不偏食,培养良好饮食习惯

学龄前儿童开始具有一定的独立性活动,模仿能力强,兴趣增加,易出现饮食无规律,饮食过量。当受冷受热,有疾病或情绪不稳定时,易影响消化功能,可能造成厌食、偏食等不良饮食习惯。所以要特别注意培养儿童良好的饮食习惯,不挑食,不偏食。

(八)吃清洁卫生、未变质的食物

注意儿童的进餐卫生,包括进餐环境、餐具和供餐者的健康与卫生状况。幼儿园集体用餐要提倡分餐制,减少疾病传染的机会。不要饮用生的(未经高温消毒过的)牛奶和未煮熟的豆浆,不要吃生鸡蛋和未熟的肉类加工食品,不吃污染变质不卫生的食物。

第三节　学龄儿童营养

一、生理特点

学龄儿童指的是 6～12 岁进入小学阶段的儿童,此期是人一生中生长发育较平稳的阶段。每年体重增加 2～3kg,身高可增高 4～7cm。但各系统器官的发育快慢不同,神经系统发育较早,生殖系统发育较晚,皮下脂肪年幼时较发达,肌肉组织到学龄期才发育加速。

二、营养需要与营养素参考摄入量

(一)能量

学龄儿童生长发育较快,基础代谢率高,活泼好动,体力脑力消耗大,所需的能量接近成人。一般情况下,11 岁学龄男童摄入的能量不低于从事轻体力活动的父亲,而女童不低于母亲。

（二）蛋白质

由于学龄儿童学习任务繁重,思维活跃、认识新事物多,必须保证供给充足的蛋白质。11岁学龄男童、女童的蛋白质推荐摄入量(RNI)均为 75g/d,占一日所需总能量的 12%～14%。而且要保证蛋白质的质量,提高蛋白质的利用率。

（三）脂肪

学龄儿童脂肪的适宜摄入量占总能量的 25%～30%。

（四）碳水化合物

学龄儿童膳食中碳水化合物适宜摄入量占总能量的 55%～65%。

（五）矿物质

由于学龄儿童骨骼生长发育快,矿物质的需要量明显增加。机体中 99% 的钙、85% 以上的磷、60%～65% 的镁分布于骨骼、牙齿中,86% 的锌分布于骨骼、肌肉中,75% 以上的铁分布于血液、肌肉中,为使各组织器官达到正常的生长发育水平,必须保证供给充足的矿物质。

（六）维生素

学龄儿童由于体内三大产能营养素代谢活跃,学习任务重、用眼机会多,有关能量代谢、蛋白质代谢和维持正常视力、智力的维生素必须保证供给充足,尤其要重视维生素 A 和维生素 B_2 的供给。

三、膳食指南

（1）保证吃好早餐:让学龄儿童吃饱和吃好每日的三顿饭,尤其是早餐,食量宜相当于全日量的三分之一。

（2）少吃零食,饮用清淡饮料,控制食糖摄入。

（3）重视户外活动:少数学龄儿童饮食量大而运动量少,故应调节饮食和重视户外活动以避免肥胖。

第四节　青少年营养

一、生理特点

青少年期一般指的是 12～18 岁的少年期及青春期,是人生的第二生长发育高峰期。相当于初中和高中阶段。

（一）体格发育特点

青春期生长发育以体格第二次突增开始,女孩的突增期开始于 10～12 岁,男孩较女孩晚2 年,开始于 12～15 岁。身高每年可增高 2～8cm,个别可达 10～12cm;体重每年增加 2～5kg,个别可达 8～10kg。

（二）性发育特点

青春期在性激素作用下,生殖器官逐渐发育成熟,第二性征出现。

(三)心理发育特点

青少年常常表现为半幼稚、半成熟状态。智力和认知能力明显提高,抽象思维能力加强,思维活跃,记忆力强。个性特点方面具有不稳定的特点,自我意识增强,对父母的依赖减少,易受周围同学的影响。

二、营养需要与营养素参考摄入量

同年龄男生和女生在儿童时期对营养素需要的性别差异很小,从青春期开始,男生和女生的营养需要出现较大的差异。

(一)能量

青少年的能量处于正平衡状态,对能量的需要量与生长发育速率相一致。14 岁以上的青少年能量推荐摄入量,即男、女青少年推荐摄入量(RNI)分别为 2900kcal/d、2400kcal/d,超过从事轻体力活动父母亲的 17%左右。16 岁的青少年对能量的需要甚至超过中等劳动强度的成年人。

(二)蛋白质

蛋白质的供给应保证充足,14 岁以上的男、女青少年蛋白质的推荐摄入量(RNI)分别为 85g/d 和 80g/d,超过从事轻体力活动父母亲的 13%和 23%左右。除应保证蛋白质的供给量外,更重要的是保证蛋白质的质量,提高蛋白质的利用率。

(三)脂肪

青少年期脂肪摄入量以占一日总能量的 25%~30%为宜。少年时期是生长发育的高峰期,能量的需要也达到高峰,因此一般不过度限制儿童膳食脂肪摄入,但也要注意饮食不能太油腻。

(四)碳水化合物

碳水化合物应提供 55%~65%的能量,应以谷类和薯类作为主要来源,限制单糖的摄入以预防龋齿。

(五)矿物质

1. 钙

青少年期骨的增加量占到成年期的 45%左右,为了满足突增高峰的需要,11~18 岁青少年钙的适宜摄入量(AI)为 1000mg/d。

2. 铁

铁缺乏除引起贫血外,也可能降低学习能力、免疫力和抗感染能力。青春期贫血是女童常见的疾病,值得特别关注。中国营养学会建议11~13岁男、女青少年铁的适宜摄入量(AI)分别为 16mg/d、18mg/d,14~18 岁男、女青少年分别为 20mg/d、25mg/d。

3. 锌

锌缺乏的临床表现是生长发育迟缓及性发育延迟,免疫功能受损。中国营养学会建议11~13岁男、女青少年锌的推荐摄入量(RNI)分别为 18.0mg/d、15.0mg/d,14~18 岁男、女青少年分别为 19.0mg/d、15.5mg/d。

4.碘

碘缺乏在儿童期和青春期的主要表现为甲状腺肿,尤其是青春期发病率较高。中国营养学会建议 11～13 岁青少年碘的每日推荐摄入量(RNI)为 $120\mu g/d$,14～18 岁为 $150\mu g/d$。

(六)维生素

由于能量代谢旺盛,对维生素需求也有所增加,B 族维生素需要量增加显著,维生素 A、维生素 C、叶酸等也必须供给充足。

三、膳食指南

(一)三餐定时定量,保证吃好早餐,避免盲目节食

一日三餐不规律、不吃早餐的现象在儿童青少年中较为突出,以致影响到他们的营养摄入和健康。三餐定时定量,保证吃好早餐对于儿童青少年的生长发育、学习都非常重要。

(二)吃富含铁和维生素 C 的食物

儿童青少年由于生长迅速,铁需要量增加,女孩加之月经来潮后的生理性铁丢失,更易发生贫血。即使轻度的缺铁性贫血,也会对儿童青少年的生长发育和健康产生不良影响,为了预防贫血的发生,儿童青少年应注意经常吃含铁丰富的食物和新鲜的蔬菜水果等。

(三)每日进行充足的户外运动

儿童青少年每日进行充足的户外运动,能够增强体质和耐力;提高机体各部位的柔韧性和协调性;保持健康体重,预防和控制肥胖;对某些慢性病也有一定的预防作用。户外运动还能接受一定量的紫外线照射,有利于体内维生素 D 的合成,保证骨骼的健康发育。

(四)不抽烟、不饮酒

儿童青少年正处于迅速生长发育阶段,身体各系统、器官还未成熟,神经系统、内分泌功能、免疫机能等尚不十分稳定,对外界不利因素和刺激的抵抗能力都比较差,因而,抽烟和饮酒对儿童青少年的不利影响远远超过成年人。

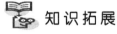 **知识拓展**

营养早餐的标准

营养早餐应该包括谷类、动物性食物(奶、蛋或肉)、大豆或其制品、蔬菜或水果等四大类食物;其提供的能量和营养素应占一日供应量的 30% 左右。

第五节　老年人营养

一、生理特点

按照国际规定,65 周岁以上的人确定为老年人;在中国,60 周岁以上的公民为老年人。随

着社会老龄化的日益加重,中国的老年人越来越多,所占人口比例也越来越高。老年人合理营养有助于延缓衰老、促进健康和提高生命质量。

(一)代谢功能降低

合成代谢降低,分解代谢增高,尤其是蛋白质的分解代谢大于合成代谢。基础代谢降低,随年龄增长,基础代谢率以每 10 年减少 5% 的趋势逐渐下降。

(二)体成分改变

随年龄增长体内瘦体组织减少而脂肪组织增加,使体成分发生改变。

(三)器官功能减退

细胞数量的减少必然引起全身各系统和器官功能衰退和下降。器官功能衰退的程度在不同老年人中差异较大。

二、营养需要与营养素参考摄入量

(一)能量

老年人基础代谢降低,再加上体力活动减少,对能量的需要降低。膳食能量的摄入主要以体重来衡量,以能维持能量平衡、达到并维持理想体重为宜。

(二)蛋白质

蛋白质对老年人的营养尤为重要,因为老年人容易出现负氮平衡,但老年人肝、肾功能降低,摄入蛋白质的量也不宜过多。老年人膳食蛋白质的摄入应以适量优质蛋白质为宜,中国营养学会建议老年人蛋白质的每日推荐摄入量(RNI)男性为 75g/d,女性为 65g/d。

(三)脂肪

老年人脂肪的摄入不宜过多,以占一日总能量的 20%～30% 为宜,并少吃动物性脂肪和胆固醇高的食物,以预防心血管疾病的发生。

(四)碳水化合物

老年人糖耐量降低,易发生血糖增高,且过多的糖在体内可转变为脂肪,引起肥胖、高脂血症等疾病。建议碳水化合物提供的能量占 55%～65%,而且应降低单糖、双糖和甜食的摄入量,增加膳食纤维的摄入。

(五)矿物质

除了钙需要增加以外,其余均与 18 岁以上的成人相同或相近。老年人尤其妇女绝经后多容易出现骨质疏松症,需要摄入足量的钙。老年人也容易发生缺铁性贫血,要注意补充铁。老年人应保持清淡饮食,限制食盐摄入。

(六)维生素

老年人由于体内代谢和免疫功能降低,需要充足的各种维生素以促进代谢、延缓衰老及增强抵抗力。中国营养学会建议,老年人维生素 D 的每日推荐摄入量(RNI)为 $10\mu g/d$,比 18 岁以上成人高 1 倍;维生素 B_6 的适宜摄入量(AI)值(1.5mg/d)比 18 岁以上成人(1.2mg/d)高,其余维生素摄入量均与 18 岁以上成人基本一致。

三、膳食指南

(一)食物要粗细搭配、松软、易于消化吸收

粗粮含丰富的 B 族维生素、膳食纤维、钾、钙、植物化学物等。老年人消化器官生理功能有不同程度的减退,咀嚼功能和胃肠蠕动减弱,消化液分泌减少。因此老年人选择食物要粗细搭配,食物的烹制宜松软易于消化吸收。

(二)合理安排饮食,提高生活质量

家庭和社会应从各方面保证其饮食质量、进餐环境和进食情绪,使其得到丰富的食物,保证其需要的各种营养素摄入充足,以促进老年人身心健康,减少疾病,延缓衰老,提高生活质量。

(三)重视预防营养不良和贫血

60 岁以上的老年人由于生理、心理和社会经济情况的改变,可能使老年人摄取的食物量减少而导致营养不良。另外,随着年龄增长而体力活动减少,并因牙齿、口腔问题及情绪不佳,可能致食欲减退,能量摄入降低,必需营养素摄入减少,而造成营养不良。60 岁以上老年人低体重、贫血患病率也远高于中年人群。

(四)多做户外活动,维持健康体重

老年人适当多做户外活动,在增加身体活动量、维持健康体重的同时,还可接受充足紫外线照射,有利于体内维生素 D 合成,预防或推迟骨质疏松症的发生。

第六节 孕妇与乳母营养

一、孕妇

(一)生理特点

孕妇是指处于妊娠特定生理状态下的人群。为适应和满足胎儿在宫内生长发育的需要,母体自身会发生一系列的生理变化。

1. 内分泌系统

妊娠期内分泌系统的主要改变是妊娠相关激素水平的变化。怀孕后,母体分泌的性激素发生变化,在受精卵着床后,月经周期停止,绒毛膜促性腺激素在 8～9 周分泌达到高峰,黄体分泌的黄体酮刺激子宫内膜形成胎盘。随后,胎盘分泌绒毛膜生长素与雌激素并维持整个孕期。

2. 消化系统

受高水平雌激素的影响,妊娠期妇女易出现牙龈炎和牙龈出血;胃肠平滑肌张力下降,贲门括约肌松弛,消化液分泌减少,易出现恶心、呕吐、消化不良、便秘等妊娠反应。另外,消化系统功能的上述改变,延长了食物在肠道中的停留时间,增加了钙、铁、维生素 B_{12} 及叶酸等营养素在肠道的吸收。

3. 循环系统

心排出量增加,到孕 32 周时到达高峰,约增加 30%～50%;至孕晚期血容量可比孕前增加约 40%,其中血浆容积增加约 50%,而红细胞只增加约 20%,两者增加幅度的不一致导致孕期生理性贫血。

4. 泌尿系统

孕期肾排泄负荷增加,有效肾血浆流量和肾小球滤过率增高,但肾小管再吸收能力未有相应增加。尿中的蛋白质代谢产物如尿素、尿酸、肌酐等排泄增多,同时,一些营养物质如葡萄糖、叶酸以及其他水溶性维生素排出量亦增加,但尿钙排出量减少。

5. 体重

妊娠期母体体重平均增加约 11～12.5kg。包括两部分,一是妊娠相关产物,如胎儿、胎盘和羊水;二是母体自身组织的增长,如血液和细胞外液的增加,子宫和乳腺的增大以及为泌乳而储备的脂肪和其他营养物质。

(二)营养需要与营养素参考摄入量

1. 能量

适宜的能量对孕妇机体及正在发育的胎儿都很重要。孕妇除了维持自身所需能量外,还要负担胎儿的生长发育以及胎盘和母体组织增长所需要的能量。中国营养学会建议孕中、晚期孕妇所需能量推荐摄入量(RNI)为在非孕妇女能量推荐摄入量的基础上每日增加 200kcal。

2. 蛋白质

妊娠期间,胎儿和母体组织增长共需约 900g 蛋白质,这些蛋白质均需孕妇在妊娠期间不断从食物中获得。中国营养学会建议孕早、中、晚期膳食蛋白质推荐摄入量(RNI)增加值分别为 5g/d、15g/d、20g/d,膳食中优质蛋白质宜占蛋白质总量的 1/2 以上。

3. 脂类

孕期妇女平均需储存 2～4kg 脂肪以备产后泌乳的需要。脂类是胎儿神经系统的重要组成部分,尤其是磷脂及长链多不饱和脂肪酸,对早期脑-神经系统和视网膜等的发育有重要的作用。中国营养学会建议孕妇膳食脂肪供能比应占总能量的 20%～30%。

4. 碳水化合物

碳水化合物是产生能量的主要来源,尤其胎儿以葡萄糖为唯一的能量来源,因此消耗母体的葡萄糖较多,如果摄入量不足,母体就需要动员分解体内脂肪,而脂肪氧化不完全时可产生酮体,酮体过多,母亲可发生酮症酸中毒,并影响胎儿的脑和神经系统发育。

5. 矿物质

(1)钙　是构成骨骼、牙齿的主要成分,胎儿从母体摄取大量的钙以供生长发育的需要。当钙摄取不足时,会加速母体骨骼和牙齿中钙盐的溶出,母亲可发生小腿抽筋或手足抽搐,严重时导致骨质软化症,胎儿也可发生先天性佝偻病。中国营养学会建议孕妇钙适宜摄入量(AI)为孕早期 800mg/d,孕中期 1000mg/d,孕晚期 1200mg/d。含钙高的食物主要有奶和奶制品、豆类、芝麻酱、海带、虾皮等,膳食摄入不足时亦可适当补充一些钙制剂,同时还要注意补充维生素 D(吃鱼肝油或晒太阳)以促进钙的吸收。

(2)铁　孕期对铁需要量大大增加,孕期缺铁除易导致孕妇缺铁性贫血外,还可减少胎儿铁的储备,使婴儿期较早出现缺铁。孕早期缺铁还与早产及低出生体重有关。中国营养学会建议孕妇铁的适宜摄入量(AI)为孕早期 15mg/d,孕中期 25mg/d,孕晚期 35mg/d。

(3)锌　孕期妇女摄入充足的锌有利于胎儿发育和预防先天性缺陷。中国营养学会建议孕妇锌的适宜摄入量(AI)为孕早期 11.5mg/d,孕中、晚期 16.5mg/d。

(4)碘　妊娠期妇女碘缺乏可能导致胎儿甲状腺功能低下,从而引起以生长发育迟缓、认知能力降低为特征的呆小症。中国营养学会建议孕妇碘的每日推荐摄入量(RNI)为 200μg/d,比孕前增加 50μg/d。

6.维生素

(1)维生素 A　孕妇维生素 A 缺乏与胎儿宫内发育迟缓、低出生体重及早产有关。但孕早期维生素 A 摄入过量可能导致自发性流产和胎儿先天畸形。中国营养学会建议孕早期和孕中、晚期维生素 A 的每日推荐摄入量(RNI)分别为 800μgRE/d 和 900μgRE/d。

(2)维生素 D　可促进钙的吸收和钙在骨骼中的沉积。妊娠期缺乏维生素 D 与孕妇骨质软化症及新生儿低钙血症和手足搐搦有关;但过量也可导致婴儿发生高钙血症。中国营养学会建议孕早期维生素 D 的每日推荐摄入量(RNI)与非孕妇女相同(5μg/d),孕中、晚期为 10μg/d。

(3)B 族维生素　孕期缺乏维生素 B_1 时,孕妇可能不出现明显的脚气病症状,而是导致新生儿有明显脚气病表现。维生素 B_1 缺乏还可影响胃肠道功能,尤其在孕早期由于早孕反应使食物摄入减少,易引起维生素 B_1 缺乏,从而导致胃肠功能下降,进一步加重早孕反应。中国营养学会建议孕妇维生素 B_1 的每日推荐摄入量(RNI)早、中、晚期均为 1.5mg/d。

孕期维生素 B_2 缺乏与胎儿生长发育迟缓、缺铁性贫血有关。中国营养学会建议孕妇维生素 B_2 的每日推荐摄入量(RNI)早、中、晚期均为 1.7mg/d。

叶酸不足与新生儿神经管畸形的发生有关。妇女在孕前 3～6 个月和孕早期每日补充叶酸 400μg 可有效地预防大多数神经管畸形的发生。中国营养学会建议孕妇叶酸的每日推荐摄入量(RNI)早、中、晚期均为 600μgDFE/d。

(三)膳食指南

1.孕前期妇女膳食指南

(1)多摄入富含叶酸的食物或补充叶酸　妊娠的头 4 周是胎儿神经管分化和形成的重要时期,此期叶酸缺乏可增加胎儿发生神经管畸形及早产的危险。育龄妇女应从计划妊娠开始尽可能早地多摄取富含叶酸的食物及从孕前 3 个月开始每日补充叶酸 400μg,并持续至整个孕期。

(2)常吃含铁丰富的食物　孕前缺铁易导致早产、孕期母体体重增长不足以及新生儿低出生体重,故孕前女性应储备足够的铁为孕期利用。建议孕前期妇女适当多摄入含铁丰富的食物,缺铁或贫血的育龄妇女可适量摄入铁强化食物或在医生指导下补充小剂量的铁剂。

(3)保证摄入加碘食盐,适当增加海产品的摄入　妇女围孕期和孕早期碘缺乏均可增加新生儿将来发生克汀病的危险性。孕前和孕早期除摄入碘盐外,还建议至少每周摄入一次富含碘的海产品。

(4)戒烟、禁酒　夫妻一方或双方经常吸烟或饮酒,不仅影响精子或卵子的发育,造成精子或卵子的畸形,而且影响受精卵在子宫的顺利着床和胚胎发育,导致流产。

2.孕早期妇女膳食指南

(1)膳食清淡、适口　清淡、适口的膳食有利于降低怀孕早期的妊娠反应,使孕妇尽可能多地摄取食物,满足其对营养的需要。

(2)少食多餐　怀孕早期反应较重的孕妇,不必像常人那样强调饮食的规律性,应根据孕妇的食欲和反应的轻重及时进行调整,采取少食多餐的办法,保证进食量。

(3)保证摄入足量富含碳水化合物的食物　怀孕早期应尽量多摄入富含碳水化合物的谷类或水果,保证每日至少摄入 150g 碳水化合物(约合谷类 200g)。

(4)多摄入富含叶酸的食物并补充叶酸　怀孕早期叶酸缺乏可增加胎儿发生神经管畸形及早产的危险。

(5)戒烟、禁酒　孕妇吸烟或经常被动吸烟可能导致胎儿缺氧和营养不良、发育迟缓。孕妇饮酒,酒精可以通过胎盘进入胎儿血液,造成胎儿宫内发育不良、中枢神经系统发育异常、智力低下等,称为酒精中毒综合征。

3.孕中、末期妇女膳食指南

(1)适当增加鱼、禽、蛋、瘦肉、海产品的摄入量　鱼、禽、蛋、瘦肉是优质蛋白质的良好来源,其中鱼类还可提供 n-3 多不饱和脂肪酸,蛋类尤其是蛋黄是卵磷脂、维生素 A 和维生素 B_2 的良好来源。

(2)适当增加奶类的摄入　奶或奶制品富含蛋白质,对孕期蛋白质的补充具有重要意义,同时也是钙的良好来源。

(3)常吃含铁丰富的食物　从孕中期开始孕妇血容量和血红蛋白增加,同时胎儿需要铁储备,宜从孕中期开始增加铁的摄入量,必要时可在医生指导下补充小剂量的铁剂。

(4)适量身体活动,维持体重的适宜增长　孕妇应适时监测自身的体重,并根据体重增长的速率适当调节食物摄入量,也应根据自身的体能每日进行不少于 30min 的低强度身体活动,最好是 1~2h 的户外活动,如散步、做体操等。

(5)禁烟、戒酒,少吃刺激性食物　烟草、酒精对胚胎发育的各个阶段都有明显的毒性作用,如容易引起早产、流产、胎儿畸形等。有吸烟、饮酒习惯的妇女,孕期必须禁烟、戒酒,并要远离吸烟环境。

二、乳母

(一)生理特点

胎儿娩出后,产妇便进入以自身乳汁哺育婴儿的哺乳期。一方面乳母要逐步补偿妊娠、分娩时所损耗的营养素储备,促进各器官、系统功能的恢复;另一方面还要分泌乳汁、哺育婴儿。因此,乳母比一般妇女需要更多的营养素。乳母膳食营养是乳汁分泌的物质基础,直接关系到乳汁分泌的质和量。

母乳分为三期,各有不同的特点。

1.初乳

产后第 1 周分泌的乳汁为初乳,淡黄色,黏稠,富含免疫球蛋白和乳铁蛋白等,乳糖和脂肪较成熟乳少。

2.过渡乳

产后第 2 周分泌的乳汁称为过渡乳,蛋白质含量逐渐减少,脂类和乳糖含量逐渐增高。

3.成熟乳

第 2 周以后分泌的乳汁称为成熟乳,呈乳白色,富含蛋白质、乳糖、脂肪等多种营养素。

(二)营养需要与营养素参考摄入量

1.能量

乳母对能量的需要量较大,一方面要满足母体自身对能量的需要,另一方面要供给乳汁所含的能量和乳汁分泌过程本身消耗的能量。中国营养学会建议乳母能量每日推荐摄入量(RNI)是在非孕妇女基础上每日增加 500kcal。

2.蛋白质

蛋白质摄入量的多少,对乳汁分泌的数量和质量的影响最为明显。正常情况下每日从乳汁中排出的蛋白质约为 10g,考虑到蛋白质的质量及转化率,中国营养学会建议乳母蛋白质的每日推荐摄入量(RNI)为在非孕妇女基础上每日增加 20g,并保证摄取足量优质蛋白质。

3.脂类

婴儿中枢神经系统的发育及脂溶性维生素的吸收均需要脂类,因此乳母膳食中必须有适量脂肪,尤其是多不饱和脂肪酸。每日脂肪的摄入量以占总能量的 20%~25%为宜。

4.矿物质

(1)钙　为了保证乳汁中钙含量的稳定及母体钙平衡,应增加乳母钙的摄入量。中国营养学会建议乳母钙适宜摄入量(AI)为 1200mg/d。除多食用含钙丰富的食物或补充钙剂外,还应注意补充维生素 D 以促进钙的吸收与利用。

(2)铁　增加乳母膳食铁的摄入量对乳汁中铁含量的影响并不明显,但为了恢复孕期铁丢失,乳母应注意膳食中铁的补充。中国营养学会建议乳母铁的适宜摄入量(AI)为 25mg/d。

5.维生素

除维生素 D 和维生素 K 几乎不能通过乳腺,乳汁中其他维生素含量大多不同程度地受乳母膳食的影响。

维生素 A 能部分通过乳腺,增加乳母维生素 A 的摄入量,乳汁中维生素 A 的含量也会有一定程度的增加。中国营养学会建议乳母维生素 A 的每日推荐摄入量(RNI)为 1200μgRE/d。

乳汁中水溶性维生素的含量直接受乳母膳食影响。中国营养学会建议乳母维生素 B_1、维生素 B_2、烟酸和维生素 C 的每日推荐摄入量(RNI)分别为 1.8mg/d、1.7mg/d、18mg/d 和 130mg/d,高于非孕妇女。

6.水

乳母水分摄入不足将直接影响乳汁的分泌量,故乳母应多喝汤水。为保证乳汁分泌,乳母每日应比一般成人多摄入约 1L 水。

(三)膳食指南

1.增加鱼、禽、蛋、瘦肉及海产品摄入

动物性食品如鱼、禽、蛋、瘦肉等可提供丰富的优质蛋白质,乳母每日应增加总量 100~150g 的鱼、禽、蛋、瘦肉,其提供的蛋白质应占总蛋白质的 1/3 以上。

2.适当增饮奶类,多喝汤水

奶类含钙量高,易于吸收利用,是钙的最好食物来源。乳母每日若能饮用牛奶 500mL,则可从中得到约 600mg 优质钙。必要时可在保健医生的指导下适当补充钙制剂。

3. 产褥期食物多样，不过量

产褥期的膳食同样应是多样化的平衡膳食，以满足营养需要为原则，无须特别禁忌。要注意保持产褥期食物多样化，充足而不过量。

4. 忌烟酒，避免喝浓茶和咖啡

乳母吸烟（包括间接吸烟）、饮酒对婴儿健康有害，哺乳期应继续忌烟酒、避免饮用浓茶和咖啡。

5. 科学活动和锻炼，保持健康体重

哺乳期妇女除注意合理膳食外，还应适当运动及做产后健身操，这样可促使产妇机体复原，保持健康体重。哺乳期妇女进行一定强度的、规律性的身体活动和锻炼不会影响母乳喂养的效果。

 同步练习

一、单项选择题

1. 下列属于小儿所特有的能量需要的是（　）

A. 基础代谢　　　　B. 食物特殊动力作用　　　　C. 体力活动

D. 生长发育　　　　E. 特殊生理需要

2. 婴儿必需氨基酸除成人的 8 种外，还有（　）

A. 组氨酸　　　B. 亮氨酸　　　C. 赖氨酸　　　D. 苏氨酸　　　E. 色氨酸

3. 学龄前儿童应强调（　）饮奶

A. 有时　　　B. 经常　　　C. 每日　　　D. 每周　　　E. 每月

4. 老年人除（　）之外，其余矿物质需要量均与 18 岁以上成人相同或相近

A. Ca　　　B. Fe　　　C. Zn　　　D. I　　　E. Se

5. 孕期适宜增重范围是（　）

A. 5～10kg　　B. 11～12.5kg　　C. 12.5～15kg　　D. 15～20kg　　E. 20～25kg

6. 孕妇在孕早期缺乏哪种维生素会导致胎儿神经管畸形（　）

A. 烟酸　　　B. 叶酸　　　C. 尼克酸　　　D. 抗坏血酸　　　E. 泛酸

二、简答题

1. 简述 0～6 月龄婴儿喂养指南。

2. 简述老年人膳食指南。

3. 简述孕期补钙的重要性及如何补充。

第五章　医院膳食

 学习目标

掌握：医院膳食的分类及其适应证。
熟悉：各类常见医院膳食的调配原则。
了解：各类常见医院膳食的概念。

现代医学证明，营养治疗在增进治疗效果上与药物治疗有着不可替代的作用。因此，医院膳食的科学管理，关系到医院医疗和管理质量的水平。做好营养工作，遵循医院膳食管理原则，根据不同的疾病种类制定相应的医院膳食，利用食物中营养成分的增与减，选用合理的烹调方法，保证营养的平衡摄入，能有效促进机体康复。由于医院膳食种类很多，为了便于管理，将其分为以下几种。

1.基本膳食

基本膳食（basic diet）是根据人体的生理需要和不同疾病的特点，通过改变食物的烹调方法或改变食物质地而配制的膳食。

2.治疗膳食

治疗膳食（therapeutic diet）是在基本膳食基础上采取调整膳食中的营养成分和营养需要量而设置的膳食。

3.试验膳食

试验膳食（pilot diet）通过对膳食内容的短期调整，限制或添加某种或几种营养素，观察或测定机体对此的反应，是辅助临床诊断的一种医院膳食。

第一节　基本膳食

医院基本膳食根据膳食的质地、形态及烹调原则和适应证分为普通膳食、软食、半流质膳食、流质膳食四种。

一、普通膳食

普通膳食（general diet）简称普食，与正常人平时的膳食基本相同。能量及各类营养素必须供给充足，膳食结构应符合平衡膳食的原则。普食是医院膳食中应用最广泛的一种膳食。

（一）适用对象

普通膳食主要适用于体温正常或接近正常，无咀嚼或消化吸收功能障碍，无特殊膳食要求，不需限制任何营养素的患者。

（二）配膳原则

1. 品种多样化

食物品种应多样化，运用科学的烹调方法，做到色、香、味、形俱全，以增进食欲、促进消化。

2. 合理分配

将一日膳食适当地分配于三餐中。一般能量分配比例为早餐 25%～30%，午餐 40%，晚餐 30%～35%。食物应有适当体积，以满足饱腹感。

3. 能量与营养素供给量

（1）能量　根据基础代谢、食物特殊动力作用、体力活动与疾病消耗计算每日所需能量。住院患者活动较少，每日供能量可为 9.2～10.9MJ（2200～2600kcal）。实际应用时应根据个体差异（如年龄、身高、活动量等）适当调整。

（2）蛋白质　每日蛋白质供给量为 70～90g，占总能量的 12%～14%，其中优质蛋白质应占蛋白质总量的 1/3 以上，其中有一定量的大豆蛋白质。

（3）脂肪　每日脂肪供给量应占总能量的 20%～25%，不宜超过 30%。

（4）碳水化合物　宜占总能量的 55%～65%，每日供给量约为 250～400g。

（5）维生素　维生素的供给量可参照 DRIs。

（6）矿物质　普食中的矿物质一般不易缺乏，供给量可参照 DRIs。

（7）水　住院患者每日水的供给量应视病情而定，以满足入水量与出水量的平衡为原则。

在食谱的计划及食物的选择和调配方面要符合营养平衡膳食的要求，慎用不宜消化、具有刺激性及易胀气的食物，如油炸食品、油腻食品、辛辣及气味浓烈的调味品等。

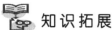 **知识拓展**

油炸类食物不宜常吃

油炸食品是高温食用油加工后的食品。食物在油炸过程中营养成分破坏较多，且高温下油脂中的维生素 A、E 遭破坏，大大降低了食物的营养价值。油脂在高温时（沸点为 210℃），会发生氧化、水解、热聚合等化学反应，产生醛、酮、低级脂肪酸、氧化物、环氧化物等多种对机体有害的物质；油温愈高，反复高温加工次数愈多，产生的有害物质也愈多。这些有害物质进入人体后，能破坏人体的酶系统，使人产生头晕、恶心、腹泻、呼吸不畅、心率减慢等中毒症状。而且食物在煎炸过程中蛋白质变性可产生强致癌物苯并芘；淀粉经过油炸后仅剩下能量，若长期食用，可诱发心血管疾病、肥胖症和癌症。

二、软食

软食（soft diet）比普食容易消化，特点是质地软、少渣、易咀嚼，是由半流质膳食向普食过渡的中间膳食。

（一）适用对象

软食适用于轻度发热、消化不良、咀嚼困难而不能进食大块食物者、老年人以及婴幼儿，也可用于痢疾、急性肠炎以及肛门、结肠、直肠术后等恢复期的患者。

(二)配膳原则

1.平衡膳食

软食应符合平衡膳食的原则,各类营养素应该满足患者的需求。通常软食每日提供的总能量为 9.21～10.04MJ(2200～2400kcal),蛋白质为 70～80g,主食不限量。

2.供给细软、易消化的食物

软食应细软、易咀嚼、易消化,少用含膳食纤维和动物肌纤维多的食物,食物应切碎、煮烂后食用。

3.注意补充维生素和矿物质

由于软食中的蔬菜及肉类均需切碎、煮烂,导致维生素和矿物质损失较多,应适当补充蔬菜(果)汁、菜(果)泥等,以保证足够的维生素和矿物质。

(三)软食可选用的食物

(1)主食　软米饭、大米粥、面条、面片、馄饨以及各种发面的食品。

(2)肉类　选用细嫩的瘦肉类,切碎煮软,或制成肉饼、余丸子等。

(3)蔬菜类　可采用瓜茄类、嫩菜叶、胡萝卜、马铃薯等,均需切碎煮软。

(4)蛋类　可采用蒸蛋羹、烩蛋丁、烩蛋皮丝等。

(5)豆类　可选用豆浆、豆腐、豆腐脑等。

(6)乳类　酸牛奶、豆奶等。

三、半流质膳食

半流质膳食(semi-liquid diet)是介于软食与流质膳食之间,外观呈半流体状态,细软、更易于咀嚼和消化的膳食。

(一)适用对象

半流质膳食适用于发热较高者,消化道疾病(如腹泻、消化不良)患者,口腔疾病患者,耳鼻喉术后患者,以及身体虚弱者。

(二)配膳原则

1.能量

术后早期或虚弱、高热的患者,不易接受过高的能量,所以半流质膳食所提供的一日总能量一般在 6.28～7.53MJ(1500～1800kcal)。

2.半流质食物

选择呈半流体状态的食物,食物应细软,少膳食纤维,易咀嚼吞咽,易消化吸收。

3.少量多餐

半流质膳食含水量较多,因此应增加餐次,以保证患者能量及营养素的需求,减轻消化道负担。通常两餐之间间隔 2～3h,每日 5～6 餐。主食定量,一般一日不超过 300g。

另外,配制少渣半流质膳食时需严格限制膳食纤维的摄入量,蔬菜、水果应做成汤、汁、冻、泥等形式食用。

(三)半流质饮食可选用的食物

(1)主食　可选用细面条、面片、馄饨、大米粥、软面包、麦片粥、藕粉等。

(2)肉类　可选用细嫩猪肉、鸡、鱼、虾等,制成氽丸子、肉糕、鱼片、鱼羹等。

(3)蛋类　可选用蒸蛋羹、烩蛋丁、蛋汤等。

(4)乳类及其制品　如奶酪、牛奶、酸牛奶、奶豆腐、黄油均可采用。

(5)豆类制品　可选用豆浆、豆腐、豆腐脑等。

(6)水果及蔬菜　需制成果冻、鲜果汁、蔬菜汁等。

四、流质膳食

流质膳食(liquid diet)是极易消化、含渣很少、呈流体状态或在口腔内即可融化为液体的膳食。流质膳食的能量、蛋白质不足,不宜长期使用。为适应病情需要,临床上将流质膳食分为普通流质、清流质、浓流质、冷流质和不胀气流质等。

(一)适用对象

流质膳食多适用于极度衰弱、无力咀嚼者,高热、急性传染病患者,病情危重者,术后患者以及肠道手术术前准备等;由肠外营养向全流质或半流质膳食过渡,宜先采用清流质或不胀气流质。

(二)配膳原则

1.保证一定的能量供给

流质膳食所提供的能量及营养素均不足,每日总能量在800～1000kcal左右,清流质能量更低,浓流质最多可达6.69MJ(1600kcal),故常作为过渡期膳食短期应用。为了增加膳食中的能量,在病情允许的情况下,可给予少量易消化的脂肪,如芝麻油、奶油、黄油和花生油等。

2.选用流质食物

所用食物均为流体状态,或进入口腔后即溶化成液体,易吞咽,易消化,同时应甜、咸适宜,以增进食欲。

3.少量多餐

每餐液体量以200～250mL为宜,每日6～7餐。

4.特殊情况

视医嘱而定。

(三)流质膳食种类

1.普通流质

普通流质如米汤、各类米面糊、豆浆、嫩豆腐脑,各类肉汤、果汁、牛奶、麦乳精等。普通流质适用于无特殊膳食要求而又适应流质膳食的患者。

2.清流质膳食

(1)特点　清流质是一种限制较严的流质膳食,是不含食物残渣、不产气的液体膳食,比一般普通流质膳食更清淡。

(2)适应证　消化道及腹部手术后试餐时,也可用于急性腹泻和严重衰弱患者初期。

(3)原则和要求　忌用牛奶、豆浆、浓糖及一切易致胀气的食品,每餐数量不宜过多。因此,所供能量及各类营养素均不足,只适于短期应用,如长期应用易导致营养不良。

(4)清流质膳食可用食物　过箩牛肉汤及排骨汤,过箩菜汤及米汤,很稀的藕粉及鲜果汁、西红柿汁、西瓜汁等。

3.浓流质

无渣较稠的食物,如奶粉冲麦乳精、牛奶、各类米面糊、鸡蛋薄面糊、较稠的藕粉等。浓流质食物常适用于口腔、头面部手术及颈部术后,而消化和吸收功能良好的患者。

4.冷流质

(1)特点　冷的、无刺激性的流质食品。

(2)适应证　适用于喉部患者术后 1～2 日及上消化道出血患者。

(3)原则和要求　忌用热、酸性及含刺激性香料的食品,以避免对伤口的刺激并减少出血。

(4)可采用的食物　冰淇淋、冷牛奶、奶酪、雪糕、冰棍等。

5.不胀气流质(忌甜流质饮食)

不胀气流质(忌甜流质饮食)忌蔗糖、牛奶、豆浆等产气食品,适用于腹部和盆腔手术后患者。

第二节　治疗膳食

治疗膳食,也称调整成分膳食(modified diet),是指根据患者不同生理病理情况,调整膳食的成分和质地,从而起到治疗疾病和促进健康作用的膳食。治疗膳食的基本原则是以平衡膳食为基础,在允许的范围内,除必须限制的营养素外,其他均应供给齐全,配比合理。调整营养素摄入量时,要考虑各营养素之间的关系,切忌顾此失彼。根据病情的变化及时调整膳食内容。同时,膳食的制备应适合患者的消化、吸收和耐受能力,并照顾患者的饮食习惯。治疗膳食的种类很多,现将临床常用的归纳如下。

一、高能量膳食

高能量膳食(high energy diet)是指能量供给量高于正常人的膳食供给标准,可迅速补充机体对能量的需求,改善患者的营养不良状态,满足其疾病状态下的高代谢需要。

(一)适用对象

(1)分解代谢增强者　如甲亢、癌症、严重烧伤和创伤、高热患者等。

(2)合成代谢不足者　如严重消瘦、营养不良和吸收障碍综合征等。

(二)配膳原则

1.尽可能增加进食量

高能量膳食主要通过增加主食量和调整膳食内容来增加能量的供给。增加摄入量应循序渐进,少量多餐,避免造成胃肠功能紊乱。除三次正餐外,可分别在上午、下午或晚上加 2～3 餐点心。

2.应根据病情调整供给量

病情不同对能量的需要量也不同,如成年烧伤患者每日约需 16.80MJ(4000kcal)能量,远高于正常人的每日推荐摄入量。一般患者以每日增加 1.25MJ(300kcal)左右能量为宜。

3.供给平衡膳食

为保证能量充足,膳食应有足量的碳水化合物、蛋白质、适量的脂肪,同时也需要相应增加矿物质和维生素的供给,尤其是与能量代谢密切相关的维生素 B_1、B_2 和烟酸。由于膳食中蛋白质的摄入量增加,尿钙排出增加,易出现负钙平衡,故应及时补钙。为防止血清脂质升高,在膳食配制时应尽可能减少饱和脂肪酸、胆固醇和精制糖的含量。

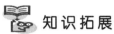 **知识拓展**

膳食治疗的营养途径

治疗膳食是根据患者的情况,通过口服、管饲、静脉等途径进入机体以达到营养治疗的目的。①经口营养:适用于上消化道无功能障碍、下消化道无严重疾病的患者,是一种最安全、最经济、最便捷、最接近生理状态、最易为患者接受的营养途径,也是临床营养最主要的营养途径。②管饲营养:主要用于面部、口腔颈部和咽喉手术的患者或昏迷的患者。管饲营养是将营养液(流质、混合奶、匀浆膳、要素膳等)直接送入胃肠道的一种有效方式。管饲营养又分为鼻饲、胃造瘘和空肠造瘘三种方式。③静脉营养:适用于因各种原因所致不能经胃肠道正常摄入营养的患者。对于危重患者,该方式是非常重要的营养途径,但操作难度较大。

二、低能量膳食

低能量膳食(low energy diet)是指饮食中所提供的能量低于正常需要量,目的是减少体脂贮存,降低体重,或者减轻机体能量代谢负担,以控制病情。

(一)适用对象

需要减轻体重的患者,如单纯性肥胖、高血压、高脂血症、冠心病和糖尿病、痛风等患者。

(二)配膳原则

除了限制能量供给外,其他营养素应满足机体的需要。能量供给量要适当递减,以利于机体动用、消耗储存的体脂,减少不良反应。

1.减少膳食总能量

能量减少量视患者情况而定,但每日总能量摄入量不宜低于 $3.34 \sim 4.18MJ(800 \sim 1000kcal)$,以免体脂动员过快,引起酮症酸中毒。

2.蛋白质供给量应充足

由于限制能量供应而使主食的摄入量减少,蛋白质供给量需相应提高,至少占总能量的 $15\% \sim 20\%$,每日蛋白质供应量不少于 $1g/kg$,优质蛋白质应占 50% 以上,以减少肌肉组织的分解。

3.碳水化合物和脂肪相应减少

碳水化合物约占总能量的 50%,一般为每日 $100 \sim 200g$,减少精制糖的供给。限制脂肪的摄入,主要减少动物脂肪和含饱和脂肪酸高的油脂,但要保证必需脂肪酸的供给,膳食脂肪一般应占总能量的 20% 左右。

4.适当减少食盐摄入量

患者体重减轻后可能会出现水钠潴留,故应适当减少食盐的摄入量。

5.矿物质和维生素充足

由于进食量减少,易出现矿物质和维生素的摄入不足,必要时可用制剂补充。

6.满足饱腹感

可采用富含膳食纤维的蔬菜和低糖的水果,必要时可选用琼脂类食品,以增加饱腹感。

三、高蛋白质膳食

高蛋白质膳食(high protein diet)是指蛋白质供给量高于正常的一种膳食。感染、创伤或其他原因引起机体蛋白质消耗增加,或机体处于康复时期蛋白质合成增加,需增加膳食蛋白质的供给量。为了使蛋白质更好地被机体利用,需要同时增加能量的摄入量,以减少蛋白质的过多分解供能。

(一)适用对象

(1)慢性消耗性疾病患者　如结核病、恶性肿瘤、贫血、溃疡性结肠炎等疾病,或其他消化系统炎症的恢复期。

(2)其他方面的患者　如肾病综合征、烧伤、创伤患者及手术前后、明显消瘦、营养不良等患者。

(二)配膳原则

高蛋白质膳食一般不需单独制备,可在原来膳食的基础上添加富含蛋白质的食物,如在午餐和晚餐中增加一个肉菜,或者在正餐外加餐。

1.蛋白质

成人每日摄入量为 $100\sim120g$ 或 $1.5\sim2.0g/kg$。

2.供能营养素比例

碳水化合物宜适当增加,以保证蛋白质的充分利用,每日碳水化合物摄入量以 $400\sim500g$ 为宜。脂肪适量,以防血脂升高,摄入量为每日 $60\sim80g$。每日摄入总能量约 $12.54MJ$ $(3000kcal)$。

3.矿物质

高蛋白质膳食会增加尿钙的排出,长期摄入此类膳食,易出现负钙平衡。膳食中应增加钙的供给量,可选用富含钙质的乳类和豆类食物。

4.维生素

长期高蛋白质膳食,维生素 A 的需要量也随之增加,且营养不良者一般肝脏中维生素 A 贮存量也下降,故应及时补充。维生素 B_1、维生素 B_2 和烟酸与能量代谢关系密切,供给量应充足,贫血患者还应补充富含维生素 C、维生素 K、维生素 B_1、叶酸、铁、铜等的食物。

5.与其他治疗膳食相结合

蛋白质摄入量的增加应循序渐进,并根据病情及时调整,还可与其他治疗膳食结合使用,如高能量高蛋白质膳食。推荐的膳食能氮比为 $0.42\sim0.84MJ(100\sim200kcal)$∶$1g$,平均为 $0.63MJ(150kcal)$∶$1g$,以避免蛋白质用于供能过多。

四、低蛋白质膳食

低蛋白质膳食(low protein diet)是指蛋白质含量较正常膳食低的膳食,其目的是减少体内氮代谢废物,减轻肝、肾负担。

(一)适用对象

(1)肾病　急性肾炎、急/慢性肾功能不全、慢性肾衰竭及尿毒症患者。

(2)肝病　肝昏迷或肝昏迷前期患者。

(二)配膳原则

1.蛋白质

每日蛋白质摄入量少于40g,多选用优质蛋白质,如蛋、乳、瘦肉等,以保证必需氨基酸的供应。根据病情随时调整蛋白质的供给量,病情好转后逐渐增加摄入量,以促进康复,预防贫血,这对生长发育期的患儿尤为重要。

2.能量

能量供给充足能节省蛋白质,减少机体组织的分解。可采用麦淀粉、马铃薯、甜薯、芋头等蛋白质含量低的食物,代替部分主食以减少植物性蛋白质的摄入。能量供给量根据病情而定。

3.矿物质和维生素

供给充足的蔬菜和水果,以满足机体对矿物质和维生素的需要。矿物质的供给量应根据病情进行调整,如急性肾炎患者应限制钠的供给。

4.适宜的烹调方法

低蛋白质膳食往往不易引起食欲,加之患者食欲普遍较差,更应注意食物的色、香、味、形和多样化,以促进食欲。

五、低脂膳食

低脂肪膳食(atrestricted diet)又称限脂膳食或少油膳食,此类膳食需限制膳食中各种类型脂肪的摄入量。

(一)适用对象

(1)消化系统疾病　急/慢性胰腺炎、急/慢性肝炎、胆囊炎、胆石症等患者。

(2)脂肪消化吸收不良　如肠黏膜疾患、胃切除和短肠综合征等患者。

(3)心血管疾病　高血压、冠心病、血脂异常及肥胖症患者。

(二)配膳原则

1.减少膳食中脂肪的含量

临床上将脂肪限量程度分三种:

(1)严格限制　膳食脂肪供能占总能量的10%以下,即膳食中脂肪的总量每日不超过20g,必要时可采用完全不含脂肪的纯碳水化合物膳食。

(2)中度限制　限制膳食中各种类型的脂肪,脂肪占总能量的20%以下,每日脂肪摄入总量不超过40g。

(3)轻度限制　限制膳食脂肪供能低于总能量的25%,相当于每日摄入脂肪总量在50g以下。

2.其他营养素的供给量视病情而定

一般除脂肪外,其他营养素应力求平衡,可适当增加豆类、豆制品、新鲜蔬菜和水果的摄入量。脂肪泻易导致脂溶性维生素与矿物质的丢失,应注意在膳食中增加供给量。随病情好转,脂肪摄入量应逐渐递增。

3.选择适宜的烹调方法

为了达到限制脂肪膳食的要求,除选择含脂肪少的食物外,还应减少烹调用油,禁用油煎、炸或暴炒食物,可选择蒸、煮、炖、煲、熬、烩、烘、烤等方法。

六、低胆固醇膳食

低胆固醇膳食(low saturated fat and cholesterol diet)是限制胆固醇摄入量的膳食,目的是降低血清胆固醇、饱和脂肪酸和低密度脂蛋白的水平,以减少动脉粥样硬化的危险性。

（一）适用对象

适用对象:高胆固醇血症、高脂血症、高血压、动脉粥样硬化、冠心病、肥胖症、胆石症等。

（二）配膳原则

1.控制总能量

应控制膳食总能量摄入,以达到或维持理想体重。成年人每日能量供给量不应少于4.18MJ(1000kcal),这是较长时间能坚持的最低水平,否则不利于健康。碳水化合物占总能量的60%～70%,以复合碳水化合物为主,少用精制糖,避免血脂升高。

2.限制脂肪摄入量和调整脂肪酸的构成

限制脂肪总量,脂肪供能不宜超过总能量的20%～25%,成年人每日脂肪摄入量约40g。因饱和脂肪酸过量摄入易引起血脂升高,增强血小板凝集和血栓形成,促进动脉粥样硬化,应减少摄入,使其低于膳食总能量的10%。

3.限制膳食中胆固醇含量

每日胆固醇摄入量应控制在300mg以下,在限制胆固醇时应注意保证优质蛋白质的供给,可选择营养价值高的植物性蛋白质(如大豆及其制品)代替部分动物性蛋白质。

4.充足的维生素、矿物质和膳食纤维

适当选用粗粮、杂粮、新鲜蔬菜和水果,以满足维生素、矿物质和膳食纤维的供给量。可配给适量的脱脂乳和豆制品以供给足量的钙。伴有高血压的患者,应减少食盐用量。

七、高纤维膳食

高纤维膳食(high fiber diet)具有促进肠道蠕动和吸水膨胀的特性,有利于改变大肠功能。

（一）适用对象

高纤维膳食适用于单纯性(弛缓性)便秘、肥胖症、高脂血症、高血压、冠心病、糖尿病等,也可用于误吞异物者。

（二）配膳原则

多食用富含纤维的茎、叶类蔬菜和水果,以增加膳食纤维的摄入量(每日可达25～35g),

刺激肠蠕动,减少能量、脂肪的摄入,可有效预防慢性病。单纯性便秘及误吞异物者可选用含粗纤维丰富的食物,如韭菜、芹菜、麸皮等以及产气多的根茎类蔬菜,促进肠蠕动。

八、低纤维(少渣)膳食

低纤维少渣膳食(low fiber diet)是一种膳食纤维和肌肉、结缔组织含量极少,易于消化的膳食,目的是减少膳食纤维对胃肠道的刺激和梗阻,减慢肠蠕动,减少粪便量。

(一)适用对象

(1)消化道狭窄并有梗阻危险的患者　如食管或肠狭窄、食管或胃底静脉曲张。

(2)消化道疾病　如肠憩室病、急/慢性肠炎、痢疾、伤寒、肠道肿瘤、肠道手术前后、痔瘘患者等。

(3)全流质膳食之后,软食或普食之间的过渡膳食。

(二)配膳原则

1.限制膳食纤维的含量

尽量少用富含膳食纤维的食物,如蔬菜、水果、粗粮、整粒豆、硬果,以及含结缔组织多的动物跟腱。选用的食物应细软、渣少、便于咀嚼和吞咽,如肉类应选用嫩的瘦肉部分,蔬菜选用嫩叶、花果部分,瓜类应去皮,水果类用果汁。

2.脂肪含量不宜过多

腹泻患者对脂肪的消化吸收能力减弱,易致脂肪泻,故应控制膳食脂肪量。

3.烹调方法

将食物切碎煮烂,做成泥状,忌用油炸、油煎的烹调方法,禁用刺激性调味品。

4.少量多餐,注意营养素的平衡

由于限制蔬菜和水果,易引起维生素和矿物质的缺乏,必要时可补充相应制剂。采取少量多餐的方式,既可以补充营养素,也可以减轻消化道刺激。

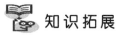 **知识拓展**

膳食与便秘

单纯性功能性便秘不是疾病而是消化道的常见症状,主要是大肠蠕动功能失调造成的,多见于年老体弱、久病卧床、营养不良、肥胖者及运动减少者。便秘的营养调理:①高纤维膳食,以扩充粪便体积,促进肠蠕动;②大量饮水(2500～3000mL),保持肠道清洁通畅、软化大便;③适量食用有产气及软化作用的果蔬食物,气体在肠内鼓胀能增加肠蠕动、下气利便;④适量蜂蜜以及富含B族维生素的食物,以增强肠道的紧张力。

九、限钠(盐)膳食

限钠膳食(sodium restricted diet)指限制膳食中钠的含量,以减轻由于水、电解质代谢紊乱而出现的水、钠潴留。限钠以限制食盐、酱油及味精的摄入量为主。

根据健康人最低安全摄入量每日500mg,临床上将限钠膳食分为三种。①低盐膳食:全

日供钠 2000mg 左右。每日烹调用盐限制在 2～4g 或酱油 10～20mL，如用味精，应少于 1g。忌用一切盐腌食物，如咸蛋、咸肉、咸鱼、酱菜、面酱、腊肠等。②无盐膳食：全日供钠 1000mg 左右。烹调时不加食盐或酱油，忌用虾米、油条、咸面包等咸味食品及含碱食品，可用糖醋等调味，忌用一切盐腌食物（同低盐膳食）。③低钠膳食：全日供钠不超过 500mg。除烹调不加盐、酱油、味精外，还要限制含钠高的食品，如加碱馒头、松花蛋、咸饼干、海带、海蜇等，忌用含钠高的食物，如油菜、蕹菜、芹菜、茴香、豆腐干、猪肾等。

（一）适用对象

限钠膳食适用于心功能不全，急、慢性肾炎，肝硬化腹水，高血压，水肿，先兆子痫等患者。

（二）配膳原则

1. 根据病情变化及时调整钠盐限量

如肝硬化腹水患者，开始时可用无盐或低钠膳食，再逐渐改为低盐膳食，待腹水消失后，可恢复正常饮食。对有高血压或水肿的肾小球肾炎、肾病综合征、妊娠子痫的患者，使用利尿剂时用低盐膳食，不使用利尿剂而水肿严重者，用无盐或低钠膳食，无高血压或水肿及尿钠增多者不宜严格限制钠的摄入量。总之应根据 24h 尿钠排出量、血钠和血压等指标确定是否需要限钠及其限制程度。

2. 根据病情及时调整钾摄入量

正常情况下，人体内的钾和钠在 Na^+-K^+-ATP 酶作用下保持相对稳定的浓度和比例。长期食用限钠膳食，血中 Na^+ 浓度降低，醛固酮分泌量增加，使钠在肾小管内的重吸收增加，尿钠排出量减少，甚至可达到零排出，而钾的排出量随之增加，如同时使用高效或中效利尿剂（排钾排钠），则易出现低血钾。若长期使用低效利尿剂（排钠留钾），又易出现高血钾。因此，对使用限钠膳食的患者，还应密切监测血钾浓度。

3. 根据食量合理选择食物

为了增加患者食欲或改善营养状况，对食量少者可适当放宽食物选择范围。

4. 改变烹调方法

食盐是最重要的调味剂，限钠（盐）膳食比较乏味，因此，应合理烹调以提高患者食欲。一些含钠高的食物，如芹菜、菜心、豆腐干等，可用水煮或浸泡去汤方法减少其钠含量，用酵母代替食碱或发酵粉制作馒头也可减少钠供给量，这样节省下来的钠量可用食盐或酱油补充调味。此外，也可采用蕃茄汁、芝麻酱、糖醋等调味。烹调时注意色、香、形，以刺激食欲。也可适当选用市售的低钠盐或无盐酱油，这类调味剂是以氯化钾代替氯化钠，因此高血钾者不宜使用。

十、高钾、低钾膳食

钾是人体细胞内的主要阳离子，有维持体内水、电解质平衡，维持渗透压及正常心率，加强肌肉兴奋性等生理功能。我国成人膳食钾的适宜摄入量为每日 2000mg，孕妇、乳母为 2500mg。调整钾的膳食有高钾和低钾两种。

（一）适用对象

1. 高钾膳食

高钾膳食（high potassium diet）用于纠正低钾血症（血清钾＜3.5mmol/L），其临床表现为食欲不振、恶心呕吐、四肢乏力、嗜睡、神志不清、心跳过速等症状。高钾膳食的钾含量每日应超过 3120mg（80mmol），适用于各种原因引起的低钾血症。

2.低钾膳食

低钾膳食（low potassium diet）用于纠正高钾血症（血清钾＞5.5mmol/L），严重高钾血症的临床表现为肌肉无力，尤以下肢为重，沿躯干向上肢延伸。高钾抑制心肌自律性、传导性和兴奋性，使心律失常。低钾膳食的钾含量每日应低于 1560～2340mg（40～60mmol），适用于肾脏排钾障碍等原因引起的高钾血症。

3.食物选择

可查食物成分表，了解食物的钾含量并加以选择。食物中的钾多集中在谷皮、果皮和肌肉中，且钾易溶于水。因此，细粮、去皮水果及肥肉中的钾含量低于粗粮、带皮水果和瘦肉。水果罐头及煮过的水果钾含量低于新鲜水果。浓菜汤、果汁和肉汤中均含有较多的钾。

（二）配膳原则

1.高钾膳食

应多选择富含蛋白质的瘦肉、鱼、虾、豆类食品及粗粮、新鲜水果和蔬菜。可用含钾丰富的土豆、芋头代替部分主食。还可多选用浓肉汤、菜汤和鲜果汁饮料。

2.低钾膳食

应少用富含蛋白质的瘦肉、鱼、虾、豆类食品和浓的汤汁、果汁、水果及咖啡，选用含钾低的食物，如主食中粳米（标二）每 100g 可食部含钾 78mg，富强粉 128mg，蔬菜中冬瓜、佛手瓜、葫芦、黄瓜、南瓜、丝瓜、圆茄子、绿豆芽、荷兰豆等含钾量较低。红皮鸡蛋、白皮鸡蛋每 100g 可食部的含钾量分别为 121mg、98mg，均可选食。将食物置于水中浸泡或水煮去汤可减少钾含量。表 5-1 是常用食物含钾量分类。

表 5-1　常用食物含钾量分类

＜150mg％		151mg％～250mg％		251mg％～350mg％		351mg％～550mg％	＞550mg％
稻米	鸡蛋	机米	西红柿	玉米	鲫鱼	鲜蚕豆	青苋菜
精粉	鸭蛋	标准粉	绿豆芽	黄豆芽	黄鳝	红薯	海带
豆浆	对虾	小米	棍豆	红萝卜	河螃蟹	马铃薯	紫菜
南豆腐	海参	玉米渣	蒜苗	苤蓝	鲜蘑菇	山药	黑枣
油豆腐		北豆腐	柿子	紫菜头		芋头	花生
豆腐片		豇豆	柚	油菜		菠菜	杏仁
葱头		胡萝卜	柑橘	莴笋		苋菜（红）	榛子
南瓜		白萝卜	桃	茭白		杏	青豆嘴
菜瓜		大白菜	荔枝	菜花		鲜桂圆	黄豆
蛇瓜		油菜心	猪舌	倭瓜		香蕉	红小豆
西瓜		圆白菜	猪肝	瘦猪肉		核桃	绿豆
葡萄		蒿子杆	牛奶	牛后腿		羊肝	毛豆
鸭梨		黄瓜	大黄鱼	瘦羊肉		猪腰	
苹果		苦瓜	带鱼	牛肝			
猪心		茄子	海螃蟹	鸡肉			

十一、低嘌呤膳食

嘌呤是体内参与组成遗传物质核酸的重要成分,有重要的生理功能。其在体内代谢的最终产物是尿酸,如果嘌呤代谢紊乱,使血清中尿酸水平升高,或因肾脏排出量减少,引起高尿酸血症,严重时出现痛风症状,此类患者必须限制膳食中嘌呤的含量,以避免痛风症发生或减轻其症状。

(一)适用对象

低嘌呤膳食适用于痛风患者及无症状高尿酸血症者。

(二)配膳原则

限制外源性嘌呤的摄入,增加尿酸的排泄。

1. 限制嘌呤摄入量

选用嘌呤含量低于 150mg/100g 的食物。

2. 限制总能量摄入量

每日能量摄入量应较正常人减少 10%～20%,肥胖症患者应逐渐递减,以免出现酮血症,促进尿酸的生成。

3. 适当限制蛋白质摄入量

每日蛋白质的摄入量为 50～70g,并以含嘌呤少的谷类、蔬菜类为主要来源,可用植物蛋白代替含嘌呤高的动物蛋白,或选用含核蛋白很少的乳类、干酪、鸡蛋等动物蛋白。

4. 限制胆固醇摄入量

限制胆固醇摄入量如猪肝、猪肾、鱼籽等。

5. 适量限制脂肪摄入量

痛风患者多伴有高脂血症和肥胖症,且脂肪可减少尿酸排泄,故应适量限制。每日脂肪摄入量应占总能量的 20%～25%,约 40～50g,同时减少烹调用油。

6. 合理供给碳水化合物

碳水化合物有抗生酮作用,并可增加尿酸的排出量,每日摄入量可占总能量的 60%～65%。但果糖可促进核酸的分解,增加尿酸生成,应减少果糖类食物的摄入,如蜂蜜等。

7. 保证蔬菜和水果的摄入量

尿酸及尿酸盐在碱性环境中易被中和、溶解,B 族维生素和维生素 C 也可以促进尿酸盐的溶解,因此应多食用富含维生素的碱性食物,如蔬菜和水果。

第三节　试 验 膳 食

试验膳食是指在临床诊断或治疗过程中,短期内暂时调整患者的膳食内容,限制或添加某种或几种营养素,观察或测定机体对此的反应,以配合和辅助临床诊断或观察疗效的膳食。

一、胆囊造影试验膳食

1.目的

检查胆囊、胆管疾患。

2.适应证

慢性胆囊炎、胆石症等。

3.原理

口服碘剂在小肠内吸收后经门静脉到达肝脏,并随胆汁排出。一般情况下,碘剂8~12h后进入胆囊并浓缩。经放射线检查可了解胆囊形态、功能及有无炎症、结石等。

4.试验要求

(1)检查前一日　午餐应进食高脂肪膳食,膳食中脂肪含量不少于50g,以促使胆囊排空陈旧、浓缩的胆汁,便于新分泌的含造影剂的胆汁进入胆囊。可选用油炒或煎蛋、肥肉、全脂牛乳、奶油、动植物油、奶油巧克力等;晚餐于下午六点半进食无脂肪高碳水化合物的少渣膳食,即除主食外,不用烹调油和含蛋白质的食物,如米饭、馒头、大米粥、面包、糖包、藕粉、酱瓜、马铃薯、荸荠、芋头、甜薯、果酱、果汁等,以免刺激胆汁分泌和排出;晚餐禁食和禁水,直至第二日。

(2)检查当日　早餐禁食,然后行胆囊造影。若显像明显,给予进食高脂肪膳食(油煎鸡蛋两个),刺激胆囊收缩排空,再行胆囊造影,观察胆囊、胆管变化。

二、葡萄糖耐量试验膳食

1.目的

主要用于协助诊断糖尿病。

2.适应证

糖尿病及疑似糖尿病患者,如有阳性家族史,或反复流产、早产、死胎、巨婴、难产者,或屡发疮、疖、痈、肿及40岁以上的肥胖患者。

3.原理

正常人口服一定量葡萄糖30min后血糖开始升高,人体将其合成糖原储存后,血糖又逐渐恢复至空腹水平。因此可采用口服葡萄糖耐量试验(oral glucose tolerance test,OGTT)观察血糖的变化及有无糖尿病。

4.试验要求

(1)试验前三日　患者开始高碳水化合物饮食,每日进食碳水化合物不低于250~300g。

(2)试验前一日　晚餐后禁食,忌喝咖啡和茶。

(3)试验当日　早晨空腹抽血,并留取尿标本。

(4)口服葡萄糖　将75g葡萄糖(儿童按每千克标准体重1.75g葡萄糖计算,总量≤75g),溶于250mL温开水中,于5~15min内口服完毕。

(5)服后分别于30、60、120、180min各抽血一次,同时留取尿样,测定血糖和尿糖。

三、潜血试验膳食

1.目的

检验粪便中是否有潜血,以诊断胃肠道有无出血。

2.适应证

各种消化道出血、消化道溃疡、肿瘤等患者。

3.原理

粪便中混有肉眼或显微镜下见不到的血称为潜血,常用联苯胺法检测。血红蛋白中的血红素能催化过氧化氢,将联苯胺氧化为蓝色的联苯胺蓝。根据蓝色的深浅可判断潜血程度。由于铁会干扰实验结果,故膳食中应禁用富含铁的食物。

4.试验要求

试验期间膳食中的主食不受限制,试验期的3日内禁用含铁丰富的食物,如动物血、肉类、肝、蛋黄、绿叶蔬菜等;可选用含铁低的食物,如牛乳、蛋清、豆制品、去皮马铃薯、去皮藕、胡萝卜、大白菜、豆芽菜、花菜、米、面、馒头、梨、苹果等。

表5-2是潜血试验膳食食谱举例。

表5-2 潜血试验膳食食谱举例

餐别	内容	食物	重量(g)	蛋白质(g)	脂肪(g)	碳水化合物(g)
7:00	牛奶	牛奶	250	6.75	5	14
	花卷	富强粉	50	5.15	0.55	37.3
	白糖	绵白糖	10	—	—	9.89
12:00	米饭	粳米(标二)	150	12	0.9	117
	烩菜花	菜花	150	3.15	0.3	5.1
	冬瓜汤	冬瓜	100	0.4	0.2	1.9
18:00	馒头	富强粉	150	15.45	1.65	112
	大白菜熬豆腐	大白菜	150	2.1	0.2	3.15
		北豆腐	100	12.2	4.8	1.5
全日用油			40			
全日用盐			10			
合计				57	54	302

注:蛋白质57g(12%);脂肪54g(25%);碳水化合物302g(63%);总能量8.0 MJ(1922kcal)

四、肌酐试验膳食

1.目的

主要用于:①检查内生肌酐清除率,评价患者的肾小球滤过功能;②测定肌酐系数,了解肌无力患者的肌肉功能。

2.适应证

肾盂肾炎、尿毒症及肌无力等。

3.原理

肌酐是体内蛋白质和含氮物质代谢的最终产物,肌酐在肌肉中形成后进入血循环,最终由尿液排出。内生肌酐主要是由肌肉中的肌酸转化而来,成人体内肌酸和磷酸肌酸的总含量较为恒定,每日经尿排出的肌酐量基本一致,正常男性约为1000~1800mg/d,女性为700~1000mg/d。肌酐主要通过肾小球滤过方式排出体外,肾小管既不重吸收也不分泌,因此其清除率是反映肾小球滤过功能十分灵敏的指标,也是检测早期肾损害的简便有效的方法。

表 5-3 是肌酐试验膳食食谱举例。

表 5-3　肌酐试验膳食食谱举例　(蛋白质＜40g)

餐别	内容	食物	重量(g)	蛋白质(gf)
7:00	藕粉	藕粉	30	—
	糖包	富强粉	50	5.15
		绵白糖	20	—
		煮鸡蛋	鸡蛋(红皮)	50
12:00	米饭	粳米(标二)	100	8
	韭菜豆芽粉	韭菜	50	1.2
		绿豆芽	100	2.1
		粉丝	10	
	小白菜汤	小白菜	50	0.75
		蒸馏水(200mL)		
18:00	花卷	富强粉	50	5.15
	小米粥	小米	50	4.5
	炒圆白菜	圆白菜	100	1.5
	炒菠菜	菠菜	150	3.9
全日用油			40	
全日用盐			10	

 同步练习

一、单项选择题

1.咀嚼不便的幼儿适用的膳食是(　)

A.静脉营养　　　　B.普食　　　　C.软食　　　　D.半流质　　　　E.流质

2.体温正常的恢复期患者应选择的膳食是(　)

A.普食　　　　B.软食　　　　C.半流质　　　　D.流质　　　　E.清流质

3.低蛋白膳食要求膳食中蛋白质不高于(　)

A.20g　　　　B.40g　　　　C.60g　　　　D.80g　　　　E.100g

4.扁桃体摘除术后患者应首先供应的膳食为(　)

A.普食　　　　B.热流质　　　　C.冷流质　　　　D.浓流质　　　　E.软食

5.甲亢、烧伤、高热患者应选用(　)膳食

A.高能量　　　　B.高纤维　　　　C.低能量　　　　D.低纤维　　　　E.低胆固醇

6.胆囊、胆道、肝脏、胰腺疾病的患者应选用(　)膳食

A.低盐　　　　B.低脂　　　　C.低能量　　　　D.低纤维　　　　E.低蛋白

7.潜血试验膳食中应选择不含(　)的膳食

A. 蛋白质   B. 钠盐   C. 铁   D. 粗纤维   E. 胆固醇

8. 急慢性肾小球肾炎、肾病综合征的患者应选用（ ）

A. 低能量膳食   B. 低脂膳食   C. 低胆固醇膳食

D. 低盐膳食   E. 高纤维膳食

9. 用膳者每日获得 100～120g 蛋白质的膳食是（ ）

A. 高蛋白膳食   B. 低蛋白膳食   C. 高能量膳食

D. 少盐膳食   E. 低胆固醇膳食

10. 禁用动物内脏、蛋黄，每日摄入胆固醇 300mg 以下的膳食是（ ）

A. 高蛋白膳食   B. 低蛋白膳食   C. 高能量膳食   D. 低胆固醇膳食   E. 少盐膳食

11. 糖尿病患者应选择（ ）膳食

A. 高能量   B. 低能量   C. 高蛋白   D. 低蛋白   E. 低纤维

12. 不宜用高纤维膳食的疾病患者是（ ）

A. 便秘   B. 冠心病   C. 高脂血症   D. 糖尿病   E. 肠炎

13. 腹部手术后早期下列哪种食物不宜选用（ ）

A. 鸡蛋汤   B. 咸米汤   C. 菜汁   D. 肉汤   E. 麦乳精

14. 关于安排高血压患者膳食，错误的说法是（ ）

A. 限酒   B. 限制能量   C. 限制精制糖的摄入

D. 限制钙的摄入   E. 限制食盐，适当补钾

15. 腹部手术后的患者适用的膳食是（ ）

A. 静脉营养   B. 普食   C. 软食   D. 半流质   E. 流质

16. 禁用腌制食物，全日供钠 1000mg 左右的膳食是（ ）

A. 低蛋白膳食   B. 无盐膳食   C. 低胆固醇膳食

D. 高蛋白膳食   E. 高能量膳食

17. 体温稍高、身体较弱的患者适用的膳食是（ ）

A. 普食   B. 软食   C. 半流质   D. 流质   E. 静脉营养

18. 顺产后的产妇适用的膳食是（ ）

A. 半流质   B. 软食   C. 普食   D. 流质   E. 静脉营养

19. 胆囊造影显像后应采用（ ）膳食

A. 高碳水化合物   B. 高蛋白   C. 高脂肪   D. 高纤维   E. 低胆固醇

20. 为预防结肠癌宜选择（ ）

A. 清淡流质膳食   B. 低蛋白膳食   C. 高纤维膳食

D. 高脂肪膳食   E. 高糖、高蛋白质和高脂肪膳食

二、简答题

1. 简述医院四种基本膳食的适用对象和膳食原则。

2. 列出各种常见治疗膳食、试验膳食的种类及适用对象。

3. 与肾病有关的治疗膳食种类及配膳原则是什么？

第六章 营养支持

学习目标

掌握：肠内、肠外营养的适应证、禁忌证及常见并发症的防治和护理。
熟悉：肠内营养、肠外营养的输注途径、管饲方式。
了解：营养支持及肠内营养、肠外营养的概念。

第一节 概 述

当营养素的供给成为临床治疗手段时，临床上称之为临床营养支持。

一、营养支持的概念

营养支持（nutrition support）是指在不能正常进食的情况下，通过消化道或静脉将特殊制备的营养物质送入患者体内的营养治疗方法。它是现代临床综合治疗方法的一个重要组成部分，具有提高免疫力，纠正异常代谢状态，缩短病程，促进患者康复的作用。营养支持常用途径有经口营养、管饲营养和静脉营养三种。

选择合适的营养支持方法，首先应对患者营养状况进行评估。在给予营养支持前，应结合患者饮食习惯、食物史、实验室检查、人体测量、临床检查等对患者进行营养状况综合评价。体重是评价人体营养状况和预测疾病转归的最实用的指标，体重减轻可由多种疾病引起。如果体重减轻未达到病前体重的5％，估计患者营养不良不到1周时间，那么营养支持不是非常急迫。但如果体重减轻大于10％，则可能是营养缺乏或病情恶化的一个重要信号，应果断及时地给予营养支持。对于摄入不足的患者，最理想的是当他们处在亚临床表现期就给予营养支持。同时应根据实际病情选择恰当的营养支持方法，如果患者营养状况差，而胃肠功能尚存，应首选肠内营养支持；如果胃肠功能丧失，在迫不得已情况下可选用肠外营养支持。图6-1是选择营养支持的一般步骤。

二、营养支持的分类

（一）肠内营养

肠内营养（enteral nutrition，EN）也称经肠营养，是最符合生理要求的营养支持途径。营养素经胃肠道消化吸收后经肝脏代谢和转化，有利于内脏蛋白质的合成和人体新陈代谢的调节。胃肠功能存在是采用此途径的首要条件。肠内营养包括经口营养和管饲营养两种方式。

（二）肠外营养

当患者胃肠功能不良，不宜或禁止经肠营养的情况下，肠外营养（parenteral nutrition，

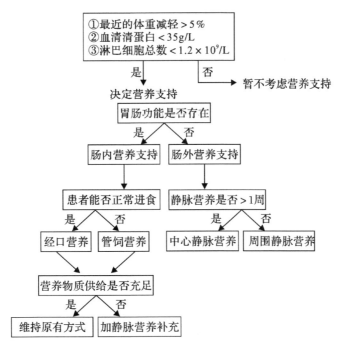

图 6-1　选择营养支持的步骤

PN)是唯一的营养支持途径,分为中心静脉和周围静脉两种方式。

(三)部分肠外营养

部分肠外营养(partial parenteral nutrition,PPN)适用于经肠营养不足或由肠外营养向肠内营养的过渡阶段,在施行肠内营养时,也可同时从静脉补充必要的营养素。

(四)完全胃肠外营养

完全胃肠外营养(total parenteral nutrition,TPN)即人体所需要的全部营养素均经过静脉输入。

施行营养支持的重要原则是根据适应证合理选择营养支持途径,依据患者的营养状态而进行,这样才能正确评估和评价患者营养状态,对发生不同程度营养状态改变的患者进行有针对性的处理,避免和纠正营养不良,使患者能较顺利地耐受相应的治疗以及促进机体恢复。

第二节　肠内营养

肠内营养(enteral nutrition,EN)是指对于不能耐受正常膳食的患者,通过口服或管饲方式供给只需要化学性消化或不需要消化、由中小分子营养素组成的营养液提供营养素的方法。肠内营养可避免肠黏膜发生萎缩,维持胃肠道正常的生理结构和功能,保护肠道黏膜屏障功能,还可保护胰-胆系统功能。肠内营养副作用小,更接近正常生理状态,减少感染与代谢并发症,比肠外营养的应用更方便、经济。

一、肠内营养的适应证

临床上施行营养支持治疗的总原则是只要胃肠功能允许，即使是一小部分胃肠功能尚存，都应首先考虑采用肠内营养，该原则高度概括了肠内营养的适应证。临床上常见的肠内营养适应证有以下几种。

(一)口、咽、食管疾病

口腔、咽喉或食管手术；肿瘤、炎症、创伤等致使患者不能经口摄食但胃肠道功能正常者，可经管饲行肠内营养。

(二)神经、精神疾病

中枢神经系统紊乱、脑血管意外、昏迷、颅内肿瘤及咽反射丧失而不能吞咽者，应行管饲营养。

(三)肿瘤化疗或放疗患者

肿瘤患者因厌食、消耗等因素而造成营养不良，同时化疗和放疗可产生许多不良反应而使营养不良加重，最终导致"癌症恶病质"。这类患者只要胃肠功能尚存，即可行肠内营养支持，有利于改善患者的营养状况，提高患者对化疗或放疗的耐受力，延长患者生命和提高生活质量。

(四)烧伤、创伤及脓毒症

烧伤、创伤及脓毒症患者机体呈明显的高分解状态，且患者经口摄食不足。因此，营养支持治疗十分重要，以肠内营养为首选。创伤和烧伤后早期行肠内营养可以纠正患者的高代谢状态，减少细菌易位及降低感染发生率。

(五)围术期营养

需择期手术的营养不良患者，术前肠内营养能改善患者的营养状况。术后早期选用管饲营养，有利于患者术后康复。

(六)胃肠瘘

肠内营养可改善和维持这类患者的营养状态，降低死亡率，部分患者瘘口可自行愈合。一般应用在低位肠瘘和胃十二指肠瘘，但饲管远端应至少有100cm的小肠功能尚存。

(七)胰腺疾病

急性胰腺炎应禁用正常膳食，可经空肠行管饲营养。这样对胰腺外分泌功能刺激很小，既有利于维持营养，又不会加重病情。胰瘘患者亦可行空肠饲养，对慢性胰腺炎的患者，消化酶缺乏是消化不良的原因，应选择适当的膳食行肠内营养。

(八)结肠手术或检查前的准备

由于要素膳无渣，应用后可减少粪便体积和细菌数量而同时不影响患者的营养状况，适用于术前和检查前准备。

(九)心血管疾病

心脏病恶病质时，如经口摄食的能量低于4180kJ(1000kcal)时应给予肠内营养支持；如低于2090kJ(500kcal)时，则应行完全肠内营养。对这些患者应采用低钠的配方，并选择能量密度较高的膳食,以限制水的摄入。

(十)肝功能不全

宜采用肝功不全特殊配方要素膳,目的是改善蛋白质营养状况。另外有助于纠正异常血浆氨基酸谱,不宜诱发肝性脑病或有助于减轻其症状。

(十一)肾衰竭

肾衰竭患者处于高分解代谢状态,基础代谢率消耗很大,以至尿素形成增加,使病情加重,故营养支持非常重要。可选用肠内营养,但应采用专用膳食,以减轻患者的氮质血症。

二、肠内营养的禁忌证

(一)年龄小于 3 个月的婴儿

年龄小于 3 个月的婴儿因不能耐受高渗要素饮食,欲行肠内营养时,应采用等渗的婴儿膳或应用 8%～10% 的稀释液为宜,同时还应注意防止电解质紊乱。

(二)麻痹性肠梗阻

腹膜炎及其他严重腹腔内感染、上消化道出血、顽固性呕吐及严重腹泻的患者,均不宜行肠内营养。

(三)肠瘘患者

具有功能的小肠小于 100cm 者,由于缺乏足够的吸收面积,采用肠内营养将加重病情。

(四)广泛小肠切除患者

术后早期应行肠外营养,而不应行肠内营养。

(五)严重吸收不良综合征者

应慎用肠内营养,一般应先给予一段时间的肠外营养,以改善肠黏膜的功能,再逐渐过渡至肠内营养。

(六)症状明显的糖尿病

难以耐受要素膳的高糖负荷,必须行肠内营养时,可选择一些组件配方或特殊专用制剂。

三、肠内营养输注途径

肠内营养的输注途径有口服(经口)营养和管饲营养两种。选择肠内营养支持方法时,要根据疾病的种类、饲养时间的长短、胃肠功能状态、营养支持的目的(补充营养、增加营养或维持营养)、可供使用的膳食品种(匀浆膳、非要素膳或要素膳)等几方面的因素进行分析,以作出合理的选择。

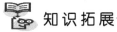 **知识拓展**

肠内营养制剂的分类

按照氮的来源,肠内营养制剂可分为非要素制剂、要素制剂及组件制剂三大类。

（1）非要素制剂　也称多聚体膳，以未加工蛋白或水解蛋白为氮源。其中以未加工蛋白为氮源的包括混合奶和匀浆膳制剂。以水解蛋白为氮源的也称半要素膳。

（2）要素制剂　也称单体膳，是一种营养素齐全、不需消化或稍加消化即可吸收的少渣营养剂。一般以氨基酸为氮源，以葡萄糖、蔗糖或糊精为碳水化合物来源，以植物油、MCT为脂肪来源，并含有多种维生素和矿物质，故又称化学组成明确制剂。

（3）组件制剂　营养素组件，也称不完全营养制剂，是以某种或某类营养素为主的肠内营养制剂。它可对完全制剂进行补充或强化，以弥补完全制剂在适应个体差异方面欠缺灵活的不足；亦可采用两种或两种以上的组件制剂构成组件配方，以适合患者的特殊需要。

（一）经口营养

经口营养是指经口将特殊制备的营养物质送入患者体内以提供机体营养的治疗方法，这是最符合自然生理的基本摄食方式。

1.适用范围

一般适用于能够经口进食且胃肠功能存在、需要营养补充的患者。对胃排空严重障碍、频繁呕吐者禁用。

2.膳食要求

（1）根据疾病的不同阶段给予不同内容、不同物理性状的饮食。

（2）经口膳食必须达到营养、卫生、色香味俱全，且符合治疗原则。

（3）医院的所有膳食（包括药膳）都需经过膳食计算，按照人体对能量和各种营养素的生理需要、各种疾病代谢特点以及病情需要、饮食习惯等专门进行配制，以保证患者的营养需要。

3.经口膳食的内容

可以选用医院治疗膳食，也可用匀浆膳（用天然食品配制的流体状饮食）、要素膳、非要素膳和营养补充剂。

4.经口营养应注意的问题

（1）只要能进食者，应尽最大可能采取经口营养。

（2）要素膳有异味，患者难以接受，可适当加调味剂或以其他饮料（如果汁等）调味。

（3）经口营养时，如果服用的是液体的营养制剂，每次可用200～250mL，每日6～8次。

（4）常规膳食或治疗膳食摄入不足的患者，需用营养制剂进行补充，但每日的应用次数应根据实际情况作相应的调整。

（5）经口营养制剂的渗透压可以不等渗，一般在应用时应逐渐增加浓度或用量，直到满足患者营养需要为止。

（6）应根据病情变化不断调整营养制剂的种类、成分和使用时间。

（二）管饲营养

管饲营养是指通过饲管向胃或空肠输送营养物质的营养支持方法，分为胃内管饲和肠内管饲两种。

1.胃内管饲

临床上有鼻-胃置管、胃造口、食管造口等管饲方式，因饲管的远端留于胃内，故称胃内管饲。一般选用稀稠合适的匀浆膳或匀浆制剂。胃内管饲适用于胃肠功能存在，尤其是胃排空功能良好者。对于有严重呕吐、胃食管反流、胃部严重病变及胃排空障碍者禁用。管饲膳食的投入方法有以下几种。

（1）一次投入 将配制好的制剂用注射器经输食管在5～10min内缓慢注入胃内，每次200mL左右，每日6～8次。多数患者难以耐受此方式，因可引起腹胀、腹痛、呕吐等。部分患者经过日的适应后可耐受。

（2）间歇重力输注 将营养液置于输液容器内，经输液管与输食管相连，缓慢滴入胃内。每次250～500mL，每日4～6次，每次持续30～60min。此种方式适合滴注非要素膳及混合奶，多数患者可耐受。这种方法的优点是简便，患者有较多的活动时间，类似于正常进食间隔，缺点是可能发生胃排空延缓。

（3）连续输注 其采用的装置与间歇重力滴注相同，通过重力或输液泵连续12～24h输注营养液。目前多主张采用此法。输入的体积、浓度和速率必须从小至大，逐渐调节至患者能耐受的程度，这一过程一般需3～4日时间。有两种方法可满足这一要求：一是逐渐增加浓度的方法（表6-1）；二是逐渐增加速率的方法（表6-2）。

表6-1 逐渐增加浓度的进度安排

日程 （第日）	粉剂 （g）	能量 （kcal）	稀释至 （mL）	浓度 （%）	速率 （mL/h）
1	150	600	1800	8	100～125
2	250	1000	1800	14	100～125
3	350	1400	1800	20	100～125
4	400	1600	1800	22	100～125
5	500	2000	1800	27	100～125

表6-2 逐渐增加速率的日程安排

日程 （第日）	粉剂 （g）	能量 （kcal）	稀释至 （mL）	浓度 （%）	速率 （mL/h）
1	250	1000	1000	25	50
2	300	1200	1200	25	50～75
3	450	1800	1800	25	75～100
4	600	2400	2400	25	100～120
4	600	2400	2400	25	100～120

（4）循环输注方法 基本同连续输注，但患者一日的营养液用量必须在12～16h内连续注入，其余时间患者可自由安排。第2日仍于该时间应用。此法多应用在家庭肠内营养的患者，可选择在夜间输入，而白天患者可参加日常活动。

2.肠内管饲

短期管饲者可选用鼻-十二指肠置管或鼻-空肠置管，长期管饲可经空肠造口途径，输食管的远端留于肠内，故得名。肠内管饲原则上适合于一切具备肠内营养指征的患者，但在临床上主要用于胃内管饲有误吸危险及胃排空不佳者,如手术后、婴幼儿、老年、昏迷、高位肠瘘患者等。

肠内管饲时,膳食的输注方式可采用间歇输注、连续输注和循环输注,一般不采用一次投入法。

四、肠内营养并发症

一般而言,肠内营养的安全性相对较高,但也可能会发生某些并发症,可分为机械性并发症、胃肠并发症、代谢性并发症三类,其中以误吸、腹胀、腹泻比较常见。某些肠内营养并发症是人为因素和使用不当所致。因此,提高医护人员施行肠内营养的技术水平和熟练程度,加强监测和护理是降低并发症的关键。

(一)误吸

误吸引发的吸入性肺炎是肠内营养最常见且最严重的并发症之一,可采取以下处理措施。

(1)对年老体弱、极度衰弱、昏迷患者最好采用连续缓慢滴注法。

(2)一次输注量最好小于 350mL;或采用小量(100～200mL)经输液泵慢速输注(30～40min)。

(3)管饲及鼻饲后 1h 患者取坐位或右侧卧位,或床头抬高 45°。

(4)定时检测胃残留量,如在管饲开始阶段其残留量大于前 1h 输入量的 2 倍或在耐受阶段其量大于 150mL/d,则应停止输注数小时或降低速率。

(二)腹胀

发生腹胀的原因:膳食浓度、脂肪含量高或含产气的食物较多、应用麻醉剂和抑制肠蠕动的药物、肠麻痹、胃无张力、输注速率过快及温度较低。处理时应根据患者的具体情况,减慢甚至暂停输注或降低浓度,对营养液加温,逐渐增量使肠道逐步适应,必要时可应用促进肠蠕动的药物,亦可行温盐水灌肠,对腹胀严重者应同时进行胃肠减压。

(三)腹泻

肠内营养出现腹泻的原因有以下几点。

1.同时应用多种治疗药物

肠内营养患者可能同时应用许多药物,这些药物可导致腹泻。抗生素可改变肠内正常菌群分布,引起菌群失调;雷尼替丁和其他组胺类药物(H_2受体拮抗剂)亦可造成胃酸降低,导致菌群失调,产生腹泻。另外,一些高渗性药物亦可直接引起腹泻。

2.低蛋白血症及营养不良

营养不良时小肠绒毛数目减少,绒毛高度降低,刷状缘低平,使小肠吸收力下降。低蛋白血症可使血管胶体渗透压降低,肠黏膜水肿,与腹泻有关。

3.乳糖酶缺乏

乳糖酶缺乏的患者对乳糖不耐受,如应用含乳糖的肠内营养膳食可引起腹泻。其主要机制是乳糖进入肠道后不能被水解,在肠腔内形成高渗透压,使水分吸收障碍而造成腹泻。另外,过多的乳糖被肠内细菌酵解成有机酸,促使更多的水分进入肠腔而加重腹泻。

4.脂肪吸收不良

肠腔内脂肪酶不足引起脂肪吸收障碍时,如应用高脂肪含量的肠内营养膳食,可导致腹泻。这些情况多见于胰腺分泌功能不足、胆道梗阻、回肠切除时。

5.高渗性膳食

高渗性营养液输入肠道后可影响水分的吸收,在输注速度较快时更为明显。若高渗性营养液反复快速进入胃内可直接倾倒进入小肠而导致腹泻。

6.细菌污染

造成膳食或制剂污染的原因很多,如配制、输送、室温下放置时间过长等。受污染的膳食内含有大量细菌,进入肠道可引起腹泻。

7.营养液温度过低

肠内营养时营养液保持在40℃较好,如果温度低于室温,极易发生腹痛、腹泻等,主要是低温刺激肠蠕动过快,水分不易吸收所致。

五、肠内营养护理

在施行肠内营养的过程中,应严密监测,加强护理,预防并发症的发生。

(一)胃肠耐受性的护理

在行肠内营养时,由于膳食的高渗、注入速度过快及应用含有乳糖或被细菌污染的膳食等原因,患者可出现对肠内营养不能耐受的表现。此种情况易出现在肠内营养开始阶段或中途更换膳食种类时,故应注意监测。

1.胃肠症状

胃内管饲时,患者不能耐受的表现主要为上腹胀痛、饱胀感、恶心,严重者可出现呕吐和误吸,因此应注意密切观察。

2.测定胃残留液量

胃内管饲时,最重要、最客观的观察胃耐受性的方法是定时测定胃残留液量。一般在胃内管饲开始阶段,应每隔3~4h检查1次,其量不应大于前一日输注量的2倍,当管饲已满足机体需要时,每日检查胃残留液量1次,其量不应大于150mL。如发现残留液过多,说明胃的耐受性较差,宜停止输注数小时或降低浓度或速率。

空肠内喂养时,患者不能耐受的表现为腹胀、腹痛、恶心,严重者可出现呕吐、腹泻、肠鸣音亢进。在开始喂养阶段,应每4~6h诊视患者一次,询问及检查有无以上症状出现,以后可每日检查1次。如患者有不能耐受的症状,则应查明原因(是否浓度过高、速率过快或其他原因),针对原因,减慢速率或减低浓度。如患者对乳糖不能耐受,则应用无乳糖膳食。

(二)营养护理

营养监测的目的是确定肠内营养支持的效果,以便及时调整营养素的补充量。

(1)行肠内营养支持前,应对患者进行全面的营养状况评定,根据患者的营养情况确定其营养素的供给量。

(2)体重、三头肌皮褶厚度、上臂肌围、淋巴细胞总数应每周测定1次,对长期应用肠内营养者可2~3周1次。

(3)测定内脏蛋白质如清蛋白、转铁蛋白等。一般开始营养时应1周2次,以后可根据情况每1~2周测定1次。

（4）氮平衡在最初开始行肠内营养阶段,应每日测定,患者情况稳定后可每周1次。

（5）对长期行肠内营养者,可根据患者情况对容易出现缺乏的营养素如锌、铜、铁、维生素B₂、叶酸等进行不定期测定。

第三节　肠外营养

肠外营养(parenteral nutrition,PN)是指无法经胃肠道摄取营养或摄取营养素不能满足自身代谢需要的患者,通过肠道外通路输注包括氨基酸、脂肪、碳水化合物、维生素及矿物质在内的营养素,提供能量,纠正或预防营养不良,改善营养状态,并使胃肠道得到充分休息的营养治疗方法。

一、肠外营养的适应证

(一)外科患者

如患者营养不良,不仅可降低对手术的耐受性,同时免疫功能低下,对术后伤口及呼吸道感染抵抗力降低,易产生并发症。消化道癌症患者由于长期进食或吞咽困难导致消瘦,体重减轻10%以上的患者,术前可以先行静脉营养输注短期改善患者的营养状态。静脉营养疗法更多的是用于手术后的营养支持,如胃切除或大部分切除及胃肠吻合术、食管瘘等肠外科手术患者、短肠综合征或胃肠需要休息以及胰腺坏死、烧伤、脓毒症患者,均可以通过静脉输注营养获得辅助治疗的效果。

此外,在小儿外科对有先天性畸形的婴儿,如肠疝或胃肠道异常及纠正畸形过程中,通过静脉营养可以维持患儿良好的营养状况,有助于术后康复。

(二)消化系统疾病

1.肠瘘

由于食物从瘘管排出增加,患者应采用静脉营养。静脉营养可以促进肠瘘口的自行闭合,改善患者全身的营养状况,提高患者对瘘管切除手术的耐受性。

2.肠炎性疾病

Crohn's病和溃疡性结肠炎,经静脉营养支持可以使肠得以休息,病情缓解,可以不必进行手术,如肿瘤放疗后常引起结肠炎和直肠炎,需要行结肠造口术,给予静脉治疗有利于疾病的恢复。

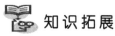

知识拓展

肠外营养的应用

利用静脉输液补充水或纠正电解质失调,已有近百年的历史。最初用静脉内补充盐水和碱使得垂死的霍乱患者复活。1923年发现致热原,提高了静脉补液的安全性;1945年由下腔静脉输入高浓度的葡萄糖,首开静脉输注高渗液体的先河;1952年报道由锁骨下静脉插管开展中心静脉输液;1959年首次提出最佳非蛋白质能量和氮的比值为627kJ(150kcal):1g;

1967 年试验研究证实经腔静脉输入高能量与氮源可促使动物生长发育,并用于小儿外科获得成功,由此提出"静脉内高营养"(IVH)的名称;1970 年提出"人工胃肠"的概念;1977 年提出"节省肌肉蛋白"的学说,随后的研究表明只有同时补充碳水化合物才能改善氮平衡;之后对微量元素的需要量和缺乏症以及各种疾病状态时体内氨基酸组成改变等进行了大量的研究,研制出多种配方。

肠外营养方式在 20 世纪 60 年代后期迅速发展起来,可使胃肠在短期内处于功能性静止状态,以治疗某些胃肠疾病。经肠外营养直接供应营养液,是某些因解剖结构或功能上的原因不能经肠营养者,如小肠切除 70% 以上、多发性肠瘘等,经肠外营养是其惟一的营养支持途径。自从开展 PN 以来,已经使众多垂危的患者获得了新生。

3. 短肠综合征

小肠大部分切除的患者术后 2 个月内,无法经胃肠道吸收营养物质,需采用完全肠外营养。

4. 急性重症胰腺炎

禁食可使重症胰腺炎患者减轻呕吐、腹痛等症状,肠外营养可满足禁食时机体的营养需要,减少胰腺的胰液、胰酶分泌,有利于病情恢复。

5. 胃肠道梗阻

胃肠道梗阻如幽门梗阻、高位肠梗阻、贲门癌、新生儿胃肠道闭锁等。

6. 其他

其他如严重腹泻、长期顽固性呕吐、食管贲门失弛缓症、多发性肠瘘等。

(三)急性肾衰竭

临床实践证明,用能量充足的低蛋白膳食治疗慢性肾衰竭疗效显著。因仅提供必需氨基酸,蓄积的尿素经肠内微生物产生的尿毒酶分解而成含氮的氨,再经转氨基作用生成非必需氨基酸再合成蛋白质。这一过程被认为是尿素再利用的机制。

(四)大面积烧伤、严重复合伤、破伤风等

患者处于高代谢下的强应激状态,消耗增大,营养状况迅速恶化,急需补充营养;同时,与分解代谢有关的氮、钾、磷等无机盐从渗出液中大量流失。应激状态下,儿茶酚胺、胰高血糖素、生长激素与糖皮质激素等分泌增加,蛋白质与脂肪分解、糖异生、水钠潴留。选用肠外营养可有效改善患者营养状态,减少继发感染、纠正低蛋白血症、避免多器官损害等并发症的发生。

(五)严重感染与败血症

严重感染引起的持续高热导致能量需求增加,患者可出现负氮平衡、低蛋白血症,因此,对于此类患者应尽早采用肠外营养支持。

(六)妊娠呕吐与神经性厌食

对早孕反应所致的严重恶心、妊娠呕吐超过 5~7 日,应采用肠外营养支持,以保护孕妇及胎儿。神经性厌食引起严重的营养不良,尤其是消化道分泌受抑制造成的营养不良难以纠正时,亦应采用肠外营养支持。

（七）其他

其他如肺内吸入高度危险倾向、腹膜炎、神志不清、肿瘤化疗或放疗引起的胃肠道反应等，均可选用肠外营养支持。

二、肠外营养的禁忌证

应用肠外营养的禁忌证有严重循环、呼吸功能衰竭，严重水、电解质平衡紊乱，肝、肾衰竭等。

三、肠外营养的输注途径

肠外营养的输注途径包括周围静脉和中心静脉两种。其选择视病情、营养液组成、输液量及护理条件而定。中心静脉营养，即所有营养物质均经静脉输入，包括糖类、氨基酸、脂肪、维生素、矿物质和水。周围静脉营养是在患者肠内营养摄入量不足的情况下补充或不能使用中心静脉营养者。

（一）中心静脉营养

中心静脉营养用于肠外营养治疗达 2 周以上的患者。

1.插管

插管多选用上腔静脉。可穿刺锁骨下静脉、颈内静脉和颈外静脉，将静脉导管送入上腔静脉；或切开这些静脉的属支插入导管。一般插入 13～15cm 即达上腔静脉。

2.导管

硅胶管刺激性小、保留时间长，正常维护可用 3 个月甚至更长时间。必要时，可用 X 线透视检查导管位置。

3.穿刺

患者平卧，双肩后垂，头后仰 15°，使静脉充盈，头转向对侧。按手术要求对局部皮肤进行消毒，铺消毒巾后进行穿刺。

4.导管护理

在操作和使用过程中应严格保持导管清洁，防止污染。

（二）周围静脉营养

周围静脉营养疗程在 2 周以内，主要是改善患者手术前后的营养状况，纠正疾病所致的营养不良。可以在普通病房内实施，比中心静脉营养操作方便容易。操作时应注意以下几点。

（1）尽可能采用手背静脉，如穿刺失败再改用前臂静脉。

（2）因选择管径较粗的静脉，减少静脉炎等并发症。

（3）选择静脉分叉处穿刺，以避免插管时血管移位。

（4）不宜选择紧靠动脉的静脉，以防形成动静脉瘘。

（5）插管不要跨关节，防止插管弯曲及移位。

（6）尽量避免选用下肢静脉，以防活动减少而诱发血栓形成。

四、肠外营养的并发症

(一)感染问题

最常见和最严重的并发症是败血症,由于未严格无菌操作,营养输液中比较齐全的营养素是微生物的良好培养基。锁骨下静脉插管也是重要的感染途径,尤其插管与输液管道连接处,长时间使用容易发生污染。所以配制营养液要在绝对无菌的条件下,残留液要培养观察,对穿刺点皮肤和导管要加强护理。

(二)穿刺插管引起的并发症

周围静脉穿刺可引起空气栓塞、导管栓塞、营养液局部外流、血栓静脉炎或静脉血栓及塑料导管反应等;经锁骨下静脉穿刺可引起气胸、水(营养液)胸、血胸、空气栓塞、皮下气肿或血肿;导管误插、动静脉瘘、心脏穿孔或填塞、心律不齐、损伤三尖瓣、损伤锁骨下动脉及臂丛神经损伤及脑血管意外等。所以穿刺插管前必须详细了解插管区域局部解剖学关系,导管插入要用 X 光作定位检查。

(三)代谢紊乱引起的并发症

1.高血糖

高营养液输入期间,血糖维持在正常或稍高的范围,但不应该超过 11mmol/L,尿糖应在 $0.25\sim1g/100mL$,不能超过 2g/100mL。创伤包括烧伤患者及某些疾病时糖耐量下降,如营养液输入过快,很容易引起高血糖症及糖尿,渗透性利尿,脱水,电解质紊乱等,严重者产生高渗非酮性高血糖昏迷,尤其对婴儿及早产儿应更加注意。所以开始输注时要缓慢。平均 4190kJ(1002kcal)能量给予 $10\sim15IU$ 胰岛素。

2.高氯血症代谢性酸中毒

营养液中有氨基酸盐,电解质中有 KCl、NaCl 等,所以长时间大量输注可产生高氯血症,故氨基酸盐最好用醋酸盐或乳酸盐等。

3.高氨血症

当用水解蛋白时,因有大量游离氨,容易出现高氨血症。而采用纯结晶氨基酸很少出现,当输入结晶氨基酸时,有些患者出现高氨血症可能与溶液中氨基酸的成分及用量有关(如甘氨酸用量过高),当氨基酸溶液中含有足够的精氨酸、鸟氨酸和谷氨酸时,则有利于防止高氨血症的产生。

4.低磷血症

多数低磷血症在静脉营养后 $5\sim10$ 日出现,表现为手足麻木感、软弱无力、嗜睡,甚至死亡,其机制目前尚不清楚。所以静脉营养时应注意血磷的控制与补充。此外,低镁血症、必需脂肪酸缺乏、维生素缺乏和微量元素缺乏,均可在长期静脉营养输注过程中出现,均应及时注意补充。

(四)肝胆系统异常

在肠外营养时肝脏所处的环境及功能状态与进食时有所不同。如进入肝脏的营养物质的形式、比例,在门静脉与肝动脉血流中的比例,淋巴系统的分流情况以及随营养素进入肝脏的胰岛素、胆囊收缩素等的浓度,在静脉营养时与正常进食不同,还可能造成肝功能不全,严重者甚至可以引起死亡。在单纯用碳水化合物供给能量,或非蛋白质能量供给过多时,可有肝脂肪变性。生化检查酶活性也有变化,一般在进行静脉营养治疗 2 周后发生。

五、肠外营养的实施及其护理

(一)肠外营养实施

1.选用合适的制剂和输入途径

首先应根据病情选用不同的制剂,采用不同的静脉输注途径。周围静脉输注既简单又安全,应首先考虑;中心静脉可采用锁骨下静脉或颈内静脉输注,输注流量大,能更好地耐受高渗溶液,可长期应用并能满足患者的营养,但技术复杂,要求严格,费用也高。

2.逐渐增加能量

因机体对葡萄糖的耐受需要有一个适应过程,故开始静脉营养输注时供给葡萄糖不宜太多,可在 1～2 日中逐渐增加直到满足需要。

3.必须同时补足氨基酸和能量

如每 1g 氮同时增加能量 838～921kJ(200～220kcal),则效果更好。缺乏能量时,不能维持适宜的氮平衡,主张糖和脂肪混合供能。

4.静脉输注脂肪乳剂时需注意调节输注速度

输入太快可能出现急性反应如发热、畏寒、心悸、呕吐等。临床上应用的有 10%、20% 和 30% 的脂肪乳剂。通常 10% 溶液在输入最初 15～30min 内,输入速度不超过 1mL/min,半小时后逐渐加快,成人每日用量为 1～2g/kg。常与葡萄糖联合使用,提供总能量的 30%～50%。脂肪代谢紊乱、动脉硬化、肝硬化、血小板减少等患者应慎用。

5.掌握好营养液用量

用量不足效果不明显,用量过大则致不良反应发生。根据病情,可按下列程序制定当日营养液用量:①确定当日拟补充的总能量、总氮量及总入水量;②根据总能量和总入水量,确定葡萄糖液的浓度及量,若加用脂肪乳剂,通常占能量的 30% 左右;③选用合适的氨基酸液,根据总氮需要量,确定其用量;④加入适量电解质溶液、复合维生素及微量元素,前者需按病情而定,后二者则常规给予每日正常需要量。

6.肠外营养液中不宜加入其他药物

如抗生素、止血剂、强心剂等药物一般另外由静脉途径输入,如果不得不将各种药物加入肠外营养制剂时,要先在体外预试,并要严格注意配伍禁忌。

(二)肠外营养护理

在静脉营养时,为随时掌握病情的动态变化,应对患者进行必要的监测以保证全静脉营养的顺利进行,并可观察其治疗效果。临床监测主要包括以下几个方面。

1.病情监测

为了了解高渗葡萄糖输入时的耐受情况,每日或隔日测定血糖、尿糖、酮体,稳定后可每周测定 1 次,同时也应测定血清胰岛素的水平。

2.营养代谢情况的监测

每日应进行氮平衡测定直至治疗结束为止。每周测定血红蛋白含量、白细胞计数、血浆清蛋白、尿素氮、肌酐、血脂含量等,还应测定血浆氨基酸和脂肪酸含量等。

3.电解质和酸碱平衡的监测

监测包括 K^+、Na^+、Cl^-、Ca^{2+} 及磷等以及血氨分析,pH 和微量元素铜、锌、镁的测定。

4.肝功能监测

过多或过长时间地输入高渗葡萄糖和某些氨基酸可以损害肝功能,因此需要监测肝功能包括测定血清转氨酶、胆红素、血氨、凝血酶原等。

5.无菌技术的操作检查

每日营养液用毕后取瓶内残留液做细菌培养,每次更换大静脉导管时,均应将其在静脉内一端剪下作细菌和霉菌培养。

 同步练习

一、单项选择题

1.属于肠内营养禁忌证的是(　)

A.口、咽、食管疾病　　　　B.烧伤、创伤及脓毒症　　　C.严重吸收不良综合征者

D.胃肠瘘　　　　　　　　E.心血管疾病

2.营养支持不包括(　)

A.肠内营养　　　　　　　B.肠外营养　　　　　　　C.完全胃肠外营养

D.部分肠外营养　　　　　E.动脉营养

3.肠内营养的投入途径不包括(　)

A.鼻胃置管　　　　　　　B.胃造口　　　　　　　　C.结肠造瘘

D.鼻-十二脂肠置管　　　E.鼻-空肠置管

4.肠内营养的并发症不包括(　)

A.吸入性肺炎　　　　　　B.误吸　　　　　　　　　C.腹泻

D.腹胀　　　　　　　　　E.肠道屏障功能减退

5.肠外营养的置管并发症不包括(　)

A.气胸　　　　　　　　　B.空气栓塞　　　　　　　C.导管栓塞

D.败血症　　　　　　　　E.静脉血栓

6.肠外营养的禁忌证不包括(　)

A.呼吸功能衰竭　　　　　B.电解质平衡紊乱　　　　C.肝、肾功能衰竭

D.水平衡紊乱　　　　　　E.胃肠道梗阻

二、简答题

1.简述肠内营养、肠外营养的适应证、禁忌证及并发症。

2.列出管饲营养的分类。

3.试述肠内营养和肠外营养护理的异同点。

第七章　营养缺乏病的防治

学习目标

掌握：各种常见营养缺乏病的营养治疗。
熟悉：常见营养缺乏病的临床表现和临床分型。
了解：引起机体营养缺乏的常见原因和发病机理。

第一节　概　　述

营养缺乏病(nutritional deficiency diseases)指长期严重缺乏一种或多种营养素而造成机体出现各种相应的临床表现或病症。例如,缺碘可造成地方性甲状腺肿、维生素 C 缺乏可发生坏血病及缺铁性贫血等。单纯营养素摄入不足引起的称为原发性营养缺乏病。由于其他疾病过程而引起的营养素不足称为继发性营养缺乏病。

1.营养缺乏病的病因

(1)营养素摄入不足　　这是最常见的病因。

(2)营养素吸收不良　　胃肠道疾病、某些药物、酗酒都会影响营养素的吸收。

(3)营养素利用率降低　　肝病和药物可致营养素的利用率下降。

(4)营养素的损耗增加　　发热、甲亢、癌症、运动等增加营养素的消耗。

(5)营养素的需要量增加　　如处于生长发育期的儿童和青少年,孕妇和乳母等。

2.营养缺乏病的表现

(1)生长发育不良　　营养缺乏会影响儿童青少年的体格和智力发育。

(2)代谢调节异常　　营养缺乏所致的生物活性物质功能和合成率降低影响到整个代谢的调节,如各种营养素是体内重要酶类和激素的组成成分,或其生理功能需要某些营养素促进。正常人体各种物质代谢保持着动态平衡,营养缺乏症破坏了这种平衡,导致代谢异常。

(3)组织的合成及再生能力下降　　产能营养素是身体的基本原料,原料缺乏,组织合成、再生能力肯定下降。

(4)免疫力下降　　许多营养素与人体的免疫功能有关。

3.营养缺乏病的诊断

(1)膳食调查　　可了解食物及营养素的摄入情况。

(2)体格测量　　可获得评估营养状况的一些重要测量数据。

(3)实验室检查　　检查体内各种营养素的浓度,有利于判断营养水平。

(4)临床表现　　典型的临床表现,有助于准确判别特定营养素缺乏。

(5)试验性治疗 实际工作中,营养缺乏症的诊断难于确定时,可采用试验性治疗,让患者接受某种营养素的补充,观察其不适有无好转。若补充某种营养素 3 个月以后有明显好转,说明该患者确实是缺乏这种营养素引起的不适。

4.营养缺乏病的治疗原则

(1)病因治疗 驱除导致营养缺乏症的病因,能取得更好的调理效果。

(2)合理膳食 治疗营养缺乏症的基础。

(3)补充营养素制剂是理想的选择 要注意合理配方,剂量适宜。

第二节 蛋白质-能量营养不良

一、概述

蛋白质-能量营养不良(protein-energy malnutrition,PEM)系蛋白质和能量摄入不足引起的营养缺乏症,是世界范围内最常见的营养缺乏症之一,主要发生于 5 岁以下的儿童。临床表现为消瘦、水肿、机体代谢变化引起生化指标的改变,如血中总蛋白降低、血浆氨基酸的变化等,可导致儿童生长发育迟缓、机体抵抗力降低,重者甚至死亡。

根据临床表现蛋白质-能量营养不良可分为两种类型。

1.消瘦型

消瘦型(maramus)是一种多见于婴幼儿的极度消瘦症,是由于长期摄食过少,能量和蛋白质均严重不足引起的。该型营养不良多见于母乳不足、喂养不当、饥饿、疾病及先天性营养不良等。表现为生长发育缓慢或停止,明显消瘦,体重减轻,严重者只为同龄儿童平均体重的60%,皮下脂肪减少或消失,肌肉萎缩,皮肤干燥,毛发细黄无光泽,常有腹泻、脱水、全身抵抗力低下,易发生感染,但无浮肿。

消瘦型蛋白质-能量营养不良主要是能量摄入不足,初期机体通过自身调节使营养物质的需求处于低水平而获得平衡。能量缺乏继续存在,则机体动用体内脂肪组织中的甘油三酯,分解产生游离脂肪酸,成为供给机体能量的主要来源,另外也可以通过蛋白质分解代谢提供能量。体内一些激素水平的变化参与了这些适应性的调节,主要有三碘甲状腺原氨酸(T_3)生成减少,四碘甲状腺原氨酸(T_4)也相应降低,而无活性的反碘甲状腺原氨酸(rT_3)生成增加,甲状腺摄碘功能降低,耗氧量减少,机体能量消耗减少,以适应膳食摄入量的不足。胰岛素分泌减少,而胰高血糖素、生长激素、肾上腺素和皮质醇分泌增加,机体合成代谢降低或停止而分解代谢增强,以动用机体自身组织提供能量。患者主要表现为皮下脂肪减少、骨骼肌消耗、内脏器官萎缩、体重减轻,但无明显脂肪肝和水肿。

2.水肿型

水肿型(kwashiorkor)因蛋白质严重缺乏而能量供应尚能维持最低生理需要的营养不良症,多见于断乳期的婴幼儿。临床表现为精神萎靡、反应冷淡、哭声低弱无力,食欲减退、体重不增或减轻、下肢可有凹陷性浮肿、皮肤干燥、色素沉着、毛发稀少无光泽、肝大脾大等。

水肿型蛋白质-能量营养不良的发生与蛋白质严重缺乏、能量主要由碳水化合物供应有关。大量碳水化合物刺激胰岛素释放,肾上腺素和皮质醇激素分泌减少,脂肪合成增加、分解减弱,肝细胞脂肪浸润形成脂肪肝。骨骼肌氨基酸动员和重新分布受抑制,血浆中必需氨基酸(尤其是支链氨基酸)水平降低、蛋白质合成减弱,血浆蛋白质尤其是白蛋白浓度不断降低,血浆渗透压下降至一定程度便出现水肿,水肿的发生还与机体钾缺乏、水钠潴留、感染导致毛细血管通透性增加、水分潴留间质等其他因素有关。低蛋白血症使血容量降低,心排出量减少,从而肾血流量、肾小球滤过减低,肾素、醛固酮分泌增加,肾小管对水、钠重吸收增加,进一步加重机体水肿,蛋白质严重缺乏时可发生全身水肿,包括浆膜腔积液。

二、临床表现

蛋白质-能量营养不良临床表现呈现多样化,随蛋白质和能量缺乏的程度、比例、原因、时间及营养素缺乏的有无、蛋白质-能量营养不良并发症的存在与否等因素而异。

在多数情况下,患者蛋白质和能量都有不同程度的缺乏,病情呈慢性消耗性过程。除皮下脂肪和骨骼肌逐渐消耗外,心、肾、胃肠道等器官也有不同程度的萎缩。心脏缩小,心排出量减少,血压降低。肾缩小,肾血流量和肾小球滤过率减低。胃肠道黏膜萎缩,胃酸分泌减少,肠壁变薄,小肠绒毛变短,二糖酶和二肽酶含量减少;胰外分泌腺萎缩,胰脂肪酶、蛋白酶和淀粉酶分泌显著减少,这些因素都导致小肠消化吸收障碍,尤其是脂肪吸收不良。垂体、甲状腺、肾上腺、性腺等内分泌腺亦有不同程度萎缩、功能低下,皮肤表皮萎缩,呈角化过度和角化不全,有时出现烟酸缺乏病样的皮肤病变,血容量、红细胞比积、血浆白蛋白和转铁蛋白降低反映全身组织的消耗,往往伴有贫血,多为正常细胞核、正常色素型贫血,与合并存在的铁、叶酸、维生素C、维生素 B_{12} 缺乏有关。淋巴组织萎缩,生发中心消失,体液免疫和细胞免疫功能低下,抗体合成减少,细胞因子(主要是白介素 IL-1)活性降低,补体系统受损,患者容易并发感染,甚至发生非致病菌感染。

营养评价的可能诊断指标见表 7-1。

表 7-1　营养评价的可能诊断指标

营养评价	可能的诊断指标(必须包括一个或更多)
个人史	先天性营养不良
	吸收不良
	疾病或残疾
	服用影响食欲的药物,如多动症使用的药
食物/营养史	长期食物摄入不足
	母乳不足
	喂养不当
	饥饿
	拒食
人体测量	皮褶厚度减少
	体重指数(BMI)<18.5,儿童可根据生长发育曲线图

营养评价	可能的诊断指标(必须包括一个或更多)	
临床表现	消瘦型	水肿型
	明显消瘦,肌肉重量减少,	凹陷性水肿,肝脏肿大
	肌萎缩	皮肤干燥、毛发稀少
	皮肤干燥、毛发减少	色素沉着
		精神萎靡、反应冷淡
生化数据,临床检验	血红蛋白浓度、血清白蛋白、血清运铁蛋白、血清甲状腺素结合前白蛋白等指标下降	

三、营养治疗

严重的蛋白质-能量营养不良患者可考虑以下几方面。

1. 口服营养治疗

多数患者可接受口服营养治疗。食物应易于消化吸收,开始进食量不宜过多,少食多餐,重症患者可先用流质或半流质饮食。如无不良反应,逐渐增加进食量,直至普通饮食。

2. 管饲营养治疗

对食欲极度减退、进食困难或神志不清的患者,可经鼻胃管给予营养治疗。选用直径 2～3mm 硅胶管可减少对黏膜的刺激和诱发吸入性肺炎的发生。选用适当的配方流质,经鼻胃管间歇定时注入或持续滴注。如有小肠吸收不良或腹泻,宜采用持续滴注方式,开始时每小时滴注 20～30mL,4h 后测定胃残留量,如超过 50mL,宜暂停后减慢滴注速度;如胃残留量少于 50mL,可逐渐加快滴注速度至每小时 100～125mL。在治疗过程中应注意监测血糖、尿素氮、钾、钠、钙、磷水平的变化。

3. 静脉营养治疗

患者食欲极差、小肠功能严重障碍、消化吸收不良、肠梗阻或不适宜留置鼻胃管等情况下,静脉营养治疗可作为营养补充的方式。静脉营养液为 2%～6% 氨基酸溶液、葡萄糖溶液和脂肪乳剂。

给患者提供营养支持,要注意循序渐进、缓慢进行。开始总能量宜给予每日每千克实际体重 125.5kJ(30kcal),氨基酸需要量为每千克体重 0.5～1.0g,其余能量由葡萄糖和脂肪乳剂供应。病情稳定后总能量逐步增至每日每千克实际体重 167.4～209.2kJ(40～50kcal),如合并感染发热,可酌情增加;氨基酸可增至每日每千克实际体重 1.2g。随着体力恢复,逐渐增加活动量,注意避免发生腹胀、腹泻,甚至肠穿孔或诱发心力衰竭。应同时给与脂溶性和水溶性维生素、电解质,避免发生低钾血症、低镁血症、低磷血症。

如由外周静脉输注,不宜滴注高渗溶液,否则容易导致静脉栓塞,且静脉输注部位需经常更换。如经上腔静脉输注,可采用 25% 葡萄糖溶液并可放置留置导管,但需严格遵守无菌操作技术,以防止感染、避免败血症的发生,且不应利用留置导管抽血标本或测中心静脉压。

考虑到患者年龄、病情、病程以及心、肾功能等不同情况,治疗开始时可先用总量的 1/2～2/3,如无不良反应,数日后逐渐增加到总量,期间密切观察病情。

4.其他营养治疗

重度贫血者(如血红蛋白<40g/L)可少量多次输血;重度低蛋白血症者可少量输入血浆白蛋白、蛋白质同化剂,如苯丙酸去甲睾酮,每周肌注 1～2 次,每次 25mg,有助于促进机体蛋白质合成,但有轻度水钠潴留的不良作用,不宜过早使用,以免发生心力衰竭。此外,良好的护理也是非常重要的,尤其对于重症和老年患者。

第三节　钙缺乏

一、概述

钙缺乏(calcium deficiency)主要影响骨骼的发育和代谢,临床表现为婴儿的手足抽搐症、佝偻病和成年人的骨质疏松症。

婴儿缺钙主要是因为其母亲在怀孕期间钙摄入不足、母乳中的钙含量过少、辅食添加不科学;幼儿、学龄儿童、青少年缺钙主要是因为饮食搭配不合理、钙摄入过少、肠道钙吸收障碍或受某些疾病的影响,如胃炎、肠炎、肝炎、频繁呕吐、严重腹泻等,致使钙吸收不良或钙大量流失。成人缺钙表现为骨质疏松症,常见于中年以后,女性比男性多见,主要原因是中老年人激素水平下降,钙调节激素的分泌失调致使骨代谢紊乱。老年人由于牙齿脱落、消化系统功能降低,致使蛋白质、钙、磷、维生素及微量元素摄入不足、吸收障碍;另外运动减少也是老年人易患骨质疏松症的重要原因。

二、临床表现

1.婴儿手足抽搐症

婴儿手足抽搐症多见于 1 岁以内的婴儿,抽搐常突然发生,轻者仅有惊跳或面部肌肉抽动,意识存在;重者有四肢抽动,两眼上翻,口唇发青,知觉暂时丧失。每次发作可持续数秒、数分钟或更长。每日可发作数次至数十次。严重时可引起喉头肌肉痉挛,出现喉鸣音,以致呼吸困难、窒息等,如抢救不及时可发生生命危险。

2.小儿佝偻病

早期表现为神经肌肉兴奋性增高,烦躁、睡眠不安、易惊、夜啼、多汗等症,并可致枕部磨发而见枕秃。典型的临床表现有以下几点。

(1)头部　乒乓球感、方颅、囟门较大且闭合延迟、乳牙萌出迟。

(2)胸部　软骨串珠状;肋软沟,肋下缘外翻;鸡胸或漏斗胸。

(3)四肢　"手镯"及"脚镯"征;开始行走后,两腿呈"O"型或"X"型腿;长骨可发生青枝骨折。

(4)脊柱　脊柱后凸或侧弯畸形、骨盆畸形。

(5)肌肉改变　坐、立、行等运动功能发育落后,腹部膨隆如蛙腹。

(6)神经系统　发育落后。

(7)X 线检查　钙化带模糊、干骺端增宽、边缘呈毛刷状或杯口状改变。

(8)生化检查　血钙、磷明显降低、钙磷乘积<30、碱性磷酸酶明显增高。

3.成人骨质疏松症

成人骨质疏松症常表现：骨脆性增大，轻微外伤即可引起骨裂、骨折，常见于股骨颈部、腕部及胫骨上端。脊柱易受压、变形，发生压迫性骨折及疼痛。

三、营养治疗

1.膳食补充

食物含钙量各有差异。合理安排膳食，多摄入含钙和维生素 D 丰富的食物，如奶和奶制品、海产品、蛋类、豆类及豆制品、绿色蔬菜等，并适当增加户外活动，多接受日晒（每日 1～2h）。

在选用蔬菜时，应注意其中草酸、鞣酸的含量，并采用适当措施去除妨碍钙吸收和利用的因素，如先经沸水漂烫后再炒（使部分草酸溶于水），面粉经过发酵，可减少植酸含量。此外还应采用合理烹调方法，避免食物中钙的损失。表 7-2 是能提供 500mg 钙的食物举例。

表 7-2　能提供 500mg 钙的食物举例

食物种类	重量	食物种类	重量
虾皮	81g	奶粉	118g
雪里蕻	348g	黄豆（生）	419g
豆腐	488g	油菜	741g
牛奶	769g		

2.钙剂补充

对于严重缺钙者可补充钙剂，采用钙制剂补钙。一定要注意其含钙量、吸收率、组方构成及价格等因素，作出合理的选择。

目前，临床和市售的钙剂按其成分主要分为无机钙和有机酸钙两类。无机钙包括氧化钙、碳酸钙、磷酸氢钙等，含钙量较高，但大多溶解度较低；有机酸钙包括葡萄糖酸钙、乳酸钙、柠檬酸钙等，一般溶解度较好，但是钙含量较低。这两类钙剂均容易在弱碱性的小肠液中形成胶稠状的氢氧化钙沉淀，影响钙的吸收。

第三代钙剂氨基酸螯合钙是由人体成骨所必需的钙及多种微量元素通过配位键与氨基酸螯合而成，并辅以维生素 C 和维生素 D_3 制成的复合剂，含钙量高，溶解度好，具有较高的生物利用率，具有较好的临床治疗效果。

第四节　铁　缺　乏

一、概述

铁缺乏（iron deficiency）是主要的营养缺乏症之一，全球共有 20 多亿人缺铁，铁缺乏不仅在发展中国家常见，而且在经济发达国家发病率也比较高，严重威胁人体健康，为了保障人民健康，提高人口素质，积极研究和防治缺铁具有十分重要的社会意义。

缺铁是指机体铁含量低于正常。根据缺铁的程度一般分为三期。

1.铁减少期

铁减少期为缺铁的最早期,也称隐匿前期,临床难以发现。此期仅有贮存铁减少,可表现为骨髓细胞外铁减少,血清铁蛋白低于正常。骨髓铁粒幼细胞、血清铁、转铁蛋白饱和度、血红蛋白以及红细胞比积均正常。

2.红细胞生成缺铁期

红细胞生成缺铁期(iron deficiency erythropoiesis,IDE)或称无贫血缺铁期(iron deficiency without anemia),其特点为贮存铁减少或消失,骨髓铁粒幼细胞减少,血清铁蛋白低于正常,红细胞原卟啉高于正常($>5.1\mu g/dL$ 或原卟啉/血红蛋白>4.5),血清铁及转铁蛋白饱和度可降低,总铁结合力增高,但血红蛋白及红细胞比积均正常。

3.缺铁性贫血期

缺铁性贫血期(iron deficiency anemia,IDA)除以上指标异常外,血红蛋白或红细胞比积降低,出现不同程度低色素性贫血。

二、临床表现

1.贫血表现

铁是血红蛋白的重要组成成分,机体缺铁到一定程度时,必然出现低色素性贫血,以6月龄至3岁发病率高,男女无显著差异。起病缓慢,绝大多数贫血患者症状较轻,除轻度面唇及黏膜血色差外,常无其他不适,大多不为家长所重视。

随着贫血不断加重,出现不同程度的缺氧及其代偿症状,经常头晕,失眠,心率和呼吸增快,心悸、乏力,不喜活动,运动后出现心跳、气急、心脏扩大,可有收缩期吹风样杂音及舒张期杂音,心电图出现ST-T改变等异常,血红蛋白$<5g/dL$时,甚至可发生贫血性心力衰竭。

贫血较重的小儿常有肝大、脾大,淋巴结肿大者少见。`

2.抵抗力下降

铁可以直接影响淋巴组织的发育和机体抵抗力。实验证明缺铁性贫血患者皮肤迟发性过敏反应减弱,淋巴细胞在试管中对结核菌素试验(PPD)、植物血凝素试验(PHA)和白色含珠菌试验等反应减低,E-玫瑰花结形成率降低,组织溶菌酶、白细胞过氧化物酶活性下降,白细胞杀菌功能减弱,趋化活性增加,四唑氮蓝还原试验正常或异常,但IgA等免疫球蛋白正常,补体正常,C3可升高,给缺铁性贫血患者注射破伤风或伤寒等抗原后,产生相应抗体的能力正常。说明缺铁性贫血患者细胞免疫功能有一定程度损害,且与贫血程度相关,Hb$<100g/L$时细胞免疫受损明显,临床观察也证明缺铁性贫血患者感染发病率明显增高。

3.精神神经症状

患者表情呆滞、嗜睡、对外界反应迟钝、少哭或不哭、智力发育和动作发育落后,甚至倒退,如原来已会认人、会爬等,病后又都不会,此外尚有不协调和不自主的动作,肢体、头、舌甚至全身震颤、肌张力增强,腱反射亢进,踝阵挛阳性,浅反射消失,甚至抽搐。

缺铁性贫血患儿可有行为异常,智能比对照组差。婴儿可出现对外界反应差,哭闹,不安,婴儿发育记分和智能发育指数均较对照组低;3~4岁儿童注意力不集中,理解力、记忆力差、学习成绩差,儿童智商(IQ)图画词汇试验、学校标准考试记分均较对照组低,用铁剂治疗后可好转。

4.消化系统症状

缺铁性贫血患者厌食、挑食,甚至有异食癖,可有胃酸减少,甚至有十二指肠炎、肠黏膜萎缩和胃炎等组织学改变。对木糖、维生素 A、脂肪和铁吸收障碍。缺铁性贫血小儿常有渗出性肠炎、脂肪泻,由于血浆白蛋白、免疫球蛋白、铁蛋白均可以从肠道丧失,可发生低蛋白性水肿。以上胃肠道组织学改变和功能减退在铁剂治疗后均可恢复正常,说明与缺铁有关。

5.上皮组织改变

缺铁性贫血患者常有疲倦、软弱无力等症状,一般认为是由于肌肉组织供氧不足所致。儿科用下蹲运动试验证明,缺铁组小儿下蹲次数与维持时间显著低于对照组,用铁剂治疗后恢复正常。

缺铁患者面色苍白、萎黄、唇无血色、发无光泽,用放射性铁证明铁与上皮细胞更新有关。成人缺铁性贫血患者的 25% 有指(趾)甲改变,13%～52% 有舌炎,10%～22% 有口角炎,吞咽困难有可能伴有环状软骨后蹼状改变。缺铁性贫血患者容易脱发、断发,毛发稀疏。

缺铁性贫血的判断要点见表 7-3。

表 7-3　缺铁性贫血的判断要点

营养评价	判断要点(必须包括一个或更多)
个人史	吸收不良 其他代谢疾病 服用影响食欲或抑制铁吸收的药物
临床表现	心悸、气促、头昏 畏寒、抵抗力下降 口唇、甲床、黏膜苍白 易疲劳 儿童发育迟缓、注意力不集中、认知能力障碍等
食物/营养史	长期食物,特别是动物性食品摄入不足 喂养不当 节食或限制食物类别 食物选择不当或不良的膳食行为
生化数据,临床检验	血红蛋白浓度、血清铁、血清白蛋白、血清运铁蛋白、血清甲状腺素结合前白蛋白等指标下降 国内诊断贫血的标准一般为:成年男性 Hb<100g/L,5～10 岁为 115g/L,12～14 岁为 120g/L,>15 岁非孕女性为 110g/L 另外海拔每增加 1000m,Hb 相应值增加 4% 作为诊断标准

三、营养治疗

1.摄入含铁丰富的食物

含铁丰富的食物有海带、龙须菜、紫菜、木耳、香菇、豆类及其制品、肉类、禽蛋、动物血等。

其中肉类(特别是红色肉类)、家禽、鱼类中有 30%～40% 的铁能被吸收,蛋类、谷类、坚果类、豆类和其他蔬菜中铁的吸收率不到 10%。

2.给予高蛋白饮食

一方面促进铁的吸收,另一方面提供体内合成自身血红蛋白所必需的原料。多吃富含维生素 C 的食物,如鲜枣、猕猴桃、柑橘、西红柿等,供给含维生素 C 丰富的食品有困难时,可适当给予维生素 C 制剂,以促进铁的吸收利用。同时摄入的维生素 C 可使人体对食物中铁的吸收率提高 2～3 倍。如同时补充铁制剂,也应和维生素 C 同时服用。

婴儿,尤其是早产儿、孪生儿要及时补给富含铁质的食品,如肉汤、肝泥、蛋黄、大豆制品及绿叶蔬菜等。孕妇及乳母应补充足够量的铁,保证每日能摄入 25～35mg 的铁。表 7 - 4 是能提供 16mg 铁的食物。

表 7 - 4　能提供 16mg 铁的食物

食物种类	重量	食物种类	重量
猪肝(生)	71g	海米	145g
芝麻酱	163g	猪血	184g
大豆	195g	鸡蛋黄	246g
葵瓜子	281g	黑木耳(水发)	291g

3.药物治疗

口服铁剂如硫酸亚铁、富马酸铁、葡萄糖酸亚铁、枸橼酸铁铵等,剂量以元素铁计算每日 6mg/kg。口服铁剂有严重胃肠反应者,可改用肌注葡聚糖铁。

贫血纠正后继续服用小剂量铁剂 3～6 个月,以补充铁储备。

4.其他治疗

食物中的磷、六磷酸肌醇、草酸、鞣酸等影响铁的吸收,应该避免。富含磷的食物有杏仁、全谷、乳酪、可可、脑髓、肝肾、花生等。富含肌醇六磷酸的食物有麦胚芽、花生、杏仁、核桃、黄豆等。富含草酸、鞣酸的食物有咖啡、茶叶、可可、绿豆等,应避免同时食用。

小儿缺铁性贫血的预防应从胎儿期开始,孕妇饮食应给予足够的铁,保证每日能摄入 35mg。对于婴儿提倡母乳喂养,至少保证 4 个月时间,4 个月后及时添加辅食开始补铁。人工喂养者宜用铁强化处方。幼儿期注意平衡膳食,保证有足够的动物性蛋白和豆类食物。纠正不良饮食习惯,如长期素食、偏食、挑食等,可以有效防止缺铁性贫血的发生。

其他方面包括提倡用铁制炊具,食用铁强化食品等。

第五节　锌 缺 乏

一、概述

锌(zinc)由我国科学家宋应星首先发现,1963 年报道了人体锌缺乏症(zinc deficiency),并开始列为人体必需的微量元素。人体中锌的含量在微量元素中居第二位。

锌在体内广泛分布,几乎分布于人体所有组织、器官、体液及分泌物。体内锌主要以辅酶的形式存在,肝脏、骨骼肌、皮肤、毛发、指甲、眼睛、前列腺等器官组织中含量较高,血液中含量较少。

二、临床表现

起病缓慢,主要症状有味觉减退、食欲不振、复发性口腔溃疡甚至有异食癖现象。

儿童生长发育迟缓,甚至停滞形成侏儒症,性成熟缓慢,性器官发育不良、第二性征发育不全,性幼稚症;抵抗力低下,易感染,伤口愈合缓慢。

严重锌缺乏者,即使肝脏有一定量的维生素 A 储存,也会发生暗适应能力下降;皮肤干燥、粗糙或出现湿疹、水泡、溃疡,在皮肤和黏膜的交界处及肢端常发生经久不愈的皮炎、脱发、头发色素减少,易并发感染性疾病,伤口愈合缓慢,指甲白斑症。

急性锌缺乏,会出现皮肤损害和脱发。

妊娠期缺锌,胎儿生长发育缓慢,甚至出现流产、胎儿畸形等。

锌缺乏的判断要点见表 7-5。

表 7-5　锌缺乏的判断要点

营养评价	判断要点(必须包括一个或更多)
个人史	摄入不足,吸收障碍 其他代谢疾病或消化疾病 服用影响锌吸收的药物或食物
人体测量	身高、体重等指标低于正常范围,生长发育迟缓(儿童)
临床表现	性器官发育不良(儿童) 皮肤干燥、粗糙,毛发稀疏发黄 口腔溃疡、口角炎等 反复消化道或呼吸道感染 嗜睡、情绪波动
食物/营养史	食欲不振,异食癖 富含锌的食物摄取不足 喂养不当(婴幼儿) 节食或限制食物类别、偏食 食物选择不当或不良的膳食行为
生化数据,临床检验	血清锌浓度和发锌、尿锌水平低于正常

三、营养治疗

人体缺锌,一般可通过调整饮食得以纠正。增加含锌量高的食物摄入,多吃一些贝壳类食物如牡蛎、蛤、蚝、蚌等都含有较多的锌,以含锌量而论,首推牡蛎。其他食物如动物肝脏、粗粮、鱼类、肉类、蛋类也含有相当量的锌,而水果蔬菜中锌的含量较少。

食物中的锌不仅含量差别很大,其吸收利用率也不尽相同。一般来说贝壳类海产品、红色肉类、动物内脏类都是锌的极好来源;干果类、谷类胚芽和麦麸也富含锌;一般植物性食物含锌较低。干酪、虾、燕麦、花生酱、花生等为良好来源。表 7-6 是能提供 15mg 锌的食物举例。

表 7-6 能提供 15mg 锌的食物举例

食物种类	重量	食物种类	重量
小麦胚粉	64g	鲜扇贝	128g
松子	166g	蚌肉	176g
葵瓜子	249g	猪肝(生)	260g
牛瘦肉	404g	湖蟹	408g

加工过细可导致大量的锌丢失,如小麦加工成精面粉大约 80% 的锌被去掉;豆类制成罐头比新鲜大豆锌含量损失 60% 左右。

母乳,尤其是初乳含锌较丰富,故对于婴儿来说提倡母乳喂养。

对于严重缺锌的患者必要时采取药物治疗。目前含锌制剂很多,如硫酸锌、氧化锌、葡萄糖酸锌、生物酵母锌等,应在医生指导下合理补充。

第六节 碘 缺 乏

一、概述

碘缺乏病(iodine deficiency)是由于自然环境碘缺乏造成机体碘营养不良所引起的一组有关疾病的总称,它包括地方性甲状腺肿、克汀病和亚克汀病、单纯性聋哑、胎儿流产、早产、死产和先天畸形等。它实质上属于微量营养素缺乏,与维生素 A 缺乏、缺铁性贫血并列为世界卫生组织、联合国儿童基金会等国际性组织重点防治、限期消除的三大微量营养素缺乏疾病。碘缺乏症主要发生于特定的碘缺乏地理环境,具有明显的地方性,在我国被列为地方病之一。由于分布广泛、受害人群众多和危害严重,已从一个单一的疾病问题上升到严重的公共健康问题,成为社会关注、国家限期消除的疾病之一。

二、临床表现

碘缺乏症是人体缺碘后产生的一系列生理改变导致一系列疾病的总称。

(一)儿童克汀病和亚克汀病、单纯性聋哑

表现为儿童智力低下、呆傻等智力残疾;身材矮小或聋哑。克汀病最突出的症状是智力低下或弱智或白痴;身体矮小,下肢为短,年龄越大越明显;既聋又哑;瘫痪。克汀病患者的智力缺陷是不可恢复的,严重者生活不能自理,甚至不会主动进食,将终生成为家庭和社会的负担。

多于出生后数周出现症状,表现有皮肤苍白、增厚、多褶皱鳞屑,口唇厚、舌大且常外伸、口常张开流涎,外貌丑陋,面色苍白或呈蜡黄,鼻短且上翘、鼻梁塌陷,前额皱纹,身材矮小,四肢粗短、手常呈铲形,脐疝多见。心率减慢,体温降低,生长发育低于同龄儿童,成年后身材矮小。

(二)成年人——地方性甲状腺肿

表现为脖子增粗、结节、畸形。

早期无明显临床症状,甲状腺轻、中度弥漫性肿大,质软,无压痛。极少数明显肿大者可出

现压迫症状,如呼吸困难、吞咽困难、声音嘶哑、刺激性咳嗽等。胸骨后甲状腺肿可有食管或上腔静脉受压症状。甲状腺功能基本正常,但约 5% 的患者由于甲状腺代偿功能不足出现甲状腺功能减低,影响智力及生长发育。少数地方性甲状腺肿患者由于长期血清,促甲状腺激素水平增高,当补充碘后,甲状腺素合成过多,形成碘甲亢。

(三)孕妇——早产、流产、死产、先天畸形儿、先天聋哑儿等

因孕妇妊娠期严重缺碘,胎儿随之缺碘,甲状腺素分泌不足,引起胚胎、胎儿、新生儿神经系统发育迟缓、发育分化不全或有缺陷,导致早产、流产、死产、先天畸形儿、先天聋哑儿。

碘缺乏症对人体健康的损害是严重而多方面的,对社会尤其是对人口素质及经济发展的不利影响是十分深远的,实际上碘缺乏症对人类的危害是全球性的。

三、营养治疗

1.多吃含碘丰富的食物

机体所需的碘可从食物、饮水中获得,特别是海产品如各种海鱼以及海带、紫菜等含有丰富的碘,但其他食物和饮水往往与地理环境有关,一般内陆山区的土壤和水中含碘量较少。表 7-7 是能提供 100mg 碘的食物举例。

表 7-7 能提供 100mg 碘的食物举例

食物种类	重量	食物种类	重量
海带(干)	0.42g	加碘盐	5g
紫菜(干)	6g	鲜海鱼	125g

2.使用碘盐

碘盐是世界各国防治碘缺乏病最重要和最基本的手段。用食盐加碘的方法防治碘缺乏病是从上世纪初开始的,瑞士、美国、奥地利是最早推广碘盐的国家,要求生产厂家必须对所有食盐加碘,截止到 1995 年底,世界上已有 82 个国家实施食盐加碘。

第七节 硒 缺 乏

一、概述

1973 年,世界卫生组织(WHO)和国际营养组织确认硒为人体必需的微量元素之一。硒的生理功能主要是通过蛋白质特别是与酶蛋白结合发挥抗氧化作用。硒缺乏(selenium deficiency)就会影响到许多调节机体代谢酶的活性,从而影响人的健康导致疾病。

美国学者研究表明:在满足营养需要的情况下,每日补充 $200\mu g$ 硒,对免疫功能具有显著的刺激作用,T 淋巴细胞和中性细胞的生成量可大量增加。这两种细胞都具有破坏肿瘤细胞的作用。根据流行病学调查,补硒对减少前列腺癌、肺癌和肝癌的发生作用最为明显。

肿瘤患者在化疗时大剂量补硒可明显降低化疗药物毒性,提高药物疗效。大剂量硒配合化疗药物,对药物不敏感性肠癌和头颈部癌治愈率达 40%~80%,对敏感性肠癌治愈率更高,

这一方法已获美国国家专利局授权。硒能诱导肿瘤分化并抑制其生长,对防癌治癌以及癌症带来的痛苦有极大的改善作用。不仅能提高疗效,还能减少化疗药物引起的毒副作用。

硒具有调节并提高人体免疫功能的作用,使人体特异性免疫和非特异性免疫、体液免疫和细胞免疫功能处于相对平衡状态;硒有抗衰老作用,能使实验动物寿命延长,并具有抗疲劳作用;硒能保护视力,预防白内障发生,能够抑制眼晶体的过氧化损伤。

缺硒是冠心病发生的重要原因,WHO 和国际原子能协会已把硒列为与冠心病有关的五种元素之一加以研究。在临床治疗和预防中,有机硒比无机硒的生物利用率高,在体内停留时间长,有利于机体建立稳定的硒储备,且毒性小。正常人每日需补充膳食硒 $50\sim250\mu g$,肿瘤患者推荐 $300\sim400\mu g$。

二、临床表现

在我国因缺硒引起的地方病波及东北到西南的十多个省和自治区。已发现的克山病和大骨节病与缺少硒有密切关系。

克山病是一种以多发性灶状心肌坏死为主要病变的地方性心肌病,多发生在生长发育的儿童,以 $2\sim6$ 岁为多见,也见于育龄期妇女。主要侵犯心脏,出现心律失常、心动过速或过缓以及心脏扩大,最后导致心功能衰竭、心源性休克,甚至死亡。

大骨节病是一种地方性、多发性、变形性骨关节病。主要病变是骨端的软骨细胞变性坏死,肌肉萎缩,影响骨骼生长发育,发病以青少年为主。在土壤低硒的地区,严重地影响骨发育和日后生活劳动能力。补硒可以缓解一些病状,对患者干骺端改变有促进修复、防止恶化的较好效果。

此外,常见的还有癌症、心血管疾病、肝病、白内障、生育能力下降、前列腺肥大等 17 种疾病和缺硒有关。

三、营养治疗

1. 缺硒可以通过食补、药补两种途径来完成补充

人体补硒应根据对身体微量元素的检测结果,遵照"缺多少补多少,不缺不补,食补为主、药补为辅"的原则。

食物中硒含量变化很大,内脏和海产品中含量为 $1.5\mu g/g$ 鲜重左右;肌肉为 $0.1\sim0.4\mu g/g$ 鲜重;谷物低于 $0.8\mu g/g$ 鲜重;奶制品低于 $0.3\mu g/g$ 鲜重;水果蔬菜低于 $0.1\mu g/g$ 鲜重。表 7-8 是能提供 50mg 的硒食物举例。

表 7-8　能提供 50mg 的硒食物举例

食物种类	重量	食物种类	重量
鱼子酱	25g	鱿鱼(干)	32g
猪肾	45g	牡蛎	48g
牛肾	71g	蘑菇(干)	128g

影响植物性食物中硒含量的主要因素是其栽种土壤中的硒含量和可被吸收利用量。因

此,即使是同一品种的谷物或蔬菜,会由于产地不同而硒含量不同。例如,低硒地区大米硒含量可少于 2ng/g,而高硒地区大米硒含量可高达 20μg/g,两者可以相差 1000 倍。肾、肝、蟹、蛤蜊、牡蛎、海参等海产品都是硒的良好来源。

2. 严重缺硒的患者,可以适当补充一些硒制剂

研究表明,我国成年人每日食物外补硒 25μg 以上有保健作用;缺硒成年人每日食物外补硒 50μg 或 75μg 以上,连续服 2～3 个月,可纠止缺硒。

 知识拓展

硒过量与毒性

研究结果表明,硒摄入过多可以导致机体中毒。

硒摄入量高达 38mg/d 时,3～4 日内头发全部脱落。慢性中毒者硒平均摄入量为4.99mg/d。

中毒体征主要是头发脱落和指甲变形。病人出现恶心、呕吐、头发脱落、指甲变形、烦躁、疲乏和外周神经炎等症状。

第八节　维生素 A 缺乏

一、概述

维生素 A 是 1913 年美国化学家台维斯从鳕鱼肝中提取得到的。维生素 A 又称视黄醇,包括维生素 A_1、A_2 两种。维生素 A 只存在于动物性食物中,维生素 A_1 存在于哺乳动物及海水鱼的肝脏中,而维生素 A_2 存在于淡水鱼的肝脏中。植物组织中尚未发现维生素 A。视黄醇可由植物来源的 β-胡萝卜素合成,故 β-胡萝卜素也称为维生素 A 原。正常成人每日的维生素 A 最低需要量约为 3500IU(0.3μg 维生素 A 或 0.332μg 乙酰维生素 A 相当于 1IU),儿童约为 2000～2500IU。

维生素 A 缺乏症是因体内缺乏维生素 A 而引起的以眼和皮肤病变为主的全身性疾病,多见于 1～4 岁儿童;最早的症状是暗适应能力下降,眼结膜及角膜干燥,以后发展为角膜软化且有皮肤干燥和毛囊角化,故又称夜盲症、干眼病、角膜软化症。

婴幼儿维生素 A 缺乏的发生率远高于成人,这是因为孕妇血中的维生素 A 不易通过胎盘屏障进入胎儿,故初生儿体内维生素 A 储存量低。一些疾病容易引起体内维生素 A 缺乏,如麻疹、肺结核、肺炎、猩红热等消耗性疾病,由于高烧,可使肝中维生素 A 分解加快,而消化道疾病、食欲不振可使维生素 A 摄入减少、肠道吸收障碍。胆囊炎、胰腺炎、肝硬化、胆管阻塞、慢性腹泻、血吸虫病等疾病和饮酒,可影响维生素 A 的吸收和代谢,这些情况都容易造成维生素 A 缺乏。

二、临床表现

维生素 A 缺乏症最早的临床表现是暗适应能力下降,即在黑夜或暗光下看不清物体,在弱光下视力减退,暗适应时间延长,严重者可致夜盲症。

维生素 A 缺乏最明显的一个临床表现是干眼病,患者眼结膜和角膜上皮组织变性,泪腺分泌减少,可发生结膜皱纹、失去正常光泽、浑浊、变厚、变硬,角膜基质水肿、表面粗糙浑浊、软化、溃疡、糜烂、穿孔;患者常感眼睛干燥、怕光、流泪、发炎、疼痛,发展下去可致失明。

儿童维生素 A 缺乏最重要的临床体征是毕脱氏斑(Bitot's spots),常出现于结膜颞侧的 1/4 处,那是脱落细胞的白色泡沫状聚积物,是正常结膜上皮细胞和杯状细胞被角化细胞取代的结果。

维生素 A 缺乏除了眼部症状外,还会引起机体其他组织上皮干燥、增生及角化,以至出现各种症状。比如,皮脂腺及汗腺角化,出现皮肤干燥;在毛囊周围角化过度,发生毛囊丘疹与毛发脱落,多见于上、下肢的伸侧面,以后向臂部、腹部、背部、颈部蔓延;呼吸、消化、泌尿、生殖道上皮细胞角化变性,破坏其完整性,容易遭受细菌侵入,引起感染。特别是儿童、老人容易引起呼吸道炎症,严重时可引起死亡。

另外,维生素 A 缺乏时,血红蛋白合成代谢障碍,可导致贫血;机体免疫功能低下,容易患肿瘤;儿童生长发育迟缓,身材矮小;不孕不育或孕妇流产、死胎、胎儿畸形或低出生体重儿。

维生素 A 缺乏的判断要点见表 7－9。

表 7－9　维生素 A 缺乏的判断要点

营养评价	判断要点(必须包括一个或更多)
个人史	吸收不良
	其他代谢疾病或消化疾病
	服用影响维生素 A 吸收的药物或食物
临床表现	夜盲症,毕脱氏斑,角膜软化,暗适应力低
	干眼症
	上皮干燥、增生、毛囊角化过度
	发育不良,毛发干燥、易脱落
食物/营养史	长期富含维生素 A 的食物摄入不足
	喂养不当
	脂肪摄入不足
	节食或限制食物类别、偏食
	食物选择不当或不良的膳食行为
生化数据,临床检验	维生素 A:血清视黄醇($< 0.70\mu mol/L$ 为不足,$< 0.35\mu mol/L$为缺乏)

三、营养治疗

全国营养调查表明,我国城乡居民视黄醇当量平均摄入量仅为 476μg,其中约三分之二来自植物性食物,离中国营养学会推荐摄入量 700～800μg 相差甚远。

除膳食来源之外,维生素 A 强化的食品和维生素 A 补充剂也可以使用,但使用剂量不要高于每日推荐摄入量(RNI)的 1.5 倍,用量过大可能引起维生素 A 中毒。表 7 - 10 是能提供800mg 视黄醇当量维生素 A 的食物举例。

表 7 - 10　能提供 800mg 视黄醇当量维生素 A 的食物举例

食物种类	重量	食物种类	重量
羊肝	4g	鸡肝	8g
猪肝(生)	16g	胡萝卜(黄)	120g
芹菜叶	164g	菠菜	164g
金针菜	261g	小白菜	286g

第九节　维生素 D 缺乏

一、概述

维生素 D 是具有钙化醇生物活性的一大类物质,以维生素 D_2(ergocalciferol,麦角钙化醇)及维生素 D_3(cholecalciferol,胆钙化醇)最为重要。因维生素 D 是在身体的一定部位产生,但要运往靶器官才能发挥生理作用,故认为维生素 D 实质上是一种激素。在某些特定条件下,膳食中摄入的维生素 D 不够,如婴儿母乳或牛奶喂养没有及时添加辅食;工作或居住在日照不足、空气污染(阻碍紫外光照射)的地方或者不注意户外活动晒太阳,就可以发生维生素 D缺乏(vitamin D deficiency)。维生素 D 缺乏时,肠道钙、磷吸收减少,血中钙、磷水平下降。血钙降低刺激甲状旁腺素(PTH)分泌增加,加速旧骨吸收,骨盐溶解,释放出钙、磷,使血钙得到补偿,维持血钙在正常或接近正常水平;同时大量的磷经肾排出,使血磷降低,钙磷乘积下降,当钙磷沉积降至 40 以下时,骨盐不能有效地沉积,致使骨样组织增生,骨质脱钙,碱性磷酸酶分泌增多,临床上产生一系列骨骼症状和血生化改变,在儿童表现为佝偻病,成年人表现为骨质疏松症。

二、临床表现

主要临床表现为骨骼病变,同时伴有肌肉松弛,非特异性神经精神症状,生长迟缓,免疫力低下及相应的血液生化改变。临床上分为以下四期。

1.活动早期(初期)

多数自 3 个月左右开始发病,主要表现为神经精神症状。患儿爱哭闹、易激惹、睡眠不宁、多汗(与室温和季节无关)及枕秃。骨骼改变不明显,X 线检查也多正常,或仅呈干骺端临时钙化带轻度模糊,血液生化检查变化不多。血清总钙正常值 2.25～2.75mmol/L(9～11mg/dL)血磷可略降低或正常,正常值 0.97～1.61mmol/L(3.0～5.0mg/dL),但钙、磷乘积已稍低(30～40),碱性磷酸酶多稍增高。

2.活动期(激期)

常见于 3 个月至 2 岁的小儿,除了神经精神症状更为明显外,主要表现骨骼改变。

(1)骨骼系统的表现 ①颅骨软化:多见于 3～6 个月的婴儿,表现为前囟增大,边缘变软,颅骨软化部分常发生在枕骨或顶骨中央,以手指按压该处,可感颅骨内陷,放松后即弹回,犹如按压乒乓球感觉(称乒乓头)。②方颅:多见于 8～9 个月以上小儿,表现为前额角突出,头颅成方形,严重者呈马鞍状或十字状头。③前囟过大或闭合推迟至 2～3 岁。④出牙延迟:可推迟至 10 个月甚至 1 岁后才萌牙,且牙齿缺乏釉质,齿质不坚,易患龋齿。⑤肋骨串珠:肋骨与肋软骨交界处可见或触及钝圆形隆起,以两侧第 7～10 肋骨最明显,上下排列如串珠样,由于肋骨串珠向内隆起可压迫局部肺组织而影响肺功能,容易合并肺炎。⑥肋膈沟(赫氏沟):膈肌附着处的肋骨受膈肌的牵拉而内陷,又因腹部压力使下部肋缘外翻,形成一条横沟状肋膈沟。⑦鸡胸或漏斗胸:多见于 1 岁左右的佝偻病患儿,肋骨骨骺端内陷,胸骨软化向前突出,形成鸡胸;胸骨下端内陷形成漏斗胸。⑧腕踝畸形:多见于 6 个月以上小儿,腕和踝部骨骺处骨样组织增生使局部形成钝圆形环状隆起,状如手、脚镯样,称佝偻病手(脚)镯。⑨下肢畸形:常见于 1 岁以上开始站立行走的小儿,在重力影响下引起长骨变形,表现“O”或“X”形腿。“O”形腿检查时,患儿立位,两足跟靠拢,两膝关节相距 6cm 为重度。“X”形腿检查时,两膝关节靠拢时,两踝关节不能靠拢,以其间距大小定畸形程度。⑩脊柱和骨盆畸形:佝偻病患儿会坐后因负重可致脊柱侧弯或后突;重症佝偻病骨盆前后径变短或扁平状,女孩成年后可致难产。

(2)肌张力低下 由于血磷降低影响肌肉糖代谢,患儿全身肌张力低下,关节松弛,腹部膨隆如蛙腹,坐、立、行均发育落后。

(3)其他 由于免疫功能低下,易反复发生呼吸道感染;条件反射形成慢,以及语言发育迟缓等,治疗后可恢复。

(4)血液生化改变 血钙可稍低,而血磷明显降低,钙、磷乘积多数低于 30,碱性磷酸酶明显增加。

(5)X 线片骨骼改变 腕部摄片发现长骨骨骺软骨带明显增宽,临时钙化带模糊或消失,呈毛刷状,并有杯口状凹陷,骨干骨质疏松,密度减低,骨皮质变薄,易发生弯曲和骨折。

3.恢复期

经合理治疗后上述症状、体征逐渐好转而至消失,血清钙、磷恢复正常,钙磷乘积随之正常,碱性磷酸酶下降,4～6 周可达正常。骨骼 X 线改变也于 2～3 周后改善并逐渐恢复,骨骺处重新出现临时钙化带,杯口状渐消失,骨密度增浓。

4.后遗症期

后遗症期多见于 3 岁后小儿。经治疗或自然恢复,临床症状消失,血液生化和 X 线检查均恢复正常。重度病例可遗留不同部位、不同程度的骨骼畸形,如“O”形或“X”形腿,方颅及鸡胸等。

表 7-11 是佝偻病的诊断。表 7-12 是骨软化病的判断要点。

表 7-11 佝偻病的诊断

项目	佝偻病诊断检查项目	
	主要条件	次要条件
临床表现	多汗、夜惊 乒乓头、方颅、肋串珠、鸡胸,手足镯,O形腿,典型肋软沟	烦躁不安 枕秃、方颅、肋软沟
血液钙磷乘积	<30	30~40
碱性磷酸酶活性(金氏法)	>28U	20~28U
胸骨X射线(干骺端)	毛刷状/杯口状	钙化预备线模糊

表 7-12 骨软化病的判断要点

营养评价	判断要点(必须包括一个或更多)
个人史	吸收不良 其他代谢疾病或消化疾病 服用影响维生素D或钙的食物摄入不足 骨质疏松、骨质软化、骨折次数 日光照射不足 生育次数
人体测量	身高是否改变
临床表现	手足痉挛症:抽搐、惊厥 肌无力 X射线检查改变
食物/营养史	长期含维生素D或钙的食物摄入不足 食物选择不当或不良的膳食行为
生化数据,临床检验	低血钙、低血磷、维生素D:25-(OH)D$_3$<20mmol/L 血清碱性磷酸酶活性升高

三、营养治疗

维生素 D 的供给量必须与钙、磷的供给量合并考虑。经常晒太阳是人体获得充足有效维生素 D$_3$ 的最好途径,在阳光不足或空气污染严重的地区,也可采用紫外灯作预防性照射。成年人只要经常接触阳光,在一般膳食条件下一般不会发生维生素 D 缺乏病。

维生素 D 主要存在于海水鱼(如沙丁鱼)、动物肝脏、蛋黄等动物性食品及鱼肝油制剂中(表 7-13)。我国不少地区使用维生素 A、维生素 D 强化牛奶,增加了维生素 D 的食物来源,使维生素 D 缺乏症得到了有效控制。

表 7 - 13　能提供 5μg 的维生素 D 的食物举例

食物种类	重量	食物种类	重量
鱼肝油	2g	大马哈鱼罐头	40g
金枪鱼罐头	86g	炖鸡肝	299g

在用维生素 D 强化食品时,应该慎重小心。在 19 世纪 30 年代初期,用维生素 D_3($10\mu g$/quart,1quart=1.14L)强化牛奶的措施消除了存在于美国等发达国家的一个严重健康问题——佝偻病。然而在第二次世界大战期间英国儿童牛奶中维生素 D 的强化量增加了 5～10 倍,结果在 20 世纪 40 年代、50 年代又出现了血钙过多症的流行。

第十节　维生素 C 缺乏

一、概述

维生素 C 又名抗坏血酸,它是含有内酯结构的多元醇类,其特点是可解离出 H^+ 的烯醇式羟基,故其水溶液有较强的酸性;因可脱氢而被氧化,故又有很强的还原性。

维生素 C 含有不对称碳原子,具有光学异构体,自然界存在的有生理活性的是 L-抗坏血酸。人体由于维生素 C 摄入不足,或者食物储存、加工、处理不当维生素 C 大量破坏丢失,或消化道疾病吸收障碍,或机体需要量增加时可能发生维生素 C 缺乏,严重缺乏时可引起坏血病,这是一种急性或慢性疾病,特征为出血、骨质及牙本质形成异常。儿童主要表现为骨发育障碍,肢体肿痛,假性瘫痪,皮下出血。成人表现为齿龈肿胀、出血,皮下瘀点,关节及肌肉疼痛,毛囊角化等。

二、临床表现

维生素 C 缺乏后数月,患者感倦怠、全身乏力、精神抑郁、多疑、虚弱、厌食、营养不良、面色苍白、轻度贫血、牙龈肿胀、出血,并可因牙龈及齿槽坏死而致牙齿松动、脱落,骨关节肌肉疼痛,皮肤瘀点、瘀斑,毛囊过度角化、周围出血,小儿可因骨膜下出血而致下肢假性瘫痪、肿胀、压痛明显,髋关节外展,膝关节半屈,足外旋,蛙样姿势。

维生素 C 严重摄入不足可患坏血病。临床的早期表现有疲劳、倦怠、皮肤出现瘀点、毛囊过度角化,其中毛囊周围轮状出血具有特异性,出现在臀部或下肢,继而出现牙龈出血、球结膜出血、机体抵抗力下降、伤口愈合迟缓、关节疼痛及关节腔积液,可伴有轻度贫血及多疑、忧郁等神经精神症状,还可伴有干燥综合征(sjögren syndrome),主要表现为口、眼干燥。婴儿坏血病的早期症状是四肢疼痛引起的仰蛙形体位,对其四肢的任何移动都会使其疼痛以至哭闹。

1.胶原蛋白合成障碍

胶原蛋白是结缔组织的基本结构,是构成骨、软骨、牙齿、皮肤、血管壁、肌腱、韧带及瘢痕组织的重要成分。而胶原蛋白中大量的羟脯氨酸、羟赖氨酸的形成需要维生素 C 的参与。维生素 C 的缺乏可导致胶原蛋白的合成发生障碍,影响结缔组织的形成,导致伤口愈合不良;组织连接障碍;全身广泛出血。

（1）毛细血管内皮细胞间连接障碍　毛细血管脆性及血管壁渗透性增加，可以出现皮肤瘀点、黏膜、骨膜下、关节腔及肌肉内出血。

（2）骨骼改变　在肋骨与肋软骨连接部位、长骨端，尤其长骨端在腕、膝和踝关节处，由于基质的形成障碍，成骨受到抑制，软骨内的骨化发生障碍，但软骨基质内钙质仍然沉着，干骺端临时钙化带有钙质堆积，形成临时钙化带致密增厚。由于成骨作用被抑制，不能形成骨组织，骺端骨质脆弱，容易骨折和骨骺分离，甚至发生骨萎缩。

（3）齿龈　充血、水肿，齿龈乳头增生，肉芽组织生长，以致逐渐坏死。

2. 激素生成障碍

维生素 C 缺乏，羟化反应受到影响，机体不能有效利用酪氨酸合成肾上腺素、去甲肾上腺素，利用色氨酸合成 5-羟色胺。人体受到各种刺激，如剧痛、寒冷、缺氧、精神刺激，会引发抵御异常刺激的应急反应，包括交感神经兴奋、肾上腺分泌肾上腺素、去甲肾上腺素增多。维生素 C 缺乏时，机体应激能力下降，容易出现疲劳和虚弱感。

3. 影响造血功能

维生素 C 是叶酸的还原剂，缺乏维生素 C 时，叶酸不能生成具有生理活性的四氢叶酸，导致巨幼细胞性贫血。此外，维生素 C 在小肠和血液内有促进和保持铁离子还原形式的作用，直接影响铁的吸收和转运，缺乏维生素 C 容易发生缺铁性贫血。另外，维生素 C 缺乏造成的全身性慢性失血，进一步加重贫血，可引起小细胞低色素性贫血。

4. 维生素 C

能动员血管壁内胆固醇转变成胆酸，减少胆固醇在血管壁内的沉积。维生素 C 缺乏时，这一作用大大削弱容易引起动脉硬化。作为还原剂，能防止硝酸盐生成亚硝酸盐，阻断致癌物亚硝胺的形成。体内适当浓度的维生素 C，能提高免疫功能，增强对感染的抵抗力。

维生素 C 缺乏症（坏血病）的判断要点见表 7-14。

表 7-14　维生素 C 缺乏症（坏血病）的判断要点

营养评价	判断要点（必须包括一个或更多）
个人史	吸收不良 其他代谢疾病或消化疾病 服用影响维生素 C 吸收的药物或食物
临床表现	疲劳、困倦 牙龈肿胀出血、皮下出血、瘀斑 关节液渗出，关节疼痛
食物/营养史	富含维生素 C 的食物长期摄入不足 喂养不当 节食或限制食物类别、偏食 食物选择不当或不良的膳食行为
生化数据，临床检验	维生素 C：血浆浓度<2mg/L（11.4μmol/L）

三、营养治疗

1.食物补充

选择含维生素 C 丰富食物;科学合理烹调,减少维生素 C 在烹调过程中的损失。人工喂养儿应及时添加富含维生素 C 食物或维生素 C 强化食品(表 7-15)。手术患者、吸烟者、口服避孕药者、南北极地区工作者应适当增加维生素 C 摄入量。

表 7-15 能提供 100mg 维生素 C 的食物举例

食物种类	重量	食物种类	重量
冬枣	41g	青椒	139g
芥菜	139g	油冬菜	154g
猕猴桃	161g	尖椒	161g

2.药物治疗

病情严重者可以加用维生素 C 强化食品或者服用维生素 C 片剂。每日的剂量为 300mg,分 3 次饭前服用。如果患者不能口服或胃肠道吸收不良时,可给予肌肉或静脉注射,每日 1 次,一般疗程 3 周左右,症状明显好转时,减至每日 100mg,口服。

第十一节　维生素 B_1 缺乏

一、概述

维生素 B_1 又称硫胺素或抗脚气病维生素,是人类最早发现的维生素之一。因其结构中有含硫的噻唑环与含氨基的嘧啶环,故名硫胺素,其纯品大多以盐酸盐或硫酸盐的形式存在。

焦磷酸硫胺素是硫胺素作为辅酶的主要活性形式,是体内 α-酮酸氧化脱羧反应和磷酸戊糖途径中转酮基酶的辅酶。α-酮酸氧化脱羧反应是发生在线粒体中的生物氧化的关键步骤,来自葡萄糖、脂肪酸和支链氨基酸的丙酮酸和 α-酮戊二酸经氧化脱羧产生乙酰辅酶 A、琥珀酰辅酶 A,才能进入柠檬酸循环彻底氧化供能。磷酸戊糖途径虽不是葡萄糖氧化供能的主要途径,却是核酸合成所需的戊糖以及脂肪和类固醇合成所需辅酶 Ⅱ(NADPH)的重要来源,是维持体内还原能力的重要物质。乙酰辅酶 A 和琥珀酰辅酶 A 是体内三大营养素分解代谢的关键环节,同时又是其合成的连接点。正常情况下,神经组织的能量主要靠葡萄糖的氧化来供给,如果维生素 B_1 缺乏,能量代谢受到极大影响,能量供应障碍,首先影响神经组织的能量供应,并伴有丙酮酸及乳酸等在神经组织中的堆积,出现手足麻木、四肢无力等多发性周围神经炎的症状。严重者引起心跳加快、心脏扩大和心力衰竭,这就是脚气病的典型症状。

维生素 B_1 在维持神经、肌肉特别是心肌的正常功能以及维持正常食欲、胃肠蠕动和消化液分泌方面也有重要作用。维生素 B_1 的此种功能可能与焦磷酸硫胺素直接激活神经细胞的氯离子通道、控制神经传导的启动有关。

维生素 B_1 尚有抑制胆碱酯酶的作用,胆碱酯酶能催化神经递质乙酰胆碱水解,而乙酰胆碱与神经传导有关。因此,缺乏维生素 B_1 时,由于胆碱酯酶活性增强,乙酰胆碱水解加速,使神经传导受到影响,可造成胃肠蠕动缓慢、消化液分泌减少、食欲不振和消化不良等症状。

二、临床表现

1.消化系统症状

以 3~6 个月婴儿最多见,多为母乳中维生素 B_1 不足所致。常有厌食、呕吐、腹胀、腹泻或便秘、体重减轻等。

2.神经系统症状

婴儿可表现为神经麻痹和中枢神经系统症状。早期有烦躁、夜啼、喉返神经麻痹所致声音嘶哑,甚至失音为本病的特征。继而,神志淡漠、喂食呛咳、吸乳无力、眼睑下垂、全身软弱无力、深浅反射减弱、甚至消失,嗜睡、严重者惊厥、昏迷,可引起死亡。年长儿以多发性周围神经炎为主,先有双下肢对称性感觉异常、腓肠肌触痛、进而感觉减退,以至消失,病情进展可出现上行性弛缓性瘫痪。

3.心血管系统症状

婴幼儿常突发心力衰竭,多见于哺乳后或睡觉将醒时突然发生。表现为气促、烦躁、尖叫、呛咳、出冷汗、发绀、心率出现奔马律、心音低钝、心脏扩大、双肺布满湿啰音、肝大、重症迅速死亡。心电图呈低电压、S-T 段压低、T 波低平、倒置等改变。

4.水肿与浆液渗出

年长儿早期可出现下肢踝部水肿,甚至延及全身或伴发心包、胸腔、腹腔积液。

5.脚气病

脚气病一般可分为三种类型。

(1)干性脚气病　以多发性神经炎为主,出现上行性周围神经炎,表现为指趾麻木、肌肉酸痛、压痛,尤以腓肠肌为甚。

(2)湿性脚气病　以心肌受损为主,心跳加快、心脏早搏、心肌肥大,最后出现心力衰竭,出现四肢水肿,尤以下肢为甚。

(3)混合型脚气病　严重缺乏者可同时出现神经和心血管系统症状。

此外,少数患者可出现"Wenicke-Korsakoff"综合征。症状包括呕吐、眼球震颤(水平震颤多于垂直震颤)、眼肌麻痹、发热、共济失调、神志变化进而昏迷,亦可伴有记忆缺失、学习能力下降等。最新研究表明,维生素 B_1 缺乏可导致认知丧失、记忆力减退及潜在的脑损伤。酗酒者、厌食者和老年人为发生维生素 B_1 缺乏的高危人群。

婴幼儿患者以心脏累及为主,表现为食欲不振、呕吐、烦躁不安、失眠,严重者可致角弓反张、抽搐、心力衰竭,甚至死亡。患儿母亲常系隐性或有临床表现的脚气病患者。

三、营养治疗

维生素 B_1 广泛存在于天然食物中,其含量随食物种类不同而不同,同时还受到加工、烹调的影响。如果膳食搭配合理、烹调方法科学,一般不会出现维生素 B_1 缺乏。

米面加工越精细,维生素 B_1 含量越少。所以不要总吃精白米面,在不影响食欲的前提下,要做到粗细搭配,多吃五谷杂粮,如小米、绿豆等食物中,都含有丰富的维生素 B_1,适当增加膳食中肉类的比例,荤素搭配,有助于脚气病的防治。

科学的烹调方法有助于提高食物中维生素 B_1 的利用率和保存率。如捞饭的烹调方法导致大量的维生素 B_1 流失,要提倡不弃汁的蒸饭方法。由于面粉中的维生案 B_1 在酸性环境中较稳定,而在碱性环境中容易被破坏,所以发面不宜加碱,应提倡使用鲜酵母发面。煮面条时,大约有 50% 的维生素 B_1 会流失到面汤中,所以吃面条不要丢弃汤,充分利用面汤中的营养素。因为高温油炸和加碱会破坏面团中的维生素 B_1,所以,应该少吃油条、油饼这些油炸面食。

维生素 B_1 的食物来源主要有两方面:一是谷类的谷皮和胚芽、豆类、硬果和干酵母,维生素 B_1 在糙米和带麸皮的面粉中比精白米面的含量高;二是动物性食物,如动物内脏(肝、肾)、瘦肉和蛋黄等维生素 B_1 含量比较高(表 7 - 16)。不过分加工磨白的谷类、豆类、硬果类中均含有中等量的硫胺素,这类食物在加工中如过度碾磨、水洗、烹调时间过长,都会造成硫胺素的损失。

表 7 - 16　可提供 1.2mg 的维生素 B_1 的食物举例

食物种类	重量	食物种类	重量
猪瘦肉	222g	豌豆	245g
大麦(元麦)	279g	黄豆	293g
虎皮芸豆	324g	猪肾	387g
豆腐皮	387g	羊肾	400g

一般认为硫胺素的供给应与每日的能量供给量平衡,应该达到 0.5mg/4.2MJ,相当于预防缺乏症出现所需的 4 倍。

第十二节　维生素 B_2 缺乏

一、概述

维生素 B_2 缺乏症(riboflavin deficiency)系维生素 B_2 摄入不足、吸收障碍、机体需要量增多所致,以口角炎、舌炎、结膜炎及皮炎为特征。维生素 B_2 与烟酸及其他 B 族维生素共同存在于食物中,如动物心、肝、肾、蛋类、奶类、酵母、豆类和新鲜蔬菜等。所以,维生素 B_2 缺乏多与其他 B 族维生素缺乏同时出现,尤与烟酸缺乏病关系密切。若食物中长期缺乏动物蛋白和新鲜蔬菜,或大米淘洗过度,或婴儿所食牛奶多次煮沸等,均可导致维生素 B_2 缺乏。另外,患有消耗性疾病如烧伤、创伤、结核病、肺炎、长期发热等,或者反复呕吐、腹泻等慢性胃肠道疾病,导致机体代谢加速、消耗量增加,吸收障碍者也可导致维生素 B_2 缺乏。

维生素 B_2 在体内是黄素酶的重要组成成分,是保持许多酶活性的重要辅基。维生素 B_2 以黄素单核苷酸(FMN)和黄素腺嘌呤二核苷酸(FAD)形式参与构成体内许多氧化还原酶的辅基,例如,脂酰辅酶 A 脱氢酶、L -氨基酸氧化酶、琥珀酸脱氢酶、黄嘌呤氧化酶等;维生素 B_2 还是谷胱甘肽过氧化物酶的辅酶,因此也是体内抗氧化系统的重要成员。

维生素 B_2 在呼吸链能量产生、氨基酸和脂肪氧化、嘌呤碱转化成尿酸、芳香族化合物羟化、蛋白质与某些激素的合成以及体内铁的转运过程中发挥重要作用。

维生素 B_2 还能激活维生素 B_6 以维持红细胞的完整性,参与叶酸的活化,以及脱氧核糖核酸的合成。

所以一旦维生素 B_2 由于种种原因发生缺乏，就会影响机体的多种代谢，导致维生素 B_2 缺乏症。

二、临床表现

维生素 B_2 缺乏症的临床症状多为非特异性，但维生素 B_2 缺乏所致的症状常有群体患病的特点，常见的临床症状有阴囊皮炎、口角糜烂、脂溢性皮炎、结膜充血及怕光、流泪等。

维生素 B_2 缺乏引起的皮肤、黏膜损伤的发生机制可能是因为核黄素缺乏可引起某些条件下的维生素 B_6 缺乏，两种维生素缺乏均可因影响皮肤胶原成熟过程而导致皮肤、黏膜受损。

轻微的维生素 B_2 缺乏可无任何临床症状，维生素 B_2 缺乏达到一定程度后出现许多临床症状，主要表现在唇、舌、口腔黏膜和会阴皮肤处，故有"口腔-生殖综合征"（orogenital syndrome）之称。

1. 阴囊症状

阴囊瘙痒为初发的自觉症状，夜间尤为剧烈，重者影响睡眠。阴囊皮损大致分为三种类型。

（1）红斑型　表现为阴囊两侧对称分布的片状红斑，大小不等，直径在 $2\sim3cm$ 以上，红斑发亮，有黏着性灰白色鳞屑、痂皮、无皱纹、无浸润，略高出皮面，故与周围皮肤分界清楚。病程较长者红斑呈暗红色。同样病变可见于包皮末端，即在龟头处包皮上有棕黑色而富黏着性厚痂，边缘明显而整齐。红斑型改变约占阴囊皮炎患者的 2/3。

（2）湿疹型　其症状与一般湿疹无法区别。皮损的特点为干燥、脱屑、结痂并有浸润、肥厚、皱纹深。重的有渗液、糜烂、裂隙或化脓。以手摸之，其硬度似橡皮，边缘为弥漫性或局限性。皮损范围有的仅占阴囊的 1/3，有的累及阴囊及会阴。

（3）丘疹型　皮损特点为散在或密集成群的绿豆至黄豆大的红色扁平丘疹，不对称地分布于阴囊两侧，上覆盖发亮磷屑。少数表现为苔藓样皮损。

2. 口腔症状

口腔症状包括唇干裂、口角炎、舌炎等。唇早期为红肿，纵裂纹加深，后期则干燥、皱裂及色素沉着，主要见于下唇。有的唇内口腔黏膜有潜在性溃疡。口角有糜烂、裂隙和湿白斑，多为双侧对称，因有裂隙，张口则感疼痛，重者有出血。结痂和小脓疱也常发生。舌自觉疼痛，尤以进食酸、辣、热的食物为甚。重者全舌呈紫红色或红、紫相间的地图样改变。蕈状乳头充血肥大，先在舌尖部，后波及其他部位。丝状乳头充血者少见。重者伴有咽炎、喉炎，声嘶或吞咽困难。

3. 眼部症状

有球结膜充血，角膜周围血管形成并侵入角膜。角膜、结膜相连处可发生水疱。严重维生素 B_2 缺乏时，角膜下部有溃疡，眼睑边缘糜烂及角膜浑浊等。自觉怕光、流泪、有烧灼感，视物模糊并容易疲劳。

4. 脂溢性皮炎

脂溢性皮炎多见于皮脂分泌旺盛处，如鼻唇沟、下颌、两眉间、眼外眦及耳后，可见到脂性堆积物位于暗红色基底之上。

孕妇怀孕期间，尤其是胎儿形成的关键时期，如果缺乏维生素 B_2，会出现唇裂、白内障等先天畸形。儿童长期缺乏核黄素可致生长迟缓、轻中度缺铁性贫血。

因为核黄素辅酶参与叶酸、尼克酸及吡哆醛的代谢，所以在严重缺乏时常混杂出现其他B族维生素缺乏的表现。

一般来说，核黄素溶解度极低，在肠道吸收有限，因而无中毒或过量的担忧。维生素 B_2 在正常肾功能状况下几乎不产生毒性，大量服用时尿呈黄色。

维生素 B_2 缺乏的判断要点见表 7 - 17。

表 7 - 17　维生素 B_2 缺乏的判断要点

营养评价	判断要点（必须包括一个或更多）
个人史	摄入不足，吸收障碍
	其他代谢疾病或消化疾病
	服用影响维生素 B_2 吸收的药物或食物
临床表现	眼球结膜充血
	喉咙疼痛，咽、口腔黏膜水肿充血，口角炎，舌炎，唇炎
	脂溢性皮炎
	贫血
食物/营养史	长期富含维生素 B_2 的食物长期摄入不足
	喂养不当（婴幼儿及儿童）
	节食或限制食物类别、偏食
	食物选择不当或不良的膳食行为
生化数据，临床检验	红细胞核黄素测定：$<270\mu mol/L(100\mu g)$
	尿核黄素测定：24h 排出量$<300\mu mol/L(120\mu g)$

三、营养治疗

核黄素的良好来源主要是动物性食物，动物内脏如肝、肾、心以及蛋黄、乳类尤为丰富。植物性食物中则以绿叶蔬菜如菠菜、韭菜、油菜及豆类含量较多，而粮谷类含量较低，尤其是精磨过的粮谷含量更少（表 7 - 18）。核黄素在食品加工中容易损失，可由于热烫处理或曝光而损失，牛奶在强光下 2h 后即可损失 50％的核黄素。蔬菜经炒煮后能保持 60％～90％的核黄素，而碾磨过的谷物可损失 60％的核黄素。

表 7 - 18　可提供 1.2mg 的维生素 B_2 的食物举例

食物种类	重量	食物种类	重量
猪肝(生)	58g	牛肝	92g
杏仁	96g	猪肾	105g
蘑菇(干)	109g	紫菜	118g
牛肾	141g	苜蓿	164g

第十三节 叶 酸 缺 乏

一、概述

叶酸缺乏症(folic acid deficiency)是指由于叶酸摄入不足或吸收不良引起的以巨幼红细胞性贫血为特征的临床综合征。

叶酸在体内必须转变成四氢叶酸(FH_4或 THFA)才有生理活性。小肠黏膜、肝及骨髓等组织含有叶酸还原酶,在辅酶Ⅱ(NADPH)和维生素 C 的参与下,可催化此种转变。四氢叶酸参与体内"一碳基团"的转移,是一碳基团转移酶系统的辅酶。FH_4的第五位、第十位可单独或同时被取代,因此可以携带不同氧化水平的一碳单位。叶酸在嘌呤核苷酸、胸腺嘧啶和肌酐 5-磷酸的合成,以及同型半胱氨酸转化为蛋氨酸的过程中作为一碳单位的供体,在甘氨酸和丝氨酸的互变中既是供体又是受体。叶酸除了通过腺嘌呤和胸苷酸影响 DNA 和 RNA 的合成外,还通过蛋氨酸代谢影响磷脂、肌酸及神经介质的合成;参与细胞器蛋白合成中启动 tRNA 的甲基化过程。因此,叶酸缺乏所产生的损害是广泛而深远的。

由于叶酸与核苷酸的合成有密切关系,近年来在预防医学领域中颇受瞩目。有研究报告表明叶酸可以预防动脉硬化、老年性痴呆(阿尔兹海默病)等疾病。最近美国哈佛大学流行病学研究小组发现,多吃富含叶酸的新鲜蔬菜水果可以降低家族性大肠癌发生的危险性。

二、临床表现

1.巨幼红细胞性贫血

维生素 B_{12} 和叶酸缺乏的临床表现基本相似,都可引起巨幼细胞性贫血,白细胞和血小板减少以及消化道症状如食欲减退、腹胀、腹泻及舌炎等,以舌炎最为突出,舌质红、舌乳头萎缩、表面光滑,俗称"牛肉舌",伴疼痛维生素 B_{12} 缺乏时常出现神经系统表现,如无力、手足麻木、感觉障碍、行走困难等周围神经炎、亚急性或慢性脊髓后侧索联合变性。后者多见于恶性贫血,小儿和老年患者常出现精神症状,如无欲、嗜睡或精神错乱。叶酸缺乏可引起情感改变补充叶酸即可消失。维生素 B_{12} 缺乏尚可影响中性粒细胞的功能。主要的临床类型有以下几方面。

(1)营养性巨幼细胞性贫血 以叶酸缺乏为主,我国以西北地区较多见,主要见于山西、陕西、河南诸地,常有营养缺乏病史,新鲜蔬菜摄入少,加上饮食和烹调习惯不良,因此常伴有复合性营养不良表现,如缺铁、缺乏维生素 B_1、B_2、C 及蛋白质。婴儿期营养不良性巨幼细胞性贫血好发于 6 个月至 2 岁的婴幼儿,尤其用山羊乳及煮沸后的牛奶喂养者。母亲有营养不良,患儿并发感染及维生素 C 缺乏,易发生叶酸缺乏症。维生素 C 有保护叶酸免受破坏的作用。

(2)恶性贫血 系胃壁细胞自身免疫性(毒性 T 淋巴细胞)破坏胃黏膜萎缩导致内因子缺乏,维生素 B_{12} 吸收障碍。多数病例发生在 40 岁以上,发病率随年龄而增高,但也有少数幼年型恶性贫血,后者可能和内因子先天性缺乏或异常及回肠黏膜受体缺陷有关。90%左右的患者血清中有壁细胞抗体,60%的患者血清及胃液中找到内因子抗体,有的可找到甲状腺抗体,恶性贫血可见于甲状腺功能亢进、慢性淋巴细胞性甲状腺炎,类风湿性关节炎等。胃镜检查可见胃黏膜显著萎缩,有大量淋巴、浆细胞的炎性浸润。叶酸缺乏症和遗传也有一定关系,患者家族中患病率比一般人群高 20 倍。脊髓后侧索联合变性和周围神经病变发生于 70%~95%

的病例,也可先于贫血出现。

(3)药物性巨幼细胞性贫血 这组药物包括前述干扰叶酸或维生素 B_{12} 吸收和利用的药物以及抗代谢药等。药物性巨幼细胞性贫血可分两大组:一组是用叶酸或维生素 B_{12} 治疗有效者,另一组是应用上述药物无效者。

2.胎儿神经管畸形

在一项随机对照的临床试验表明,在受孕前给予含叶酸的营养补充剂进行干预,能有效和明显的降低婴儿神经管畸形(脊柱裂和无脑儿)的发生。另一项随机和有对照的试验也表明,如果以前生过患神经管畸形孩子的妇女,当她再次怀孕前给以大剂量叶酸(4mg/d),能有效地预防下一个孩子发生神经管畸形。增加叶酸摄入量预防神经管畸形的机制至今还不明确,但可以肯定神经管畸形是由于复杂的基因和营养因素相互作用的结果。

妊娠妇女体内的叶酸水平和婴儿的出生体重有显著相关。有报道,妊娠妇女第 3 个月时血清和红细胞内叶酸的水平(尤其后者)可以作为新生儿出生体重的预测指标,同时孕妇的叶酸水平和流产、早产的发生率相关,叶酸水平高,流产、早产的发生率则低。

3.心血管疾病

叶酸形成 N_5-甲基 THFA 后将甲基转移至同型半胱氨酸上合成甲硫氨酸,叶酸缺乏时甲硫氨酸合成受阻,血中同型半胱氨酸增高。高浓度同型半胱氨酸对血管内皮细胞产生损害,并可激活血小板的黏附和聚集,成为心血管病的危险因素。充足的叶酸摄入对心血管病发生有一定的预防作用。

三、营养治疗

人体需要的叶酸主要来自食物,深色绿叶蔬菜、胡萝卜、动物肝脏、蛋黄、豆类、南瓜、杏等都富含叶酸。据报道,100g 菠菜中含有 $34\mu g$ 叶酸;有些野菜中的叶酸含量非常高;有些水果,如橘子、草莓等,也含有较多的叶酸;100g 西红柿中叶酸的含量为 $132\mu g$,其他如小白菜、油菜等蔬菜,都含有相当量的叶酸。食物经长时间储存后烹调叶酸损失较多。

 同步练习

一、单项选择题

1.有利于钙吸收的因素是( )

A.植酸 　　　B.乳糖 　　　C.草酸 　　　D.膳食纤维 　　　E.葡萄糖

2.维生素 C 缺乏可导致( )

A.坏血病 　　　B.血友病 　　　C.白血病 　　　D.红血病 　　　E.出血症

3.某儿童出现眼睛干涩、上皮干燥、增生,生长发育迟缓,最有可能缺乏的是( )

A.维生素 A 　　B.维生素 D 　　C.维生素 C 　　D.维生素 E 　　E.维生素 B_1

4.下列哪项维生素参与感光物质构成,缺乏可导致夜盲症( )

A.维生素 A 　　B.维生素 PP 　　C.烟酸 　　　D.维生素 C 　　E.维生素 D

5.具有消除体内自由基和过氧化物作用的营养素是( )

A.钙 　　　　　B.铁 　　　　　C.硒 　　　　　D.碘 　　　　　E.磷

6.佝偻病是缺乏哪种维生素导致的（　　）

A.维生素 A 　　　B.维生素 C 　　　C.维生素 D 　　　D.维生素 E 　　　E.维生素 B_1

7.克山病是由于成年人缺乏哪种营养素引起的（　　）

A.硒 　　　B.铁 　　　C.碘 　　　D.钙 　　　E.锌

8.下列富含铁的食物是（　　）

A.动物肝脏 　　　B.牛奶 　　　C.鸡蛋 　　　D.冬瓜 　　　E.黄瓜

9.以下哪个属于维生素 B_2 的缺乏症（　　）

A.脚气病 　　　B.夜盲症 　　　C.坏血病 　　　D.口腔-生殖综合征 　　　E.克山病

10.地方性"大脖子病"的病因是（　　）

A.缺乏铜 　　　B.缺乏碘 　　　C.缺乏硒 　　　D.缺乏氟 　　　E.缺乏铁

11.儿童生长发育迟缓、食欲减退并有异食癖，最可能缺乏的营养素是（　　）

A.蛋白质 　　　B.钙和维生素 D 　　　C.锌 　　　D.维生素 A 　　　E.铁

12.下列预防佝偻病首选的食品是（　　）

A.瘦肉 　　　B.牛奶 　　　C.菠菜 　　　D.大米 　　　E.苹果

13.干性脚气病以哪个系统症状为主（　　）

A.消化系统 　　　B.心血管系统 　　　C.神经系统 　　　D.内分泌系统 　　　E.呼吸系统

二、简答题

1.为什么儿童缺铁性贫血发病率较高？如何通过合理饮食来防治？

2.简述脚气病患者的营养治疗措施。

3.简述视黄醇缺乏会导致什么疾病。

4.简述如何有效防治骨质疏松症。

5.简述叶酸缺乏的危害，如何有效防治叶酸缺乏。

6.蛋白质-能量营养不良分哪几种临床类型？如何进行营养治疗？

7.简述碘缺乏的危害，如何有效防治碘缺乏。

8.维生素 C 缺乏对人类有哪些危害？如何有效防治维生素 C 缺乏？

9.简述巨幼红细胞性贫血的病因，如何有效防治巨幼红细胞性贫血？

10 简述佝偻病的病因，如何有效防治佝偻病？

第八章　常见疾病的营养治疗

学习目标

掌握：常见疾病的营养治疗原则。
熟悉：常见疾病的饮食宜忌。
了解：营养与各种疾病的关系。

在疾病状态下，多种原因会导致患者出现营养不良，如患者无法正常进食；机体对食物消化吸收功能出现障碍；疾病导致机体分解代谢增强，蛋白质、脂类、碳水化合物过度消耗等。营养不良常导致疾病进一步恶化，同时也使患者接受手术或药物治疗的耐受力严重下降，给治疗带来极大的困难。因此，包括医疗、护理、营养和心理等多方面密切结合的综合治疗才能获得最好的疗效。许多疾病需要营养治疗，有些疾病或疾病的某些阶段，营养治疗成为主要的治疗手段。本章介绍各系统常见疾病的营养治疗。

第一节　呼吸系统疾病的营养治疗

一、肺炎

(一)概述

肺炎(pneumonia)是一种呼吸系统常见病和多发病，指终末气道、肺泡和肺间质的炎症，根据病原生物学可分为细菌性肺炎、病毒性肺炎、真菌性肺炎、立克次体肺炎及衣原体肺炎等多种形式。

1.病因

肺炎的发病主要有两个因素：病原体和宿主因素。如果病原体数量多，毒力强和(或)宿主呼吸道局部和全身免疫防御系统损害，即可发生肺炎。

2.临床表现

临床上通常以发热、寒战、胸痛、咳嗽和咳脓痰为特征，痰中可带血或呈铁锈色，重症肺炎可表现为呼吸困难、发绀、嗜睡，甚至发生呼吸衰竭和急性呼吸窘迫征；X线胸片上至少见一处不透光阴影。

(二)营养与疾病的关系

肺炎患者由于感染、摄入不足或吸收不良等原因易造成机体代谢紊乱，出现营养不良，营养不良可能造成呼吸肌功能、通气功能、肺部免疫和防御能力降低，导致发病。

疾病本身原因和治疗因素可导致机体处于高代谢状态，能量消耗增加；蛋白质分解代谢增强,导致机体免疫功能低下,从而加重感染。当脂肪贮备耗尽时,蛋白质的丢失加快。另外由于感染、摄入减少、吸收不良或腹泻均可导致多数矿物质和维生素的缺乏,尤其是钙、锌、硒、维生素 A、B 族维生素及维生素 C 等的缺乏。

(三)营养治疗原则

1.能量

高热造成患者能量消耗增加,因此能量供给每日以 2000～2400kcal 为宜。发热及频繁咳嗽,导致患者食欲减退,脂肪应适当限制,给予清淡易消化的饮食。供给充足的蛋白质,以 1.5g/(kg·d) 为宜,其中优质蛋白质比例保证在 1/3 以上,以提高机体抗病能力。碳水化合物摄入量以占总能量 50%～60% 为宜。

2.供给足量矿物质

患者易出现酸碱失衡,因此供给足量矿物质有助于纠正水电解质失调。例如,给予虾皮、奶制品等高钙食物;给予含铁丰富的食物,如动物心、肝、肾等;给予牛肝、芝麻酱、猪肉等含铜高的食物。

3.保证水分充足供给

充足的水分可补充高热造成的水分丢失,应保证每日 2000mL,纠正水电解质失调,同时利湿化痰,及时排痰。

4.维生素

注意补充各种维生素,尤其是维生素 A、维生素 C 及 B 族维生素。

5.膳食纤维

膳食纤维不应过高,尤其应限制不溶性膳食纤维。因患者会出现缺氧、呕吐、腹泻,甚至有肠麻痹的症状,严重时可能有消化道出血。

(四)饮食宜忌

1.宜用食物

清淡细软食物,如牛奶、豆浆、米汤、稀肉汤、果菜汁、面条、软饭等;具有清热、化痰、止咳作用的食物,如梨、陈皮等。牛奶、瘦肉、蛋类及豆制品等优质蛋白质丰富的食物;含维生素和矿物质丰富的新鲜蔬菜和水果。少量多餐,经口饮食为主,发热期以清淡半流质饮食为好。

2.忌(少)用食物

忌大葱、洋葱、芥末、辣椒等刺激性食物以免加重咳嗽、气喘等症状;忌油腻食物;坚硬及高纤维性食物;茶、咖啡、酒等致兴奋性食物。

二、支气管哮喘

(一)概述

支气管哮喘(bronchial asthma)是一种常见的变态反应性疾病,简称哮喘。本病是由多种细胞(如嗜酸性粒细胞、T 细胞等)和细胞组分参与的气道慢性炎症及其相伴随的气道高反应性引起反复发作的喘息,呼吸困难,胸闷和咳嗽,常在夜间和(或)清晨发作、加重,多数患者可自行缓解或经治疗缓解。

1.病因

哮喘的发病与遗传及环境两方面因素有关,二者相互影响。根据发病原因及发病年龄,可将哮喘分为外源性哮喘、内源性哮喘和混合性哮喘三型。外源性哮喘多有明确的季节性,幼年发病,有家族与个人过敏史。内源性哮喘无明确季节性,诱因多为反复发作的上呼吸道或肺部感染,常在成年期发病。混合性哮喘兼有两型特点,病史较长,反复发作,逐步成为终年哮喘而无缓解季节。另外,气候变化、运动、妊娠等都可能是哮喘的激发因素。

2.临床表现

典型发作前常有喷嚏、流涕、咳嗽、胸闷等先兆症状,耳、鼻、咽喉发痒,不及时治疗,因支气管阻塞加重而出现哮喘急性发作,出现以呼气为主的呼吸困难,伴喘鸣音。严重者强迫体位取坐位,发绀,呼吸与脉搏加快,胸部呼吸音消失,血压下降,大汗淋漓,持续数分钟至数小时,继而咳出大量黏稠痰液,症状缓解。食物过敏引起的哮喘除过敏性鼻炎、咽喉水肿等呼吸道症状外,还可出现腹痛、腹泻、恶心、呕吐等消化道症状及皮肤瘙痒和皮疹等症状。长期反复发作则发展为阻塞性肺气肿及肺心病等。

(二)营养与疾病的关系

当患者哮喘发作时,常常导致进食困难,影响营养素的吸收,严重者可发生营养不良。另外,长期服用皮质激素、抗生素或茶碱类药物等因素均可刺激胃肠道黏膜而导致消化功能紊乱,影响营养素的吸收、氧化和利用。

哮喘患者往往会有情绪变化,如焦虑、恐惧,使机体处于高度应激状态,内分泌紊乱,能量消耗增加,发作期更高。另外,经过研究 $\omega-3$ 多不饱和脂肪酸可降低脂类介质的作用,抑制迟发反应。维生素 C 可降低哮喘患者气道对运动或乙酰胆碱吸入反应,减轻哮喘发作。镁有轻微的支气管扩张作用。

(三)营养治疗原则

1.筛查致敏食物

患者出现哮喘症状时,密切观察日常饮食中有无致敏因素,调整饮食结构,去除致敏食物。

2.轻症哮喘

发作时应摄入流质或半流质,能量及营养素供给量可稍低于正常人需要量,经口摄入不足者可进行部分肠外营养。缓解期能量及营养素需要量与正常人相同,摄入普食即可。

3.重症哮喘

(1)能量 能量供给量可按 30～35kcal/kg 或"BEE×应激系数"计算。

(2)蛋白质 适量的蛋白质可改善患者营养不良状况,但过量会增加耗氧量,使症状加重或不利于患者康复。蛋白质每日摄入量以占总能量 14%～18% 为宜,优质蛋白质应占 2/3。

(3)脂肪 足量的脂肪可减少高碳水化合物负荷、节省蛋白质、促进脂溶性维生素的吸收。高脂饮食可降低二氧化碳分压与每分钟通气量,避免摄食后发生的呼吸急促。每日脂肪摄入量应占总能量的 32%～36%,以植物油为主。

(4)碳水化合物 大量的碳水化合物摄入,可引起高血糖症,继而引起胰岛素分泌增多,导致出现(或加重)呼吸肌无力。因此,哮喘患者每日碳水化合物的供能比例不宜超过 50%,而且应避免过快、过多地进食纯碳水化合物类食物。

(5)矿物质 据研究盐摄入过多与支气管哮喘有关。故对哮喘患者每日食盐摄入量不应超过 5g。另外,镁可直接作用于支气管平滑肌,引起气道扩张。同时注意具有抗氧化作用的微量元素硒的补充。

（6）维生素　注意补充维生素 A、维生素 C、维生素 E 及胡萝卜素等,它们能够清除机体产生的氧自由基,从而减少支气管平滑肌的痉挛,预防支气管哮喘的发作。

(四)饮食宜忌

1.宜用食物

轻症哮喘宜选择牛奶、豆浆、果菜汁等流食或粥、面片、肉泥、菜泥等半流食。重症哮喘不能经口进食者选用低碳水化合物要素营养剂。

2.忌(少)用食物

过甜、过咸、油腻、生冷的食物及饮料;能引起变态反应的食物,如鱼、虾、蟹等;萝卜、韭菜、薯类、豆类等产气量大的食物;辣椒、花椒、咖啡、浓茶及酒等刺激性食物。

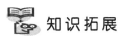
知识拓展

常见致敏食物

常见致敏食物有牛奶、鸡蛋、谷物、巧克力、柑橘、核桃、海味、河鲜等。通常煮熟的食物比新鲜食物引起哮喘的机会少。同种属性食物常有共同变应原特性,可引起交叉过敏反应。

三、慢性阻塞性肺疾病

慢性阻塞性肺疾病(chronic obstructive pulmonary disease,COPD)是呼吸系统常见病和多发病,是一种以气道气流受限为特征的呼吸道疾病,呈进行性发展,与肺部对有害颗粒物质或有害气体引起的异常炎症反应有关。当慢性支气管炎和肺气肿患者肺功能检查出现气流受限,并且不能完全可逆时,即可诊断为 COPD。多发于中老年人,因长期的慢性呼吸困难、反复发生的肺部感染及营养不良而严重影响患者的日常生活,甚至危及生命。

(一)概述

1.病因

病因尚不清楚,已经发现的危险因素可分为外因和内因两类。外因即环境因素,包括吸烟、吸入职业矿物粉尘和化学烟雾和有机尘埃(棉尘、大麻)、大气污染、生物燃料、呼吸道感染等。内因即个体易患因素,包括遗传因素、气道高反应性、肺脏发育生长不良等。慢性阻塞性肺气肿是导致 COPD 最常见的疾病。

2.临床表现

慢性阻塞性肺疾病具有进行性发展的不完全可逆的气流受限。在吸入支气管舒张剂后,第一秒用力呼气容积占用力肺活量的比值降低(<70%)是临床确定患者存在气流受限且不能完全逆转的主要依据。典型症状是气短或呼吸困难,晚期患者即使在静息时也感到气促。严重时可出现呼吸衰竭。常见消瘦和体重下降,食欲减退,营养不良。早期可无异常体征,随疾病进展出现阻塞性肺气肿的体征。常合并肺气肿、右心衰竭和肝大等,合并哮喘时可闻哮鸣音。

(二)营养与疾病的关系

COPD 患者由于呼吸肌负荷增加,基础能量消耗(BEE)较正常人增高。由于心肺功能不全和进食活动受限,限制了营养成份的摄取。茶碱及广谱抗生素等药物对胃黏膜的刺激也影响患者的食欲和胃肠功能,进而影响患者正常进食。由于患者长期缺氧,高碳酸血症和心功能不全,胃肠道淤血使胃肠道正常菌群失调,影响食物的消化、吸收和利用,易引起多种营养素缺乏病。由于感染、细菌毒素、炎性介质、缺氧、焦虑等引起机体代谢及内分泌紊乱,使患者处于严重的应激和高分解状态,能量消耗和尿氮排出量显著增加。多种炎症因子增加蛋白质分解,常用的激素类药物对蛋白质合成又有抑制作用,导致蛋白质-能量营养不良,免疫功能低下,造成恶性循环。

(三)营养治疗原则

对缓解期的 COPD 患者可采用以口服营养物质为主的方案。对某些口服困难的呼吸衰竭患者可采用肠内营养。少数患者需应用短期肠外营养。

COPD 饮食,营养治疗的原则是高蛋白、高脂肪、低碳水化合物、易消化,减轻胃肠道负担,避免过量二氧化碳产生。

能量消耗计算公式:每日能量=基础能量消耗(BEE)×活动系数×体温系数×应激系数×校正系数。

活动系数:卧床 1.2,下床轻度活动 1.25,正常活动 1.3。

体温系数:38℃取 1.1,39℃取 1.2,40℃取 1.3,41℃取 1.4。

应激系数:体温正常 1.0,发热 1.3。

校正系数:男性 1.16,女性 1.19。

1. 蛋白质

COPD 患者因慢性或急性呼吸衰竭可导致高碳酸血症,而营养物质的结构成分能影响 CO_2 生成和呼吸驱动力,所以应适当增加脂肪并降低碳水化合物。蛋白质对 CO_2 的生成无明显影响,但对 COPD 患者来说,会增加呼吸驱动力并造成呼吸困难,因此应给予足量的蛋白质但避免过量摄入。蛋白质每日摄入量应为 1.0~1.5g/kg,占全日总能量的 15%~20%。若患者继发呼吸道感染甚至呼衰等应激状态时,能量消耗增加,蛋白质的供能比可提高至 30%。

2. 碳水化合物

碳水化合物的供能比,病情稳定者可占总能量的 50%~60%;而在应激状态下供给量应在 40% 以下。但全天碳水化合物不宜<150g,以预防酮症发生。

3. 脂肪

脂肪的摄入比例,稳定期的 COPD 患者可占总能量的 20%~30%;应激状态时采用肠内营养者可增加至总能量的 40%~50%。可多选用富含单不饱和脂肪的橄榄油或山茶油、富含 n-3 脂肪的深海鱼,少吃富含饱和脂肪酸或胆固醇的肥肉、荤油、内脏等。

4. 维生素和矿物质

供给 COPD 患者充足的维生素及矿物质微量元素。磷、镁、钾对维持呼吸肌收缩很重要,铜、铁、硒等具有抗氧化作用,可抑制肺部炎症反应,应注意补充。饮食中应供给富含维生素 A、维生素 C、维生素 E 及 β-胡萝卜素等营养素的食物,必要时可给予营养补充剂,以应对机体高代谢状态。补充足够的水分,每日至少饮水 2500~3000mL,这样能够促使痰液稀释,利于咳出。

(四)饮食宜忌

1.宜用食物

牛奶、豆浆、肉泥、肝泥、鱼丸、果汁、菜汁、粥、面片、饼干等。

2.忌(少)用食物

肥肉、油炸食品、鱼、虾、刺激性食物,如酒、辣椒、芥末、洋葱等,戒烟。

第二节　心脑血管系统疾病的营养治疗

一、原发性高血压

(一)概述

高血压是以体循环动脉压增高为主要表现的综合征。根据中国高血压防治指南修订委员会 2005 年公布的《中国高血压防治指南(修订版)》,高血压的诊断标准:在未用抗高血压药的情况下,收缩压≥140mmHg 和(或)舒张压≥90mmHg。

广义的高血压可分为原发和继发两类。95％以上的高血压病因不明,称为原发性高血压。5％以下的病因明确,即血压升高是某些疾病的一种症状,称为继发性高血压。原发性高血压是最常见心血管疾病,患病率高、死亡率高,可引起心、脑、肾并发症,是冠心病、脑卒中的主要危险因素。血压水平与心血管疾病危险呈正相关。

1.病因

其病因可能与以下因素有关。

(1)遗传因素　高血压表现出较明显的家族聚集性。分子遗传病学研究资料分析结果倾向于多基因遗传病。

(2)精神因素　精神紧张、压力或焦虑状态下也可引起高血压,如驾驶员、会计等发病率较体力劳动者高。

(3)膳食因素　临床研究及动物实验显示,高钠、低钙、低钾、低镁、低鱼类和豆类蛋白饮食者可升高部分受试者的血压。

(4)肥胖与胰岛素抵抗　流行病学的调查发现血压常随体重的增加而增高,肥胖者患病率是体重正常者的 2～6 倍,尤其是向心性肥胖者。近年来发现高胰岛素血症常与高血压、高血脂、高血糖及向心性肥胖并存,这些征象并存于同一个患者时,被称为胰岛素抵抗综合征。

(5)其他因素　吸烟及大量饮酒者患病率高,长期噪音和视觉刺激也可致高血压。

高盐膳食、体重超重、饮酒是我国高血压发病的主要危险因素。

2.临床表现

多数患者起病隐袭,症状缺如或不明显,仅在体检或因其他疾病就医时才被发现。有的患者可出现头痛、头晕、心悸等症状。高血压初期血压呈波动性,与情绪激动、精神紧张、焦虑及体力活动有关,休息或去除诱因血压可下降。随病程迁延,尤其在并发靶器官损害或有并发症后,血压逐渐呈稳定和持久性升高。

(二)营养与疾病的关系

1.钠

流行病学观察和营养干预都说明食盐的摄入量与高血压病呈显著相关。食盐摄入量高的地区,高血压发病率也高,限制食盐摄入量可改善血压。爱斯基摩人每日食盐摄入量4g左右,高血压患病率低。日本北部居民食盐摄入量达26g/d,高血压患病率为40%。肾性高血压可因钠的影响而恶化,减少钠摄入可改善症状。高血压病死者,动脉壁钠和水的含量明显增高。钠摄入与血压的反应存在着个体差异,表现在地区差异、种族、年龄等方面。另外,膳食电解质对血压的影响是一个综合效应,当钙的摄入水平较低时,膳食钠及钠/钾比值对血压的影响更为显著。

2.能量

肥胖作为一种病,是与高血压相伴行的。肥胖者高血压发病率比正常体重者显著增高,临床上多数高血压病患者合并有超重或肥胖。而限制能量摄取,使体重减轻后,血压就会有一定程度降低,有数据显示,体重平均减轻9.2kg,收缩压可降低6.3mmHg(0.84kPa),舒张压降低3.1mmHg(0.41kPa)。

3.蛋白质

研究显示,优质蛋白质的摄入量与血压呈显著的负相关。膳食蛋白质与血压相关的可能机制:①蛋白质摄入量的增加可以在短期内导致肾血流量、肾小球滤过率及排钠增加,随即可产生肾体积、肾血流量、肾小球滤过率增加的长期作用;②膳食蛋白质对儿茶酚胺代谢的影响;③L-精氨酸是氮氧化物的细胞来源,通过影响氮氧代谢过程,而影响血压调节;④影响使肌肉收缩兴奋的氨基酸受体及作用于组成细胞钠、钾、钙通道的蛋白质,对血压有调节作用。

4.脂肪和胆固醇

脂肪摄入过多,可引起肥胖症和高血压症。高脂肪高胆固醇饮食容易导致动脉粥样硬化,对高血压病防治不利。

5.其他营养素

维生素C和B族维生素,具有改善脂质代谢,保护血管结构与功能的作用。茶叶中的茶碱和黄嘌呤等,有利尿降压的作用。酒精是独立的危险因素,高血压合并肥胖、高脂血症及心功能不全者应禁酒。

(三)营养治疗原则

1.适当限制钠盐的摄入

除食盐外,需注意酱油、咸菜、味精、咸鱼、咸肉、酱菜等也含有一定量的钠。WHO建议每人每日食盐用量以不超过6g为宜。高血压患者可根据病情给予不同程度的限钠膳食。

(1)1级高血压患者或有高血压家族史者　每日3~5g食盐(折合酱油15~25mL)。

(2)2级高血压患者　每日1~2g食盐(折合酱油5~105mL)。

(3)3级高血压或急进型高血压患者　应采用无盐膳食。

2.控制能量摄入

体重与血压、体重变化与血压变化之间的强相关表明,达到并维持理想体重是防治高血压的关键策略。

3.减少脂肪及胆固醇摄入，补充适量优质蛋白质

多选择鱼类、大豆及其制品作为蛋白质来源，对防治高血压与脑卒中有利。动物性和(或)大豆蛋白质的摄入量应占总能量的 15％或以上。

4.保证摄入充足的维生素、矿物质

尤其是适当增加钙、钾的摄入。钾能对抗钠的不利作用，因此应多吃蔬菜和水果来避免钾的不足。大剂量维生素C可使胆固醇氧化为胆酸排出体外，从而改善心脏功能和血液循坏。

5.限制饮酒，多饮茶

过量饮酒会增加高血压、脑卒中等病的危险，而且饮酒可增加对降压药物的抗性，故提倡高血压患者以不饮酒为宜。建议饮酒每日限制在 2 杯(约含酒精 28g)或以下，女子应更少，青少年不应饮酒。茶叶含有茶多酚，有利尿与降压作用，但不宜饮浓茶。

(四)饮食宜忌

1.宜用食物

多食用能保护血管和具有降血压、降血脂作用的食物。有降压作用的食物有芹菜、胡萝卜、黄瓜、木耳、海带、香蕉、番茄、荸荠等。降脂食物有山楂、大蒜以及香菇、蘑菇、黑木耳、银耳等食物。多食用富含钙及富含维生素的新鲜蔬菜及水果。

2.忌(少)用食物

(1)高钠食物　咸菜、咸鱼、咸肉、火腿、加碱或发酵粉、小苏打制备的面食或糕点。

(2)高脂肪、高胆固醇食物　动物内脏、肥肉、蛋黄等。

(3)辛辣及刺激性食物等　少用烟酒、调味品以及浓咖啡、浓茶、浓肉汤等。

 知识拓展

终止高血压的膳食疗法

人群实验观察到高钾、高钙、高镁、低钠、低胆固醇、低脂肪等膳食因素与高血压的发病呈显著负相关；也有研究数据提示，基础膳食中的电解质含量影响血压。膳食因素对高血压的影响是复杂的，由于食物并非孤立的被食用，对高血压患者来说，调整整体膳食结构的DASH 饮食比调整单一营养素的摄入量对预防和控制高血压更为有效，如长期食用富含水果、蔬菜膳食纤维的膳食，对高血压有明显的降压影响。

二、高脂血症

(一)概述

高脂血症指血浆中的胆固醇和(或)甘油三酯等浓度增高。由于血浆中的脂类不能游离存在，而是与载脂蛋白结合成脂蛋白，才能在血液中被运输，进入组织进行代谢。高脂血症实际上是血浆中某一类或某几类脂蛋白水平异常的表现，严格说来应称为高脂蛋白血症。近年来，已逐渐认识到血浆中高密度脂蛋白-胆固醇(HDL－C)降低也是一种血脂代谢紊乱。

世界卫生组织(WHO)对高脂蛋白血症分型方法及相应的脂蛋白、血脂成分异常情况见表 8-1。

表 8-1　高脂蛋白血症类型及脂蛋白、血脂异常情况

高脂血症类型	脂蛋白异常类型	血脂异常成分
Ⅰ(高乳糜微粒血症)	乳糜微粒(CM)	甘油三酯
Ⅱ(高胆固醇血症)		
Ⅱa	低密度脂蛋白(LDL)	胆固醇
Ⅱb	低、极低密度脂蛋白(LDL 和 VLDL)	胆固醇及甘油三酯
Ⅲ(异常 β 脂蛋白血症)	乳糜微粒残粒及低密度脂蛋白(CM 和 LDL)	甘油三酯及胆固醇
Ⅳ(高前 β 脂蛋白血症)	极低密度脂蛋白(VLDL)	甘油三酯
Ⅴ(混合型高脂血症)	极低密度脂蛋白及乳糜微粒(VLDL 和 CM)	甘油三酯及胆固醇

WHO 的高脂蛋白血症分型方法对指导临床上诊断和治疗高脂血症有很大的帮助,但也存在不足之处,其最明显的缺点是过于繁杂。从临床实用角度出发,可采用简易分型法。高脂血症的简易分型见表 8-2。

表 8-2　高脂血症的简易分型

高脂血症类型	成分改变	高脂血症分型
高胆固醇血症	总胆固醇增高	Ⅱa
高甘油三酯血症	总甘油三酯增高	Ⅳ(Ⅰ)
混合型高脂血症	总胆固醇、总甘油三酯均增高	Ⅱb(Ⅲ或Ⅴ)
低高密度脂蛋白血症	高密度脂蛋白(HDL)降低	

1.病因

按照病因可分为原发性高脂血症、继发性高脂血症。继发性高脂血症是指由于系统性疾病或药物所引起的血脂异常。其他血脂异常称为原发性高脂血症,其发病原因除了人类自身遗传基因缺陷外,主要与饮食因素有关,肥胖、年龄、性别等也是重要因素。

2.临床表现

高脂血症患者由于血浆中脂蛋白水平升高,血液黏稠度增加,血液流速缓慢,血氧饱和度下降,出现倦怠,肢端麻木,记忆力减退,反应迟钝等症状。体征包括脂质在真皮内沉积形成黄色瘤;高胆固醇血症引起的角膜弓(老年环);脂质在血管内皮沉积引起的动脉粥样硬化,导致心脑血管疾病和周围血管病。

(二)营养与疾病的关系

1.脂肪

高脂肪膳食易导致血浆胆固醇水平升高。脂肪不仅能促进胆汁分泌,还能促进胆固醇在黏膜细胞中进一步参与形成乳糜微粒、转运入血,从而使血浆胆固醇水平升高。

2.蛋白质

蛋白质的构型和氨基酸组成均可影响血脂代谢。

3.碳水化合物

碳水化合物摄入过多,会促进肝脏利用多余的碳水化合物合成甘油三酯,引起血浆 VLDL 和甘油三酯含量升高,且降低 HDL。

4.维生素

维生素 C 能参与胆固醇代谢,促进肝脏胆固醇转化为胆汁酸排出,降低血胆固醇水平。维生素 E 能降低血浆 LDL 和阻止 LDL 氧化,增加 HDL 水平。

5.矿物质

缺钙会引起血胆固醇和甘油三酯升高。镁能改善脂质代谢。缺铬可引起糖代谢和脂类代谢紊乱。补铬可降低血甘油三酯、胆固醇和 LDL,并提高 HDL 的含量。碘可减少胆固醇在动脉壁的沉积。

(三)营养治疗原则

1.控制能量摄入

达到并维持理想体重。控制总能量摄入,限制膳食脂肪尤其是饱和脂肪和胆固醇,缓解血脂异常。适当增加运动量,控制体重在理想体重范围。

2.限制膳食胆固醇摄入

胆固醇摄入量每日不超过 300mg。高胆固醇血症患者,胆固醇摄入量小于 200mg/d。

3.限制脂肪摄入量

全日食物和烹调油所供给脂肪总量占总能量 20%～25%,并以富含不饱和脂肪酸的食物为主要脂肪来源。多不饱和脂肪酸虽有降血脂的作用,但其不饱和键易氧化而产生过氧化物,对健康不利,故也不宜过量摄入。一般膳食以饱和脂肪酸、单不饱和脂肪酸和多不饱和脂肪酸比例约为 1∶1∶1 为宜。

4.适量的蛋白质和碳水化合物

蛋白质摄入量占总能量的 13%～15%为宜,多选择大豆蛋白,有较好的降血脂作用。甘油三酯血症患者,碳水化合物应减少至占总能量的 50%～55%。蔗糖、果糖等易转化为甘油三酯,故应少吃甜食和含糖的饮料。

5.充足的维生素、矿物质和膳食纤维

高脂血症患者宜适当增加膳食纤维的摄入。多吃新鲜蔬菜和水果,植物性食物中的谷固醇和膳食纤维可以影响机体对胆固醇的吸收,从而降低胆固醇水平。

6.少饮酒,多喝茶

茶叶含茶多酚等成分,能降低胆固醇在动脉壁的沉积、抑制血小板凝集、促进纤溶酶活性、抗血栓。酒会促进肝脏合成更多的内源性甘油三酯和 LDL,应少饮。

(四)饮食宜忌

1.宜用食物

(1)富含维生素 C 的食物　新鲜的蔬菜和水果。

(2)富含膳食纤维的食物　蔬菜、豆类、粗粮等。

(3)含优质蛋白质的食物　鸡蛋清、瘦肉、脱脂奶等。

（4）富含 ω-3 不饱和脂肪酸的食物　鲭鱼、三文鱼、沙丁鱼、金枪鱼等深海鱼类。

（5）可能有降脂作用的食物　洋葱、大蒜、香菇、木耳、海带、紫菜、山楂、魔芋等。

（6）具有明显的降血脂作用的食物　绿茶等。

2.忌（少）用食物

动物性脂肪（鱼油除外）；胆固醇含量高的动物内脏（表 8-3）、蛋黄、鱼子、蟹籽、蛤贝类；甜食和纯糖类食物。

表 8-3　常见食物的胆固醇含量（mg/100g 可食部）

食物	胆固醇含量	食物	胆固醇含量	食物	胆固醇含量
猪里脊肉	55	酸奶	15	蟹肉	65
猪腿肉	79	鳕鱼	114	鲍鱼	242
猪五花肉	88	海虾	117	牡蛎	100
猪大肠	137	河虾	240	蛏子	131
猪蹄	192	龙虾	121	贻贝	123
猪肝	288	虾皮	428	花蛤蜊	63
猪脑	2571	海米	525	毛蛤蜊	113
猪肾	354	鸡蛋	585	石螺	198
牛肉（瘦）	58	鸡蛋黄	1510	海蜇皮	8
牛大肠	124	鸭蛋	565	海蜇头	10
牛肝	297	鸭蛋黄	1576	墨鱼	226
牛脑	2447	草鱼	86	牛油	153
羊肉	77	带鱼	76	猪油	93
羊肝	349	小黄花鱼	74	奶油	209
鸡腿	162	沙丁鱼	158	鱼肝油	570
鸡心	194	银鱼	361	色拉油	64
牛奶	15	海蟹	125	玉米油	—
羊奶	31	河蟹	267	花生油	—

三、动脉粥样硬化

（一）概述

动脉粥样硬化是累及体循环系统从大型弹力型（如主动脉）到中型肌弹力型（如冠状动脉）动脉内膜的疾病。其特征是动脉内膜散在的斑块形成，严重时这些斑块也可以融合。每个斑块的组成成分不同，胆固醇和胆固醇酯是基本成分。动脉粥样硬化可引起冠心病、脑卒中、动脉瘤和外周血管病，是威胁人类健康的常见疾病。

1. 病因

本病的病因上不完全清楚,目前认为是多因素作用所致,包括血脂异常、高血压、糖尿病、吸烟、遗传因素、体力活动减少、年龄和性别、酒精摄入、肥胖等。

2. 临床表现

临床过程可分为 4 期:①无症状期或隐匿期,粥样硬化斑块已形成,但尚无管腔明显狭窄,因此无组织或器官受累的临床表现。②缺血期,由于动脉粥样硬化斑块导致管腔狭窄、器官缺血,可出现心绞痛、顽固性高血压、肾功能不全、下肢发凉麻木和间歇性跛行等。③坏死期,由于动脉管腔阻塞或血管腔内血栓形成而造成靶器官组织坏死的一系列症状,如急性心肌梗死、肢体坏疽等。④纤维化期,靶器官组织纤维化、萎缩而引起症状,如心脏扩大、心功能不全、心律失常、肾萎缩、肾衰竭等。

(二)营养与疾病的关系

目前认为除家族史、年龄、肥胖、缺乏体力活动及吸烟等危险因素外,营养与饮食因素极为重要。

1. 脂类

大量流行病学研究表明,饮食脂肪摄入总量,尤其是饱和脂肪酸摄入量与动脉粥样硬化发病率呈正相关。单不饱和脂肪酸能降低血清总胆固醇和低密度脂蛋白,且不降低高密度脂蛋白。多不饱和脂肪酸中的二十碳五烯酸和二十二碳六烯酸具有明显降低甘油三酯、血浆总胆固醇和增加高密度脂蛋白作用,二十碳五烯酸还有较强的抗血小板凝集作用,对预防血栓形成有重要意义。反式脂肪酸与饱和脂肪酸一样能增加低密度脂蛋白,同时还降低高密度脂蛋白。动物实验观察证明,增加饮食胆固醇,可使血清胆固醇浓度升高。

磷脂是强乳化剂,能使血液胆固醇颗粒变小,并保持悬浮状态,有利于胆固醇透过血管壁为组织利用,使血液中胆固醇浓度减少,降低血液黏稠度,避免胆固醇在血管壁沉积,故有利于防治动脉粥样硬化。

2. 能量和碳水化合物

人体长期摄入能量超过消耗能量时,形成肥胖。肥胖者血中甘油三酯浓度升高,且高密度脂蛋白显著降低。碳水化合物摄入过多,除肥胖外,还可直接诱发高脂血症,主要表现为低密度脂蛋白和甘油三酯增高。

3. 蛋白质

蛋白质与动脉粥样硬化的关系尚未完全阐明。

4. 维生素

维生素 E、维生素 C 及 B 族维生素可通过多种机制,降低血脂水平,并抑制体内脂质过氧化反应,减轻血管内膜损伤。

5. 膳食纤维

膳食纤维摄入量与冠心病发病率和死亡率呈显著负相关。大多数可溶性膳食纤维可阻碍脂肪酸和胆固醇吸收,并使胆酸排出增加,降低血浆胆固醇水平。

6. 矿物质

镁、钙、铬、硒能降低血脂,高钠增加高血压患病率,而高血压是动脉粥样硬化的危险因素之一。

7.其他

酒精使血脂升高,茶、大蒜、洋葱、香菇、木耳等所含的植物化学物有利于降低血脂,抑制血小板凝集,对防治动脉粥样硬化有益。

(三)营养治疗原则

总的治疗原则是减少饮食能量,控制体重,减少脂肪总量及饱和脂肪酸和胆固醇的摄入量,增加多不饱和脂肪酸,限制单糖、双糖摄入,供给适量的维生素和矿物质。

1.维持能量平衡

达到并维持理想体重。

2.减少脂肪和胆固醇摄入

脂肪占总能量的25%以下,以植物脂肪为主,使饱和脂肪酸、不饱和脂肪酸比值达到1~1.5。每日胆固醇限制在300mg以下。

3.碳水化合物适当摄入

碳水化合物占总能量的60%左右,少用蔗糖和果糖,多吃粗粮。

4.适量蛋白质

蛋白质占总能量的10%~15%,动物蛋白质摄入过多时,往往动物性油脂和胆固醇也相应增加,因此可适当增加植物蛋白质,多食用大豆及其制品。

5.摄入充足的维生素和矿物质

多种维生素和矿物质可通过调节血脂、抗氧化作用、降低血压等途径预防或减轻动脉粥样硬化。

6.保证膳食纤维的摄入

膳食纤维可减少胆固醇吸收,调节脂质、糖类代谢。

(四)饮食宜忌

1.宜用食物

含有大量不饱和脂肪酸的植物油(如豆油、菜籽油、茶油等),新鲜蔬菜、水果,脱脂牛奶,鱼类,大豆及其制品,鸡蛋清,富含膳食纤维的食物,富含植物化学物的食物(黑木耳、蘑菇、海菜、芹菜、茄子、大蒜等)。

2.忌(少)用食物

动物脂肪,动物内脏,富含胆固醇的食物(如肥肉、鱼子、鸡蛋黄、松花蛋),奶油蛋糕、甜品,辛辣有刺激性的调味品,浓的咖啡、肉汤、茶等,过咸的食品(咸菜、盐腌食品)。

四、脑卒中

(一)概述

脑卒中即急性脑血管疾病,又称中风,是脑部血管疾病的总称,可分为出血性和缺血性脑血管疾病。前者包括脑出血、蛛网膜下腔出血,后者包括脑梗死及脑血栓形成、脑栓塞、短暂脑缺血发作等。脑卒中以脑出血、脑血栓形成和短暂性脑缺血最为常见。

1.病因

脑卒中的危险因素包括高血压、糖尿病、血脂代谢紊乱、血液流变学紊乱、吸烟、酗酒、肥胖等。

2.临床表现

症状突然出现,常表现:①一侧肢体无力或麻木;②一侧面部麻木或口角歪斜;③说话不清或理解语言困难;④双眼向一侧凝视;⑤一侧或双眼视力丧失或模糊;⑥眩晕伴呕吐;⑦既往少见的严重头痛、呕吐;⑧意识障碍或抽搐。

(二)营养与疾病的关系

高血压、动脉粥样硬化、糖尿病等是引起脑卒中的重要病因。因此,与其有关的饮食营养因素与脑卒中也有明显关系。流行病学调查发现,脂肪摄入过多,占总能量 40% 的地区,脑缺血、脑梗死发病率高,而低脂肪、低蛋白质、高盐饮食地区,脑出血发病率高。实验研究证实,血清胆固醇过高,易发生粥样硬化性血栓,而高血压同时有胆固醇过低,可使动脉壁变脆弱,红细胞脆性增加,易发生出血。蛋白质中优质蛋白,即含硫氨基酸成分高的动物蛋白,如鱼类、家禽、瘦肉等和大豆蛋白低于总蛋白的 50% 以下,易发生高血压病、脑卒中。若饮食为高钠、低钙、低钾,也易发生高血压和脑卒中。

(三)营养治疗原则

营养治疗的目的是保护脑功能,促进神经细胞的修复和功能的恢复。要求治疗个体化,即根据患者的病情、有无并发症、能否正常进食、体重、血脂、血糖等因素,提出不同的饮食营养治疗方案。

1.重症患者的饮食治疗

重症或急性期昏迷患者,如有呕吐、消化系统出血应禁食,实行肠外营养,3 日后开始鼻饲。为适应消化系统功能,开始几日以米汤、蔗糖为主,耐受后,给予混合奶,以增加能量、蛋白质、脂肪。对昏迷时间较长,又有并发症者,应供给高能量、高脂肪混合奶。必要时可选用匀浆膳食、要素膳食。

2.普通患者的饮食治疗

(1)宜少量多餐,定时定量。

(2)维持能量平衡,可按 30~40kcal/(kg·d),体重超重者适当减少。

(3)蛋白质按 1.5~2.0g/(kg·d),其中动物蛋白质不低于 20g,豆类不少于 30g。

(4)控制脂肪摄入量,脂肪不超过总能量的 30%,胆固醇低于 300mg/d;超重者脂肪占总能量的 20% 以下,胆固醇低于 200mg/d。尽量少吃肥肉、动物油脂、内脏。

(5)碳水化合物以谷类为主,供能不少于总能量的 55%,粗细搭配,多样化。

(6)摄入充足的维生素。

(四)饮食宜忌

1.宜用食物

(1)含优质蛋白质的食物,如鸡蛋清、瘦肉、脱脂奶、豆浆、豆腐等。

(2)富含维生素 C 的食物,如新鲜的蔬菜和水果。

2.忌(少)用食物

(1)动物性脂肪(鱼油除外)。

(2)胆固醇含量高的食物,如动物内脏、蛋黄、鱼子、蛤贝类。

(3)含盐量高的食物,如香肠、咸鱼、咸菜等。

第三节　消化系统疾病的营养治疗

一、慢性胃炎

(一)概述

慢性胃炎是指不同病因引起的慢性胃黏膜炎症,一般无胃黏膜糜烂,病理特点以淋巴细胞和浆细胞的黏膜浸润为主。根据内镜慢性胃炎可分为非萎缩性(浅表性)胃炎及萎缩性胃炎两类。根据病变分布可分为胃窦炎、胃体炎、全胃炎胃窦为主或全胃炎胃体为主。

1.病因

主要病因为幽门螺杆菌感染。另外与自身免疫机制、遗传因素、十二指肠液反流、长期摄食粗糙或刺激性食物、酗酒、高盐饮食、药物等因素有关。

2.临床表现

病程迁延,发作期与缓解期交替出现。浅表性胃炎常见症状为上腹部不适、饱胀或疼痛,食欲减退、恶心和呕吐等。萎缩性胃炎除可出现上述症状外,还可导致体重减轻、贫血、腹泻、蛋白质-能量营养不良等。但亦可无任何临床症状,症状轻重与疾病严重程度似无联系。

(二)营养与疾病的关系

长期食用粗糙或刺激性对胃黏膜有损伤的食物如粗粮、烫食、咸食、浓茶及酗酒;服用非甾体类消炎药,进食时间无规律性,咀嚼不充分等原因影响了正常进食和消化吸收功能,均能破坏胃黏膜屏障,易导致慢性胃炎,造成或加重营养不良状态。

另外,食物中含有过多硝酸盐、吸烟、饮酒过度;经常食用霉变、腌制、熏烤和油炸食物,均可增加慢性胃炎甚至胃癌发生的危险性。

(三)营养治疗原则

对慢性胃炎的治疗首先应去除病因,对幽门螺旋杆菌感染者应先给予灭菌治疗。营养治疗的原则包括培养良好的饮食习惯,戒烟酒、避免对胃黏膜有强烈刺激的饮食和药物,定时定量,细嚼慢咽。并根据不同的病程和症状,提供适宜的能量和营养素,维持合理的营养状况,促使疾病康复。

(1)能量及蛋白质摄入应充足。能量供给以达到并维持理想体重为宜,一般可给予30kcal/(kg·d)。蛋白质以 1.0~1.2g/(kg·d)为宜。

(2)贫血、营养不良者,蛋白质、维生素及铁等微量元素等应充足。此外,慢性萎缩性胃炎如伴随恶性贫血时,由于内因子分泌极微,或体内产生内因子抗体,可阻碍维生素 B_{12} 吸收而导致缺乏,应注意补充肉类、肝脏、贝类、鱼、禽蛋等动物性食品。

(3)少量多餐,食物应细软。

(4)禁烟禁酒。

(四)饮食宜忌

选择清淡、少油、无或极少刺激性、易消化食物。禁用或慎用以下食物或调味品:肥肉、奶油、油炸/煎食物、辣椒、洋葱、咖喱、胡椒、芥末、浓茶、浓咖啡。对胃酸分泌过多者,禁用浓肉汤。

二、消化性溃疡

(一)概述

消化性溃疡病是指在各种致病因子的作用下,黏膜发生的炎症与坏死性病变,病变深达黏膜肌层,常发生在胃酸分泌有关的消化道黏膜,其中以胃溃疡、十二指肠溃疡最常见。

1.病因

目前认为,幽门螺旋杆菌感染、胃酸分泌过多及胃蛋白酶的影响等因素是导致消化性溃疡的主要致病环节。服用阿司匹林等非甾体消炎药、胃动力障碍、胆汁反流、遗传因素、环境因素、精神因素、吸烟酗酒等均与消化性溃疡有关。

主要病变部位在胃和十二指肠。胃溃疡多发生在胃角、胃小弯处,十二指肠溃疡多发生在球部。

2.临床表现

患者主要症状为上腹部疼痛,性质常为隐痛、灼痛、胀痛、饥饿痛或剧痛,以阵发性中度钝痛为主,亦有持续性隐痛者。呈慢性过程,反复发作,缓解期与发作期交替出现。胃溃疡的疼痛部位在剑突下偏左,十二指肠溃疡则偏右。每次疼痛发作的持续时间大多为 1～2h,亦可持续数日。胃溃疡疼痛发生于餐后 0.5～2h,再经 1～2h 的胃排空后缓解。其规律为进食—疼痛—舒适。十二指肠溃疡疼痛常于饭后 2～4h 发作,持续至下次进食后才缓解,其规律为进食—舒适—疼痛,常有夜间痛。其他症状有嗳气、反酸、流涎、恶心、呕吐等。

(二)营养与疾病的关系

消化性溃疡的发生、发展与膳食因素密切相关。膳食中的脂肪能促进胃酸分泌,可诱发或加重溃疡。过分粗糙的食物,过咸食物,过冷、过热饮食均可引起胃黏膜物理和化学性的损伤。长期服用某些药物,如非甾体消炎药、皮质激素和某些抗生素,可损害胃黏膜屏障。不规则进餐,长期大量吸烟、过量饮酒、进食时的情绪变化可削弱胃黏膜的屏障作用,导致胃功能紊乱而发生溃疡。

(三)营养治疗原则

营养治疗目的是减少胃酸的分泌,减轻食物对胃黏膜的刺激,保护黏膜屏障,减轻症状,促进溃疡愈合,同时保证机体摄入充足的营养。急性发作出血期,应禁食,采用肠外营养补充适宜的能量(25kcal/kg)和营养素。出血已停止,给予冷流食,如冷豆浆、冷蛋羹、冷酸奶、冷藕粉等,每 2～3h 给予 100～150mL。病情较为平稳,可给予流食、少渣半流食或少渣软饭。流食每日 6 餐,每次 200mL;少渣半流食每日 5 餐;少渣软饭每日 3～4 餐。

(1)能量　摄入在 104.6～146.4kJ/(kg·d) [25～35kcal/(kg·d)]以维持适宜体重为目标,三大产能营养素配比合理。

(2)蛋白质　可促进溃疡愈合,每日的摄入量与健康人基本一致占总能量的 10％～15％.;但蛋白质消化产物具有增加胃酸分泌作用,要避免摄入过多。

(3)脂肪　有抑制胃酸的作用,患者脂肪摄入量应适量,每日摄入量占总能量的20％～25％。

(4)碳水化合物　是消化性溃疡患者能量的主要来源。每日摄入量占总能量的 55％～60％。但是单糖和双糖可刺激胃酸分泌,应少选用含单、双糖的食物。

(5)矿物质 患者服用镁、铝制剂抗酸药时,能影响磷的吸收,应提供富含磷的食物。服用H_2受体阻滞剂如西咪替丁、雷尼替丁等时,可减少铁的吸收,故还应提供富含铁的食物。过多的钠会增加胃酸的分泌,患者每日食盐摄入应控制在 3～5g。

(6)维生素 富含维生素 A、B、C 的食物有助于修复受损的胃黏膜和促进溃疡愈合。

(7)少食含咖啡因的食物,如浓茶、咖啡等;禁酒。

(四)饮食宜忌

1.宜用食物

宜选用刺激性弱的食物,如鸡蛋、面食、藕粉、瘦肉、鱼肉、鸡肉等。各种食物应切细、煮软。

2.忌(少)用食物

(1)刺激性强的食物 浓肉汤,酒,浓茶,咖啡,辣椒,芥末,花椒,咖喱,大蒜,油炸、烟熏食品或生冷食品等。

(2)粗纤维多的食物 粗粮,芹菜,韭菜,黄豆芽,豆类。

(3)易产气的食物 如洋葱,生蒜,生萝卜等。

(4)产酸的食物 地瓜、土豆、过甜的点心及糖醋食物。

(5)过酸、过甜的食物 菠萝、草莓、山楂等。

第四节　肝胆疾病的营养治疗

一、病毒性肝炎

(一)概述

病毒性肝炎是由肝炎病毒引起的常见传染病,是一种多发性疾病,具有传染性强、传播途径复杂、流行面广泛、发病率较高等特点。

1.病因

目前已发现病毒性肝炎有甲、乙、丙、丁、戊、已、庚型肝炎。甲型肝炎常因食用被污染的饮水、食物而感染。乙、丙、丁肝炎以体液(血、血液制品、精液和唾液)为载体,通过注射、母婴垂直传播或性接触传播。乙型和丙型肝炎易发展为慢性和病毒携带状态,最终可能演变为肝硬化、肝癌,导致肝衰竭。

2.临床表现

常有乏力、食欲不振、恶心、腹胀、肝区痛、肝功异常;部分患者有发热、黄疸;体检有肝肿大、巩膜及皮肤黄染;化验检查有转氨酶等指标升高,或伴有血清胆红素增高。按临床表现和病程可分为急性、慢性;或是黄疸型、无黄疸型。

(二)营养与疾病的关系

肝脏是人体功能最多、最复杂的脏器,也是参与营养代谢的重要脏器之一。慢性肝炎患者的代谢状况在各方面都出现损伤改变。

(1)碳水化合物 糖耐量降低、胰岛素抵抗和胰高血糖素升高。

(2)蛋白质和氨基酸 慢性肝炎时补体、白蛋白下降;重症肝炎时多种蛋白质代谢紊乱,由此引起酶的活性异常、机体免疫力下降、凝血机制障碍,易发生出血等。肝细胞损害时支链氨基酸分解代谢增强,芳香族氨基酸分解能力下降,血氨升高,易发生肝性脑病。

(3)脂类　胆固醇降低,甘油三酯升高。

(4)维生素　摄入和吸收减少,且肝脏活化、转运、贮存和利用都发生障碍。

(5)水和电解质　有效循环血容量减少、电解质紊乱。

(三)营养治疗原则

肝炎目前尚无特效药,多采用中西医结合的办法,促进肝代谢,调整免疫功能及缓解某些症状,因此膳食营养治疗极为重要。合理的营养能为受损肝细胞提供恢复的物质基础,有助于病体康复。

肝病的营养治疗主要有以下几个目的:①通过提供足够的能量和营养素维持或改善患者的营养状况;②防止或避免加重肝性脑病;③防止肝功能进一步恶化,促进新组织生成。饮食中应以高蛋白、高维生素、适当能量饮食为原则。

(1)能量　能量供给要防止能量过剩和能量不足。能量过剩不仅加重肝脏负担,加重消化功能障碍,还可导致肥胖,诱发脂肪肝、糖尿病。能量不足,可增加身体组织蛋白质损耗,不利于肝细胞修复与再生。卧床患者 20～25kcal/(kg·d),轻度体力劳动和正常活动者 30～35kcal/(kg·d)。

(2)蛋白质　高蛋白饮食能纠正低蛋白血症,有利于腹水和水肿消退。每日可按 1.5～2.0g/(kg·d),注意供给优质蛋白质,占总量的 50% 以上,以免产生过多的蛋白质代谢废物,增加肝、肾负担。需根据肝功能及时调整,有肝功能衰竭、肝昏迷倾向时,应限制蛋白质供给量。

(3)脂肪　占总能量的 20%～25%,过多可因食物油腻影响食欲,还可引起脂肪肝、高血脂等并发症。

(4)碳水化合物　对蛋白质有保护作用,可促进肝脏对氨基酸的利用,促进肝细胞修复和再生,但过多可引起脂肪肝、肥胖和高血脂。碳水化合物适量摄入占总能量的 55%～65%。

(5)维生素和矿物质　增加含维生素和矿物质丰富的食物,尤其是铁、锌、硒、维生素 C、B 族维生素及维生素 K,必要时可口服相应制剂。

(6)少食多餐　每日 4～5 餐,每次进食量不宜太多,以减轻肝脏负担。

(四)饮食宜忌

(1)宜用食物　谷类、脱脂奶类、水产品、瘦肉、大豆及其制品、绿叶蔬菜、水果、适量植物油。

(2)忌(少)用食物　肥肉、糕点、动物油、酒、烟、刺激性食物和调味品、粗纤维和坚硬食物。

二、肝硬化

(一)概述

肝硬化是一种以肝组织弥漫性纤维化、假小叶和再生结节形成为特征的慢性肝病,表现为慢性、进行性肝脏损害,是各种慢性肝脏疾病的最后阶段。

1.病因

肝硬化病因有多种,常见的有病毒性肝炎、慢性酒精中毒、营养过剩与不良,以及胆汁淤积、肝静脉回流受阻,遗传代谢性疾病、某些药物或毒物、自身免疫等因素亦可导致肝硬化。我国以病毒性肝炎为主。

2.临床表现

肝硬化时,肝脏纤维组织增生,肝实质细胞变性、坏死,形成假小叶结构。肝正常结构被破坏使肝脏变形变硬,以致引起肝功能减退和以门静脉高压为主的症状,如低蛋白血症、腹水、皮肤黏膜出血倾向、贫血、腹壁静脉曲张、食管和胃底静脉曲张破裂出血、脾大,最后可出现肝昏迷等。

(二)营养与疾病的关系

1.蛋白质

肝脏是人体蛋白质合成的重要器官,肝硬化时有效肝细胞总数减少和肝细胞代谢障碍,白蛋白合成减少,这是患者低蛋白血症、水肿和腹水的主要原因之一。肝脏清除芳香族氨基酸能力下降,外周组织消耗支链氨基酸增加,呈现血浆支链氨基酸下降,芳香族氨基酸升高。

2.脂肪

脂肪利用降低,动用和分解加强,血浆甘油和游离脂肪酸增加。脂蛋白代谢异常,低密度脂蛋白胆固醇显著下降。

3.碳水化合物

肝硬化时由于肝细胞大量坏死,肝功能异常,患者常出现高胰岛血症或胰岛素拮抗等,表现为糖耐量异常。

4.矿物质

由于摄入不足,吸收障碍等因素的影响,可导致铁、锌、硒等的缺乏。腹水患者长期钠摄入不足、利尿、放腹水致钠丢失,同时抗利尿激素增多致水潴留大于钠潴留,出现稀释性低钠、低氯血症,同时可促使或加重低钾血症。

(三)营养治疗原则

肝硬化营养治疗的目的是为了补充营养、保护肝脏,减轻肝脏负担,防治并发症。

1.能量

肝硬化的患者,能量供给应较正常人高。可按 H-B 公式计算患者每日基础能量消耗量(BEE),再乘以活动系数及应激系数来估计患者的能量需要量或按 30~35kcal/(kg·d)来计算。

2.蛋白质

可按 1.2~1.5g/(kg·d)左右来供给,具体用量应考虑患者营养状态,对蛋白质的耐受性,能保持氮平衡,促进肝细胞再生且不诱发肝性脑病。为避免或纠正低蛋白血症、腹水,促进受损肝细胞的修复与再生,每日蛋白质供给量不应低于 60~70g。若出现肝昏迷先兆,则需将蛋白质降至 25~35g/d,以免血氨升高,加重病情。出现肝昏迷时停用蛋白质,但不宜停用过久,长时间不供给蛋白质,内源性蛋白质分解增加,也可以升高血氨。复苏后,20~30g/d,如病情稳定 3 日后可试探性增加,可每 2~3 日增加饮食中的蛋白质 10g,以逐渐增加患者对蛋白质的耐受性,直到 50g/d 左右。应选择产氨少(牛奶产氨较少,蛋类次之,肉类产氨最多)、含支链氨基酸丰富(如牛奶、黄豆、红枣等)的食物。

3.脂肪

肝硬化患者对脂肪的吸收和代谢能力减退,脂肪摄入过多超过肝脏的代谢能力,会沉积于肝内,使肝功能进一步受损,过少会影响食物烹调口味,适宜的量是占能量 20%～25%,每日40～50g。目前公认中链甘油三酯对改善肝功能有益,可用含中链甘油三酯的食用油脂替代一些长链甘油三酯,但不宜过多,以免酮体产生增加,加重肝脏负担。

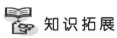 知识拓展

中链脂肪酸的应用

中链甘油三酯分子量小,溶解度高,可不经淋巴液直接通过门静脉入肝,快速完全氧化供能。不刺激胰液和胆盐的分泌,不在肝内合成脂肪,可运用于脂肪吸收不良者,尤其是消化、吸收和运输脂肪受到阻碍患者。

4.碳水化合物

足够的碳水化合物能增加肝糖原储备,保护肝脏,节约蛋白质,有利于肝功能恢复,每日推荐摄入量 300～450g,占总能量的 60%～70%。食欲差,主食摄入量少时,可补充一些甜食,必要时选用一些肝病专用型肠内营养制剂。昏迷不能进食者如无食管静脉曲张,可用胃管供给营养素。鼻饲胃管中可滴入葡萄糖水、果汁、藕粉、米汤等。

5.维生素

肝硬化患者常有维生素缺乏,营养治疗中注意 B 族维生素、维生素 C、维生素 A、维生素 D、维生素 K 等的补充。如膳食摄入不足可通过复合维生素制剂予以补充。

6.水和矿物质

有水肿或腹水时要适当限制钠盐和水的摄入,根据水肿的程度分别采用低盐或无盐膳食。同时限制液体摄入量,进水量限制在 1000mL/d 左右,有显著性低钠血症时,应控制在500mL/d 以内。使用利尿剂时会出现低钾血症,食物中各种水果、蔬菜、干豆类、肉、鱼均为钾的丰富来源,也可以用"无盐酱油"(含钾不含钠)代替食盐调味,但应注意避免高钾。

7.少量多餐

除每日三餐外,可增加两餐点心。应以细软易消化、少纤维、少刺激性、少产气的软食或半流质食物为主。上消化管出血时应禁食。

(四)饮食宜忌

1.宜用食物

奶类及其制品、蛋类、豆腐类、鱼虾类、嫩的畜禽瘦肉类等;冬瓜、葫芦、丝瓜等瓜菜类以及嫩的生菜、白菜、茄子、菜花、西红柿等高维生素、低纤维的蔬菜;葡萄糖、蔗糖、蜂蜜等易于消化的单、双糖等。采用蒸、煮、氽、烩、炖等烹调方法。

2.忌(少)用食物

辛辣刺激性食品及调味品;肥肉以及油煎、油炸、滑熘等高脂肪食品;含有食物添加剂的食物和附有残留农药的水果、蔬菜;一切生、硬和粗糙的食物;韭菜、芹菜、豆芽、藕、燕麦以及各种粗加工粮食等含粗纤维多的食品;干豆类、薯类、萝卜、碳酸型饮料等产气多的食物。

三、胆囊炎与胆石症

(一)概述

胆囊炎与胆石症是胆道系统的常见病与多发病,二者常同时存在,且互为因果。

胆囊炎和胆石症临床上有急性、慢性两种类型。急性胆囊炎是由于胆囊管梗阻、化学性刺激和细菌感染所引起的急性胆囊炎症性病变,属常见病。慢性胆囊炎是胆囊的慢性炎症性病变,约有70%的慢性胆囊炎患者胆囊内存在结石。

1.病因

胆囊炎可由胆囊内结石引起,也可继发于胆管结石和胆道蛔虫等疾病,其中胆道阻塞和细菌感染是常见原因。胆石症的形成主要与饮食、肝脏胆固醇代谢异常或胆汁酸肝肠循环障碍、胆管感染或胆汁淤积、长期应用雌激素者、遗传因素、先天性胆汁中胆汁酸盐含量低等有关。胆石按成分可分为胆色素结石、胆固醇结石和混合性结石。代谢异常可导致胆汁中胆固醇含量过高,或胆汁酸盐及磷脂浓度降低,引起结石。急性胆囊炎大多由胆结石引起,占95%左右,又称急性结石性胆囊炎。慢性胆囊炎多为急性胆囊炎反复发作的结果,90%左右的患者合并有胆结石。

2.临床表现

急性胆囊炎典型临床表现为突发右上腹疼痛(胀痛、绞痛),常在饱餐、进油腻食物后,或在夜间发作。右肩背放射痛,恶心、呕吐、厌食,Murphy征阳性等。可出现黄疸。患者常有轻度发热,通常无畏寒,如出现明显寒战高热,表示病情加重或已发生并发症。慢性胆囊炎临床表现常不典型,多数患者有胆绞痛病史,尔后有厌油食、腹胀、嗳气等消化道症状,出现右上腹部和肩部隐痛,但较少有畏寒、高热和黄疸。体格检查时右上腹胆囊区有轻压痛和不适感,Murphy征可呈阳性。

(二)营养与疾病的关系

胆石症的发生与营养饮食因素有关。膳食中胆固醇含量过高时,过量的胆固醇不能转化为胆汁酸,仍以胆固醇的形式存在于胆汁中,胆汁酸与磷脂浓度相对不足,易形成胆固醇结晶。膳食中蛋白质、脂肪含量过低时,有利于非结合胆红素形成,非结合胆红素与钙结合成胆红素钙,进而沉淀积聚成胆色素结石。流行病学资料显示,糖尿病患者合并胆石症的概率比正常人高,胆固醇结石患者血糖值偏高,推测碳水化合物与胆石形成相关。流行病学调查和临床观察资料发现,绝大多数胆囊炎和胆石症患者肉类蛋白质和草酸摄取过量,膳食纤维和水分摄取量不足。由此可见,草酸和肉类蛋白也是导致胆结石的潜在原因,另外,膳食纤维可与胆汁酸结合,使胆汁中胆固醇溶解度增加,减少胆石形成。

(三)营养治疗原则

急性发作期应禁食,使胆囊得到充分休息,以缓解疼痛。由静脉补充营养。但可多饮水,在饮料中注意补充钠和钾盐,有利于治疗疾病。在缓解期或无症状时,给予低脂肪、低胆固醇、高蛋白质、高维生素的饮食治疗。

1.能量

一般患者供给正常或稍低于正常值的能量,一般为25kcal/(kg·d)。肥胖者宜限制能量,消瘦患者则应酌量增加能量供应。

2.脂类

需限制脂肪摄入量,避免刺激胆囊收缩。术前、术后饮食中脂肪每日应低于20g,后可逐渐增加到40g以内。严格限制动物性脂肪,而植物油脂有助于胆汁排泄,可以适量选用,但应均匀分布于3餐饮食中,避免在1餐中食用过多的脂肪。胆固醇每日摄入量以小于300mg为宜,重度高胆固醇血症应控制在200mg以内。

3.蛋白质

适量增加蛋白质,一般为1.0～1.2g/(kg·d),应选择优质蛋白质,以促进胆囊收缩、防止结石形成。

4.碳水化合物

适量的碳水化合物增加糖原储备、节省蛋白质、维护肝脏功能,且对胆囊的刺激作用较弱,但过多对预防、控制结石形成不利。每日300～350g,并以供给复合碳水化合物为主,适当限制单糖,如砂糖、葡萄糖的摄入,对合并高脂血症、冠心病、肥胖者更应限制。

5.其他

维生素A有防止胆结石作用,有助于胆管上皮生长和保持完整性,帮助病变的胆道修复,大量补充对胆道疾患恢复有利。维生素K,对内脏平滑肌有解痉镇痛作用,对缓解胆管痉挛和胆石症引起的疼痛有良好效果。其他维生素,如维生素C、维生素E、B族维生素也应充分供给。膳食纤维能吸附肠道内的胆汁酸,又能促进肠管蠕动而降低其对胆汁酸的吸收,使胆汁酸的排泄增加,从而促进胆固醇转变为胆汁酸,进而减少结石形成。

(四)饮食宜忌

1.宜用食物

富含优质蛋白质、低脂肪、低胆固醇的食物,如鱼虾、瘦肉、蛋清、豆制品等。含复合碳水化合物、膳食纤维、维生素的食物,如粗粮、新鲜瓜果和蔬菜。

2.忌(少)用食物

油炸食物等高脂肪食物,动物内脏等高胆固醇食物,酒、咖啡、辣椒、咖喱等刺激性食物。

第五节　肾脏疾病的营养治疗

一、急性肾小球肾炎

(一)概述

急性肾小球肾炎是由免疫反应引起的弥漫性肾小球炎症,免疫反应产生的抗原抗体复合物沉积在肾小球,造成肾小球损伤。本病起病急,症状重。早发现,早治疗,一般预后较好,约4～6周内可逐渐恢复,仅有少数可能转为慢性肾小球肾炎。

1.病因

尚未完全阐明。已知某些因素与急性肾炎的发生有关,其中最常见的是β-型溶血性链球菌等"肾炎菌株",其次是葡萄球菌、肺炎球菌、伤寒杆菌、白喉杆菌及病毒、疟原虫。另外,去氧核糖核酸抗原、肿瘤抗原、甲状腺球蛋白抗原亦与急性肾炎的发生有关。常在上呼吸道感染、皮肤感染、猩红热等病后发生。易感人群为酗酒、药物成瘾、先天性心脏病患者等。

2.临床表现

以急性肾炎综合征(血尿、蛋白尿、水肿和高血压)为主要临床表现,可伴一过性肾功能损害。同时也可能会出现食欲不振、恶心、头痛、失眠、乏力、腰酸等症状。

(二)营养与疾病的关系

急性肾小球肾炎出现肾功能不全时,出现水钠潴留,尿中出现蛋白、红细胞、白细胞,产生蛋白尿、血尿。长期蛋白尿、血尿造成患者营养不良,出现低蛋白血症和贫血。

(三)营养治疗原则

营养治疗的目的是减轻肾脏负担,采用低蛋白低盐饮食,少尿或无尿时控制钾的摄入,辅助肾小球组织修复,改善肾功能。

轻型患者膳食中蛋白质和食盐稍加限制即可。蛋白质限制在 $0.8g/(kg \cdot d)$,食盐 $4g/d$,可根据浮肿和高血压的程度适当调整。中度和重度型急性肾炎因有胆汁潴留,膳食限制比较严格。

(1)低蛋白质　发病初期蛋白质摄入量限制在 $0.3 \sim 0.5g/(kg \cdot d)$。但低蛋白质时间不宜过长,否则容易导致贫血。当血尿素氮、肌酐清除率接近正常,尿量 $>1000mL/d$,无论患者有无蛋白尿,蛋白质供应量均应逐步增加,但不超过 $0.8g/(kg \cdot d)$。

(2)限制水、钠摄入　根据患者尿量、浮肿、高血压程度等病情表现,采用低盐、无盐或低钠饮食。少尿或无尿,水肿症状明显时,应限制液体摄入量在每日 $1000mL$ 以内。

(3)控制钾摄入　少尿或无尿时,应严格控制钾的供给量。

(4)适量供给能量　急性肾炎患者多需卧床休息,每日供给能量不必过高,按 $25 \sim 30kcal/kg$ 为宜。一日总能量在 $1600 \sim 2000kcal$。

(5)足量碳水化合物,适量脂肪　充分发挥碳水化合物对蛋白质的保护作用,使膳食中有限的蛋白质完全用于组织修复和生长发育。不需严格限制脂肪总量,但避免摄入含动物油脂多的及煎炸食物。

(6)充足的维生素　B族维生素、维生素C、维生素A以及微量元素铁等营养素,均有利于肾功能恢复及贫血的预防,食物中应足量供给。

(7)多选用碱性食物　急性肾炎时尿液偏酸性,供给碱性食物,可使尿液近中性,有利于治疗。

(四)饮食宜忌

1.宜用食物

多选用优质蛋白质食物和碱性食物。但少尿期应限制含钾高的蔬菜和水果。表8-4是常见食物的酸碱性。

表 8-4　常见食物的酸碱性

酸性食物	碱性食物	中性食物
肉类	牛奶	油脂
鱼类	青菜类	淀粉
家禽	土豆	饮料

酸性食物	碱性食物	中性食物
谷类	鲜蘑菇	咖啡
蛋类	鲜豆类	茶
葡萄干	干豆类	
花生	水果	
核桃	杏仁	

2. 忌(少)用食物

嘌呤须经肾脏排出,增加肾脏负担,因此不宜多吃含嘌呤较多的食物,如茴香、胡椒、动物内脏等。

二、慢性肾小球肾炎

(一)概述

慢性肾小球肾炎(简称慢性肾炎)是一组病因不同,病理变化多样,以蛋白尿、血尿、高血压、水肿为基本表现的慢性肾小球疾病。本病病程长,病情逐渐发展,最终发展为慢性肾衰竭。

1. 病因

病因尚未明确,但其发病机制和急性肾炎相似,属于自身免疫反应性炎症。目前认为可能与机体存在某些免疫功能缺陷有关。绝大多数慢性肾小球肾炎是由不同病因、不同病理类型的原发性肾小球疾病发展而来,仅少数为急性链球菌感染后肾小球肾炎所致。高血压、大量蛋白尿、高血脂等非免疫因素亦参与其慢性化过程。

2. 临床表现

多数起病隐匿,病情进展缓慢,病程较长,部分患者可反复急性发作。患者常有不同程度的肾功能减退,严重者发展为慢性肾衰竭。典型症状为血尿、蛋白尿、管型尿、水肿、高血压等。轻者可仅有少量蛋白尿或镜下血尿,重者可出现贫血、严重高血压和肾功能损害。病情轻者可自行痊愈,有些患者病情相对稳定或呈缓慢发展状态,经历数年到数十年后发展成肾衰竭。有些患者可因蛋白尿逐渐加重而发生肾病综合征,或血压渐渐升高,促使肾功能进一步恶化,短期即进入肾衰竭期。

(二)营养与疾病的关系

慢性肾小球肾炎出现肾功能减退时,体内蛋白质代谢的含氮产物,如尿素、肌酸等排出障碍,在体内蓄积,出现氮质血症。长期蛋白质摄入不足,使肾血流量和肾功能下降。肾缺血时肾素、醛固酮分泌增多,肾小管对水、钠重吸收增多,引起水肿和高血压的发生。持久的蛋白尿使血浆蛋白浓度降低,导致低蛋白血症,血浆胶体渗透压下降,液体潴留在组织间隙引起水肿。肾小球滤过率下降的同时伴有肾小管浓缩与稀释功能减退,出现低钠血症、低钾血症或高钾血症。肾缺血、氮质潴留,均可影响促红细胞生成素的分泌,影响铁的利用,容易引起贫血。长期食欲减退,营养素摄入不足,加之胃肠道消化、吸收不良,致使患者处于营养不良状态。

(三)营养治疗原则

慢性肾小球肾炎在病程各期症状不同,营养治疗应根据患者病情轻重做相应处理,饮食中营养素供给量,尤其是蛋白质摄入应根据肾功能情况而确定,并密切结合病情的变化,及时调整饮食方案,以利于病情稳定和恢复。

1.限制蛋白质

据肾功能损害程度确定膳食蛋白质摄入量。肾功能损害不严重者,不需要严格限制蛋白质摄入量,以免造成营养不良。供给量为 $0.8\sim1.0g/(kg \cdot d)$,不超过 $1.0g/(kg \cdot d)$ 为宜,优质蛋白质应占 50%以上。当病情恶化或急性发作时,蛋白质供给量为 $0.5\sim0.8g/(kg \cdot d)$。病情较重,出现氮质血症时,蛋白质供给量应小于 $0.5g/(kg \cdot d)$,或小于 $40g/d$,有利于保留残存肾功能。食物可选用鸡蛋、牛奶、瘦肉等动物性蛋白质,尽量不选植物性蛋白质。

2.限制钠摄入

钠摄入量取决于水肿程度和有无高血压。轻度水肿和高血压者,给予低盐饮食,全日用盐 $2\sim3g/d$;水肿和高血压严重时,控制在 2g 以下或给予无盐饮食,全日供钠 1000mg 左右,或低钠饮食,全日供钠不超过 500mg,同时定期检查血钾、血钠水平,因为慢性肾炎多尿期或长期限钠时,会造成体内钠含量不足或缺乏。

3.保证能量供给

因限制蛋白质,故能量供给应以碳水化合物和脂肪为主要来源,供给量视劳动强度而定,以满足活动需要。通常可按 $30\sim35kcal/(kg \cdot d)$ 供给,每日总能量在 $2000\sim2200kcal$ 为宜。

4.充足矿物质和维生素

宜多摄取各种维生素含量丰富的食物,如新鲜蔬菜和水果。有贫血表现时,多供给 B 族维生素、叶酸和富含铁的食物,如动物肝脏等。但血钾高时,应慎重选用含钾量高的蔬菜和水果。

(四)饮食宜忌

1.宜用食物

在适合病情的蛋白质供给量范围内,各种食物均可食用,且优质蛋白应占蛋白质总量的 50%以上。

2.忌(少)用食物

食盐用量按病情决定。血钾高时,忌用含钾量高的蔬菜和水果。忌用酒精类饮料和刺激性食物。不宜食用腌制食品、烟熏食品、高度加工食品。

三、肾病综合征

(一)概述

肾病综合征是由各种原因引起的一组临床综合征,分为原发性和继发性。在各类导致肾病综合征的原因中,最主要的是原发性肾小球疾病。儿童肾病综合征绝大部分是原发性肾病综合征,成人肾病综合征约半数为原发性肾病综合征。

1.病因

原发性肾病综合征最常见的病因是急、慢性肾小球肾炎。继发肾脏疾病常见的有狼疮性肾炎、糖尿病性肾病、淋巴瘤及某些实体肿瘤性肾病等。

2.临床表现

主要表现为大量蛋白尿、低蛋白血症、水肿和高脂血症,晚期亦可发生高血压。

（二）营养与疾病的关系

1.蛋白质

肾病综合征时肾小球基底膜的通透性异常增高,白蛋白及 γ -球蛋白等小分子蛋白质滤出增高,随尿大量丢失;肾小管分解白蛋白的能力增加;肝脏蛋白质合成代谢减弱;严重水肿时,蛋白质的消化吸收能力下降。上述原因造成肾病综合征时血清白蛋白浓度的显著降低。

2.脂肪

脂类代谢最显著的特点是出现高脂血症,血中总胆固醇、甘油三酯、低密度脂蛋白、极低密度脂蛋白均增加,高密度脂蛋白正常或降低。由于低蛋白血症能促进肝脏合成蛋白质,同时也刺激肝脏增加胆固醇和脂蛋白的生成,而脂质清除障碍,使脂肪组织内贮存的未经酯化的脂肪酸转运入肝脏,诱发高脂血症的发生。高脂血症的程度与白蛋白浓度成反比,输注白蛋白将导致脂质水平的下降。因此,低脂饮食并不能明显降低血脂水平。

3.矿物质、水及维生素

低蛋白血症引起胶体渗透压降低,水分潴留组织间隙,血容量减少,加之肾素、血管紧张素及醛固酮分泌升高以及因肾血流量降低导致的肾小球滤过率降低等因素,造成水钠潴留,出现水肿。水肿程度与血浆蛋白降低成正比。肾病综合征患者可出现低钾或高钾血症。低蛋白血症导致与钙结合蛋白质减少以及长期大量蛋白尿,出现低钙血症、骨质疏松等。铁、维生素等亦容易缺乏。

（三）营养治疗原则

1.根据病情调节蛋白质摄入量

肾病综合征患者通常表现为负氮平衡。摄入高蛋白饮食,可以提高血浆及肌肉蛋白水平,并改善氮平衡,但同时也导致尿蛋白增加,并可能加快肾小球硬化的进程;摄入限制蛋白质饮食,尿蛋白会减少,血浆白蛋白水平变化不明显。目前认为,肾病综合征患者蛋白质供给量可按 $0.8\sim1.0\mathrm{g/(kg \cdot d)}$,再加 24h 尿蛋白丢失量,优质蛋白的供应占总蛋白的 50％以上。出现肾功能不全时,蛋白质的摄入量可适当降低,但不应低于 50g/d。对于儿童肾病综合征,膳食蛋白质供给量应在 $2\mathrm{g/(kg \cdot d)}$ 的基础上再增加 50％,以满足生长发育的需要。

2.供给足够能量

患者需卧床休息,能量供给以 $30\sim35\mathrm{kcal/(kg \cdot d)}$ 为宜,总量为 2000～2500kcal。碳水化合物应占每日总能量的 65％～70％,以多糖为主,减少单、双糖摄入。患者常有食欲欠佳,故应食品多样化,色香味皆佳,以增进食欲。

3.限制钠、水的摄入

根据患者水肿和高血压的不同程度,给予低盐、无盐或低钠饮食。若用利尿药,水肿稍退,可适当放宽钠摄入量。水摄入量一般为前一日尿量加 500～800mL。

4.适量脂肪

一般情况下不必严格限制膳食脂肪摄入量,以免影响食欲。但应注意脂肪种类的选择,饱和、单不饱和及多不饱和脂肪酸之比为 1∶1∶1。每日膳食脂肪供给量为 50～70g,占总能量的 20％以下。胆固醇摄入量应低于 300mg/d。

5.足量矿物质和维生素

应选择富含铁、维生素 A、维生素 C 和 B 族维生素的食物,注意钙的补充。

(四)饮食宜忌

1.宜用食物

淀粉类食物如麦淀粉、面、米等;优质蛋白食物如奶及其制品、瘦肉、禽类、鱼等;含钠低的食物如牛肉、猪肉、鸡肉和各种蔬菜水果;含铁丰富的食物如木耳、红枣、桂圆、赤小豆等。

2.忌(少)用食物

含钠高的食物如腌制食品,烟熏食品及蜜饯果脯等零食;白萝卜、小白菜、菠菜、油菜等蔬菜;含碱的主食类食物如油饼、挂面等;辣椒、芥末、胡椒等刺激性食物。如病情需要限制钾摄入量时,应避免食用含钾量高的蔬菜、水果。

四、急性肾衰竭

(一)概述

急性肾衰竭是由各种原因引起的肾功能在短期内急剧下降,导致氮质潴留、水和电解质紊乱、酸碱平衡失调的一种临床综合征。肾前性、肾性和肾后性因素均可引起急性肾衰竭。根据临床表现和病程进展,可分为少尿或无尿期、多尿期和恢复期三个阶段。

1.病因

急性肾衰竭简称急性肾衰,病因众多,各种原因的液体丢失和出血导致有效动脉血容量减少,肾毒性药物和毒素导致急性肾小管坏死,急性间质性肾炎,肾小球疾病,血管疾病等均可导致急性肾衰竭。

2.临床表现

由于肾小球滤过率急剧下降,引起血尿素氮、肌酐上升,早期以少尿、水电解质紊乱和尿毒症为主要表现的一组综合征。以肾小球滤过率减少和肾小管功能降低为主。临床表现差异很大,与病因和所处的急性肾衰竭分期有关。明显的症状常出现于病程后期肾功能严重减退时,常见症状包括乏力、食欲减退、恶心、呕吐、瘙痒、尿量减少或尿色加深,容量过多导致急性左心衰竭时可出现气急、呼吸困难、肺部湿啰音、颈静脉怒张等。

(二)营养与疾病的关系

少尿期或无尿期、多尿期、恢复期三个阶段表现出不同的营养代谢特点。

少尿期出现少尿(尿量<400mL/d)或无尿(尿量<100mL/d),致使氮质代谢产物排出减少,血浆肌酐和尿素氮升高,并易发生水过多、高血压、急性心衰和脑水肿等。短期内即可出现高钾血症、代谢性酸中毒、低钠血症、低氯血症、低钙血症和高磷血症。患者常处于高分解状态,蛋白质降解量可达非胶原蛋白总量的 4%。此外,尿毒症并发胃肠道症状,使得进食受限。血液透析使氨基酸等营养物质丢失,进一步加剧营养不良。

多尿期每日尿量可成倍增加,尿量超过 1500mL/d,可达 2500~3000mL/d,肾功能开始逐渐恢复,但存在高分解代谢的患者仍可出现血浆肌酐和尿素氮升高,并可出现高钾血症。持续多尿可因水、钠、钾大量排出,发生脱水、低钾血症、低钠血症。

恢复期尿量、血尿素氮、肌酐等逐渐恢复正常,但机体营养失调恢复缓慢。

(三)营养治疗原则

营养治疗是急性肾衰竭的重要治疗措施,目的是结合病情,通过调整营养素摄入量,提供适宜的能量和必需氨基酸,维持氮平衡,降低分解代谢,增强机体抵抗力。在制订营养治疗方案时需视疾病发展阶段和是否接受透析而定,必要时可给予肠外营养,或肠内营养与肠外营养同时使用。

1. 能量

在急性肾衰竭合并严重应激状态时,患者分解代谢亢进,通常处于能量和氮的负平衡,故应给予充足能量以减少蛋白质的分解并提高生存率。应用最广泛的估算基础能量消耗(BEE)的公式仍是 Harris - Benedict 公式。用此公式计算的结果再乘以应激系数和安全系数,即为全日能量需要值。

能量需要量=BEE×应激系数×1.25

调整能量消耗的应激系数见表 8 - 5。在临床实践中,急性肾衰竭合并严重应激状态时,能量摄入一般为 30kcal/(kg·d)。当患者尿素氮排出量(UNA)>5g/d 时,可给予较高能量,即 35kcal/(kg·d)。

表 8 - 5　调整能量消耗的应激系数

应激状态	应激系数
慢性重度营养不良	0.70
非透析慢性肾衰	1.00
维持血透状态	1.00~1.05
择期手术,无并发症	
术后早期(1~4 日)	1.00
术后晚期(5~8 日)	0.95
腹膜炎	1.15
软组织创伤	1.15
骨折	1.20~1.25
感染	
轻度	1.00
中度	1.20~1.40
重度	1.40~1.60
烧伤(按烧伤面积百分比)	
0%~20%	1.00~1.50
20%~40%	1.50~1.85
40%~100%	1.85~2.05

2. 蛋白质

蛋白质摄入标准可根据尿素氮排出量水平决定,同时兼顾不同的营养状况、应激水平、所处病程阶段级是否透析等。

若尿素氮排出量(UNA)≤4～5g/d,且无营养不良,在少尿期应严格限制蛋白质摄入量,主张基于蛋白质每日 0.10～0.30g/kg＋必需氨基酸 10～20g/d(或用相应的酮酸代替)。

若尿素氮排出量(UNA)＞5g/d,患者因感染、失血、创伤及尿毒症而处于分解代谢亢进状态,并需考虑透析治疗时,可给予蛋白质每日 1.0～1.2g/kg(血液透析患者)或 1.2～1.5g/d(腹膜透析患者)。其中优质蛋白质应占总量的 2/3 以上。

3.矿物质

钾、钠、钙和磷的摄取量应根据患者血尿检查结果决定。

4.入液量

少尿期维持在每日 500～1000mL,多尿期取决于前一日的尿量。恢复期可达1500～2000mL。

5.营养支持

根据病情选择营养支持的途径和制剂。

(四)饮食宜忌

1.宜用食物

可选用藕粉、蜂蜜、白糖、粉丝、粉皮、凉粉、山药、核桃、干红枣、桂圆、干莲子等碳水化合物含量高的食物。按病情限量选用蛋类、乳类。少尿期可用葡萄糖、蔗糖。多尿期可用各种饮料,亦可选用水果、蔬菜。

2.忌(少)用食物

忌用或少用青蒜、大葱、韭菜、辣椒、酒、咖啡、咸肉、动物内脏、煎炸食品等油脂类和刺激性食品。少用盐和酱油。

五、慢性肾衰竭

(一)概述

慢性肾衰竭(又称尿毒症)是指在各种慢性肾脏病基础上缓慢出现的肾功能减退直至衰竭的一种临床综合征。

1.病因

慢性肾衰竭是各种慢性肾脏疾病持续发展的共同转归。原发性肾脏病,如慢性肾小球肾炎、慢性肾盂肾炎、间质性肾病、遗传性肾炎、多囊肾等。继发性肾脏病、系统性红斑狼疮肾病、糖尿病肾病、高血压肾小动脉硬化症、结节性多动脉炎肾病、多发性骨髓瘤肾病、高尿酸血症肾病等。还有中毒性肾病(重金属、药物等)、尿路梗阻性肾病(尿路结石、前列腺肥大、神经性膀胱等)等其他疾病。

2.临床表现

以代谢产物潴留,水、电解质紊乱和酸碱平衡失调以及出现全身各系统受累症状为主要特征。

根据肾功能损害程度,通常分为四期:①肾贮备功能减退期,肾小球滤过率 51～80mL/min,血肌酐133～177μmol/L,临床无肾功能不全症状;②肾功能不全失代偿期(氮质血症期),肾小球滤过率 20～50mL/min,血肌酐 186～442μmol/L,临床出现轻度消化道症状和贫血等;③肾衰竭期(尿毒症期),肾小球滤过率 10～20mL/min,血肌酐 451～707μmol/L,临床出现水、电解质紊乱和酸碱平衡失调以及明显的多系统受累症状;④肾衰竭末期(尿毒症晚期),肾小球滤过率小于 10mL/min,血肌酐大于 $707\mu mol/L$,临床出现明显的贫血、恶心、呕吐等尿毒症症状和多系统受累症状以及严重的水、电解质代谢紊乱与酸碱平衡失调,只有通过透析治疗才能维持生命,或通过肾移植获得新生。

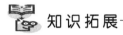 **知识拓展**

慢性肾脏病分期与慢性肾功能衰竭

近年来根据国际公认的 K/DOQI 指南,无论何种原因,只要存在肾损害或肾功能下降,且持续时间≥3 个月,即可诊断为慢性肾脏病。临床按照肾小球滤过率(GFR)的水平将慢性肾脏病分为 5 期,即肾损伤,GFR 正常或升高;肾损伤,GFR 轻度下降;GFR 中度下降;GFR 严重下降;肾衰竭。其中 2~5 期为慢性肾衰竭的不同阶段。

(二)营养与疾病的关系

1.蛋白质代谢

慢性肾衰竭患者肾小球滤过率降低,导致体内尿素、肌酐等氮代谢产物排出减少,潴留增加。患者常伴随能量及蛋白质摄入不足,加之感染、出血以及体内激素与酶异常,导致蛋白质分解增加而合成减少,患者瘦组织减少,血清蛋白浓度下降。患者血中必需氨基酸水平下降,非必需氨基酸升高,二者比值失调。患者体内组氨酸前体生成减少及苯丙氨酸羟化酶活性降低,导致上述两种氨基酸体内合成不足,对于正常人属于非必需氨基酸的这两种氨基酸,在慢性肾衰竭患者则成为必需氨基酸,必须由外界提供。

2.糖和脂肪代谢

约 70%~75%的患者有葡萄糖耐量降低表现,糖耐量曲线出现类糖尿病变化。40%~60%的患者合并高脂血症,主要是甘油三酯水平升高,低密度脂蛋白和极低密度脂蛋白明显增多。这些变化的可能原因:①高胰岛素血症促进肝脏对甘油三酯的合成增加;②组织清除脂蛋白脂酶的能力降低;③膳食中脂肪与糖含量过高;④血浆胰高血糖素浓度升高等。

3.水、电解质代谢

肾脏调节钠平衡的能力降低,可以引起水、钠潴留,也可以引起水、钠缺乏。肾脏的排钾功能减退,严重的酸中毒,长期使用保钾利尿剂,摄入高钾食物等,可导致高钾血症。呕吐、腹泻、摄食减少以及使用排钾利尿剂等,可导致低钾血症。肾小球滤过率下降,尿磷排泄减少导致高磷血症。血磷升高,形成磷酸钙在骨与软骨组织沉积,肾小球毁损也可累及肾小管,使肾25-羟化酶活性降低,活性维生素 D 合成减少,肠内钙吸收减少,导致出现低钙血症及骨骼病变。

(三)营养治疗原则

慢性肾衰竭营养治疗的重要作用已被公认,是慢性肾衰竭综合治疗的重要组成部分,特别是对非透析治疗的患者更是如此。合理的膳食营养治疗,是保护肾功能、延长生存期的关键。

1. 限制蛋白质

根据患者肾功能状况限制蛋白质摄入量,肾贮备功能减退期 0.7～0.8g/(kg·d),肾功能不全失代偿期 0.6～0.7g/(kg·d),肾衰竭期 0.5～0.6g/(kg·d),肾衰竭末期 0.3～0.5g/(kg·d)。儿童患者的蛋白质限量最好不低于 1.0～2.0g/(kg·d),以保证其生长发育的需要。在每日供给的蛋白质总量中,优质蛋白应占 50% 以上。在每日蛋白质限量范围内,可用含植物蛋白质极低的麦淀粉或其他淀粉(来源于玉米、土豆、红薯、山药、芋头、藕粉)等全部或部分代替大米、面粉等主食,以满足能量的需要,将节约下来的蛋白质用高生物价的蛋白质食物,如鸡蛋、牛乳、瘦肉等补充。

 知识拓展

麦淀粉的营养价值

大米、面粉等含植物蛋白 8% 左右,而麦淀粉含植物蛋白 0.3%～0.6%,采用麦淀粉饮食可减少低生物价的植物蛋白质,增加高生物价的蛋白质的摄入。高生物价食物蛋白质机体利用度高,其氨基酸主要用来合成人体蛋白,可减少氮代谢产物,减轻肾脏负担。

限制蛋白质饮食是治疗慢性肾衰竭的一个重要环节。目的是在避免患者机体不能排泄的废物过多积聚的同时,保持一个相对良好的营养状态。有研究表明,补充复方 α-酮酸制剂在延缓肾损害进展上疗效优于必需氨基酸制剂。低蛋白饮食加复方 α-酮酸制剂治疗有如下优点:①减轻氮质血症,改善代谢性酸中毒;②补充机体所缺必需氨基酸,改善蛋白质代谢;③减轻胰岛素抵抗,改善糖代谢;④提高脂酶活性,改善脂代谢;⑤降低高血磷,改善低血钙,减轻继发性甲状旁腺功能亢进;⑥减少蛋白尿排泄,延缓疾病进展。由于复方 α-酮酸制剂含钙(每片含钙 50mg),因此服药量较大、尤其与活性维生素 D 同时服用时要监测血钙,谨防高钙血症发生。

2. 能量和脂肪

低蛋白饮食时,能量必须供给充足,以提高蛋白质的利用率。一般可按 30～35kcal/(kg·d)供给。能量来源为脂肪和糖。脂肪供能占总能量的 30% 左右,其中多不饱和脂肪酸、单不饱和脂肪酸与饱和脂肪酸之比应为 1:1:1。

3. 矿物质和维生素

根据患者不同的排尿情况、水肿程度、血钠水平及是否出现高血压等分别采用低盐、无盐、低钠饮食。有高钾血症时,限制饮食中钾的摄入量,慎用含钾量高的蔬菜和水果,若出现低钾血症,则要注意补钾。患者常出现低钙血症和高磷血症,应增加钙摄入量,每日 1400～1600mg,必要时可补充钙制剂。出现高磷血症时,饮食中磷应低于 800mg/d(最佳入量是 500mg/d)。铁、锌、水溶性维生素等容易缺乏,应摄取富含维生素的食物,必要时可适当补充维生素制剂。

(四)饮食宜忌

1. 宜用食物

(1)富含优质蛋白的食物　如鸡蛋、牛乳、瘦肉、禽类、鱼类等,可在蛋白质限量范围内选用。

(2)淀粉高的食物　如麦淀粉、藕粉、蜂蜜、白糖、凉粉、粉皮、粉丝等,土豆、白薯、山药、芋头、藕、荸荠、南瓜等也可以。

(3)含钙丰富的食物　如牛奶。视患者血钾情况,适当选择蔬菜和水果。

2.忌(少)用食物

(1)含非必需氨基酸高的食品,如干豆类、豆制品、硬果类及谷类等。

(2)高血钾时应慎用含钾量高的食物。①水果:香蕉、榴莲、椰子、橘子、橙柚。②干果:杏子干、无花果、提子干。③菠菜、芥菜、马铃薯、藕、西兰花、菌菇类、姜、红辣椒。④腌制食品:腌菜、酱菜。⑤海产品:紫菜、虾米。⑥啤酒、酒、苹果汁、水果汁。

(3)忌用动物脏器、油煎炸食物等油脂类和刺激性食品。

(4)膳食少用盐和酱油。

第六节　代谢性疾病的营养治疗

一、肥胖症

(一)概述

肥胖症是指人体脂肪贮存过量,脂肪细胞增多和(或)体积增大。成年男子的脂肪组织约占体重的 15%～20%,女子占 20%～25%。若成年男子脂肪组织超过 20%～25%,女子超过30%,即为肥胖,常表现为体重超过相应身高体重标准值的 20% 以上。肥胖症的判断常用身长标准体重法和体质指数(BMI)法。

1.病因

按病因和发病机制,肥胖症可分为单纯性肥胖和继发性肥胖。单纯性肥胖者占肥胖症总人数的 95% 以上,肥胖儿童中约 99% 以上属于单纯性肥胖。单纯性肥胖是遗传因素和环境因素共同作用的结果,常与高血压、高脂血症、冠心病、2 型糖尿病等集结出现或是这些疾病的重要危险因素。继发性肥胖症是某些疾病(如甲状腺功能减退、性功能减退症、下丘脑-垂体炎症、肿瘤、库欣综合征等)的临床表现之一。

摄食过多能量过剩,多余的能量则以脂肪的形式储存于体内,导致体内脂肪的增加。不良进食行为也是影响肥胖症发生的重要因素,如不吃早餐常导致其午餐和晚餐时摄入食物较多,经常吃快餐,进食速度快,夜间加餐等。此外,运动不足不仅可导致能量消耗减少,还可引起体内代谢过程变为更容易贮存能量的状态。

2.临床表现

一般轻、中度肥胖者无任何自觉症状,重度肥胖者则多有不耐热,活动能力减低甚至有轻度气促,睡眠时打鼾,有的可伴发并发症如高血压、糖尿病、痛风等临床表现。其他临床表现可包括胃纳亢进、易饥多食、腰背疼痛、关节痛、多汗怕热、皮肤紫纹等。肥胖患者常因体型而有自卑感、焦虑、内向、抑郁、孤独等心理问题。男性肥胖患者脂肪主要分布在腰部以上,集中在腹部,称为男性型、苹果型肥胖,俗称"将军肚";女性肥胖患者脂肪主要分布在腰部以下,如下腹部、臀、大腿,称为女性型、梨形肥胖。苹果形比梨形肥胖患者更易发生代谢综合征。

(二)营养与疾病的关系

1.能量

长期能量摄入大于能量消耗,多余的能量,均可转变成脂肪储存在体内,过量的体脂储备即为肥胖。因此,应控制能量摄入和增加能量消耗,才能纠正能量代谢的失衡。

2.蛋白质

肥胖者膳食常常是高能量、高脂肪、高蛋白的"三高"食品,过多的蛋白质经过体内异生作用合成脂肪酸并进入脂肪细胞,再合成脂肪而贮存起来,这就更加重肥胖。但肥胖患者若过度限制膳食能量摄入量,会引起机体组织蛋白分解,易发生蛋白质营养不良。

3.脂肪

肥胖患者存在着明显脂质代谢紊乱,容易诱发高脂血症、脂肪肝、高血压及冠心病。肥胖患者血脂异常主要表现为血浆甘油三酯、总胆固醇、极低密度脂蛋白均升高。

4.碳水化合物

肥胖初期空腹血糖正常,随着肥胖度的加重和病程延长,糖耐量下降,胰岛素增高,初期餐后血糖增高,随后空腹血糖也增高,出现糖尿病。肥胖患者常伴有胰岛素抵抗,出现高胰岛素血症。

(三)营养治疗原则

肥胖是长期能量摄入超过能量消耗所引起,控制能量摄入和增加消耗是现阶段肥胖的基础治疗缺一不可的两大支柱。应持之以恒地改变原有生活、饮食习惯,长期坚持控制能量摄入,同时适当增加活动,维持机体能量摄入与消耗间的负平衡状态,促进体脂分解,从而减轻体重。

1.确定合适的能量摄入量

一般来说,以标准体重来决定合适的能量摄入量,即每日摄入的能量(kcal)=标准体重(kg)×20~25。当能量摄入量低于 1200kcal 时,很难满足人体的需要,同时在实际治疗过程中也难以坚持下去,所以实际操作过程中,一般规定男性每日能量的摄入低限为 1400kcal,女性为 1200kcal。

2.适当的营养素分配比例

(1)肥胖饮食治疗的三大营养素分配原则,蛋白质占总能量的 15%～20%,脂肪占 30%以下,碳水化合物占 50%～55%。

(2)在蛋白质的选择中,至少有 50%为优质蛋白质,来自肉、蛋、奶和豆制品。

(3)在有限的脂肪摄入量中,保证必需脂肪酸的摄入。饮食中以控制肉、蛋、全脂乳等动物性脂肪为主,烹调用油控制在 10～20g/d,宜用植物油,以便提供脂溶性维生素和必需脂肪酸。

(4)以复合碳水化合物为主　如谷类,尽量少用或不用富含精制糖的食品,如甜的糕点。主食一般控制在 150～250g/d。

(5)维生素、矿物质和膳食纤维　①因为能量摄入的限制,常常会导致维生素和矿物质摄入不足。容易缺乏的维生素主要有维生素 B_1、B_2、尼克酸等,容易缺乏的矿物质有钙、铁等。②新鲜蔬菜、水果、豆类、脱脂牛奶等是维生素和矿物质的主要来源,应注意合理选择和搭配。③必要时可适量补充维生素和矿物质制剂。④食盐能致口渴和刺激食欲,并能增加体重。多食不利于肥胖症治疗,食盐 3～6g/d 为宜。⑤食用富含膳食纤维的食物,最好能保证每日的膳食纤维摄入量在 30g 左右。

3. 养成良好的饮食习惯

定时定量进餐,一日三餐。减体重过程中饥饿感较强,难以忍受时,可将每日总食物分成 4~6 次甚至更多次摄入;晚餐不应吃得过多过饱;避免睡前饮食使能量蓄积转化为脂肪;少吃零食、甜食和含糖饮料;细嚼慢咽,延长用餐时间;粗细搭配;蒸煮替代煎炸;进餐时可先吃些低能量的蔬菜类食物,借以充饥,然后再吃主食;外出进食时,应多选择低能量及高膳食纤维的食物,如蔬菜、水果等;若出现进食过量,可在下餐时减少进食量或禁食,以达到一日能量摄入的总平衡。最好不要饮酒,1mL 乙醇可产能 7kcal,饮酒可导致摄入的能量过高而使减肥失败。

4. 增加运动量

合理膳食对减肥相当重要,但须与运动相结合,才能收到更大效益。

(四)饮食宜忌

1. 宜用食物

谷类、各种瘦肉、鱼、豆、奶、蛋类均可选择,但应限量。主食需粗细搭配,红肉类选择瘦肉部分,牛奶、酸奶等可选用低脂、低糖品种。蔬菜和水果可多选用,尽可能多摄入绿叶蔬菜和低糖水果。

2. 忌(少)用食物

富含饱和脂肪酸的各类食物,如肥肉、猪牛羊油、椰子油、可可油等,以及各类油炸、煎的食品;富含精制糖的各种糕点、饮料,零食和酒类。

二、糖尿病

(一)概述

糖尿病是指由多种因素引起的以慢性高血糖为特征的代谢紊乱疾病。WHO 糖尿病专家委员会于 1999 年提出的糖尿病诊断标准:糖尿病症状(指多尿、多食、烦渴多饮和难以解释的体重减轻)加任意时间血浆葡萄糖≥11.1mmol/L 或 FPG(空腹血浆葡萄糖)≥7.0mmol/L,或 OGTT 2hPG(口服葡萄糖耐量试验 2h 血浆血糖)≥11.1mmol/L。美国糖尿病协会(ADA)在 1997 年时,建议按病因将糖尿病分为 4 型,即 1 型糖尿病、2 型糖尿病、其他特殊类型糖尿病、妊娠期糖尿病。

1. 病因

糖尿病是常见病、多发病,是遗传因素、自身免疫因素和环境因素长期共同作用所导致的一种慢性、全身性、代谢性疾病。环境因素包括肥胖、高能量饮食、体力活动不足、增龄等。其基本病理生理为胰岛素分泌绝对或相对不足,或(和)作用缺陷,引起碳水化合物、脂肪、蛋白质、水和电解质的代谢异常。

2. 临床表现

临床表现为糖耐量减低、高血糖、糖尿,以及多尿、多饮、多食、消瘦、乏力(即"三多一少")等症状。久病可引起多系统损害,出现心血管、肾脏、眼、神经等组织的慢性进行性病变,最终导致脏器功能缺陷或衰竭。病情严重或应激时可发生急性代谢异常,如酮症酸中毒、高渗性昏迷等,甚至威胁生命。

（二）营养与疾病的关系

胰岛素的主要生理功能是促进合成代谢、抑制分解代谢，它是体内唯一促进能源贮备和降低血糖的激素。一旦胰岛素不足或缺乏，或组织对胰岛素的生物反应性减低，可引起物质代谢紊乱。长期的代谢紊乱可导致糖尿病并发症，严重时出现酮症酸中毒，甚至昏迷死亡。

1. 碳水化合物

糖尿病患者胰岛素分泌不足或胰岛素抵抗，肝葡萄糖激酶和糖原合成酶下降；肝糖原分解增加，合成减少，糖异生作用增强；转运入脂肪组织和肌肉中葡萄糖减少；糖酵解减弱，肌糖原合成减少，分解增加；磷酸戊糖途径减弱。这些糖代谢紊乱的结果是血糖增高、尿糖排出增多，引起多尿、多饮和多食。因此糖尿病患者摄入过多的碳水化合物时易出现高血糖；碳水化合物摄入不足时，易出现酮血症。

2. 脂类

糖尿病患者由于肝糖原合成和贮存减少，在前脑垂体和肾上腺激素调节下，脂肪自脂肪组织转入肝脏沉积，导致脂肪肝。由于糖代谢异常，大量葡萄糖从尿中丢失，引起能量供应不足，动员体脂分解，产生大量的乙酰辅酶 A，乙酰辅酶 A 未能充分氧化而转化为大量酮体，再加上因胰岛素不足所致酮体氧化利用减慢，过多的酮体积聚而产生酮血症和酮尿。大量的酮尿、糖尿加重多尿和脱水，严重者表现为酮症酸中毒、高渗性昏迷。乙酰辅酶 A 的增多促进肝脏胆固醇合成，形成高胆固醇血症，且常伴有高甘油三酯血症，游离脂肪酸、低密度脂蛋白、极低密度脂蛋白增高，形成高脂血症和高脂蛋白血症，成为引起糖尿病血管并发症的重要因素。

3. 蛋白质

胰岛素极其重要的作用是促进蛋白质合成，抑制蛋白质分解。糖尿病时尤其是 1 型糖尿病患者，胰岛素分泌不足，不能满足机体的需要。因此，胰岛素的上述作用减弱，其结果是蛋白质的合成减少而分解增加，呈负氮平衡。患者肌肉萎缩，消瘦乏力，抵抗力降低，易发生各种感染，手术刀口不易愈合。小儿则生长发育受阻，糖尿病肾病后期可发生低蛋白血症。

（三）营养治疗原则

营养治疗是所有糖尿病治疗的基础，是糖尿病自然病程中任何阶段预防和控制糖尿病必不可少的措施。营养治疗目标：①保护胰腺功能，帮助患者达到并保持较好的代谢控制，以改善血糖、尿糖和血脂水平达到或接近正常，减少急、慢性并发症发生的危险；②维持或达到理想体重，使儿童和胎儿能正常生长发育；③供给适合患者的平衡膳食，以维持健康和从事正常活动，提高生活质量。

1. 合理控制能量

这是糖尿病营养治疗的首要原则。能量供给量根据病情、血糖、尿糖、年龄、身高、体重、劳动强度、有无并发症等确定。儿童、孕妇、乳母、营养不良者，较标准体重少 10％以上的消瘦者及有消耗性疾病的人，应酌情增加，肥胖者酌减。能量摄入量以维持或略低于理想体重为宜。理想体重可以用简单的公式：身高(cm)－105 ＝标准体重(kg)计算获得。标准体重的±10％即为理想体重；超过 20％为肥胖；低于 20％为消瘦。糖尿病患者的每日能量供给量参考表8－6进行计算。年龄超过 60 岁者，每增加 10 岁比规定值酌情减少 10％左右。

表 8 - 6　成年糖尿病患者每日能量供给量(kcal/kg)

体型	卧床	轻体力劳动	中等体力劳动	重体力劳动
消瘦	20～25	35	40	45～50
正常	15～20	30	35	40
肥胖	15	20～25	30	35

2.保证碳水化合物的摄入

碳水化合物是能量的主要来源,若供给充足,可以减少体内脂肪和蛋白质的分解,预防酮血症。在合理控制总能量的基础上适当提高碳水化合物摄入量,对提高胰岛素的敏感性和改善葡萄糖耐量均有益处。碳水化合物的供给量应占总能量的 50%～60%。不同种类含等量糖类的食品进入体内所致的血糖值也不同,这可以用血糖指数(GI)来反映。一般而言,血糖指数越低的食物对血糖的升高反应越小,故糖尿病患者应多选低 GI 食品。一般规律是粗粮的血糖指数低于细粮,复合碳水化合物低于精制糖,多种食物混合低于单一食物。故糖尿病治疗膳食宜多用粗粮和复合碳水化合物,食物品种尽量多样化,少用富含精制糖的甜点,如蜂蜜、蔗糖、麦芽糖等纯糖食品。必要时,为了改善食品的风味,可选用甜叶菊、木糖醇、阿斯巴糖等甜味剂代替蔗糖。食用水果,适当减少部分主食。

3.控制脂肪和胆固醇摄入

心脑血管疾病及高脂血症是糖尿病常见并发症,故糖尿病膳食应适当降低脂肪供给量。脂肪占总能量 20%～30%,或按每日 0.7～1.0g/kg 供给。限制动物脂肪和饱和脂肪酸摄入,增加多不饱和脂肪酸和单不饱和脂肪酸的摄入。牛、羊、猪油、奶油等动物性脂肪富含饱和脂肪酸,鱼油除外。植物油如豆油、花生油、芝麻油、菜子油等含多不饱和脂肪酸,椰子油和棕榈油例外。减少胆固醇摄入,每日应低于 300mg。合并高胆固醇血症时应限制在 200mg/d 以内。

4.适量的蛋白质

糖尿病患者糖原异生作用增强,蛋白质消耗增加,常呈负氮平衡,要适当增加蛋白质供给。成人按每日 1.0～1.5g/kg,孕妇、乳母、营养不良及存在感染时,如肝肾功能良好,可按每日 1.5～2.0g/kg 供给。儿童糖尿病患者,则按每日 2.0～3.0g/kg;如有肾功能不全时,应限制蛋白摄入,具体根据肾功能损害程度而定。膳食中应有 1/3 以上的蛋白质为优质蛋白质,如瘦肉、鱼、乳、蛋、豆制品等。

5.矿物质、维生素、膳食纤维要合理充足

维生素与糖尿病关系密切,补充 B 族维生素包括维生素 B_1、烟酰胺、维生素 B_{12} 等可改善神经症状,而充足的维生素 C 可改善微血管循环。限制钠盐的摄入,每日食盐 6～8g,防止和减轻高血压、高脂血症、动脉硬化和肾功能不全等并发症。病程长的老年患者应注意供给充足的钙,保证每日摄入 1000～1200mg,防治骨质疏松。膳食纤维具有较好的防治糖尿病的作用,能有效地改善糖代谢,降血压、降血脂和防止便秘等。水溶性膳食纤维能吸水膨胀,吸附并延缓碳水化合物在消化道的吸收,减弱餐后血糖的急剧升高,有助于患者的血糖控制;同时还具有降血脂作用。非水溶性膳食纤维能促进肠蠕动,加快食物通过肠道,减少吸收,具有间接的缓解餐后血糖和减肥作用。但膳食纤维过多,会影响矿物质的吸收。建议膳食纤维供给量 20～35g/d。

6.合理进餐制度

糖尿病患者进餐时间很重要,在活动量稳定的情况下,要求定时定量,早、午、晚3餐比例可各占1/3,也可为1/5、2/5、2/5的比例。注射胰岛素或容易出现低血糖者要求在三次正餐之间增加2~3次加餐,晚睡前半小时加餐更重要,加餐食品可以由正餐中匀出约25g主食即可。

7.特殊情况及并发症处理

(1)低血糖 对非糖尿病患者来说,低血糖的诊断标准为血糖小于2.8mmol/L,而接受药物治疗的糖尿病患者只要血糖水平低于3.9mmol/L就属低血糖范畴,多发生在注射胰岛素后膳食供给不及时,或其他原因未能及时进食者。主要症状有心慌、出汗、头晕、烦躁、焦虑、饥饿感强烈及全身乏力等;严重时可致昏迷,甚至死亡。症状较轻神志清楚,可用葡萄糖或蔗糖20~50g,温开水冲服,几分钟后症状消失。如症状稍重,除饮糖水外,应进食些馒头、饼干或水果等,十几分钟后症状可消失。病情严重神志不清者应静脉输注葡萄糖,立即送医院抢救。

(2)妊娠期糖尿病 妊娠前4个月能量摄入与非妊娠时相似,孕中期、晚期能量按理想体重的30~35kcal/kg。主食应保证250~350g,过低不利于胎儿生长,应避免精制糖的摄入。蛋白质按1.5~2g/kg或75~100g/d。脂肪适量摄入,占总能量30%以下,坚果类食品可适量摄入。水果根据病情的好坏适量选用。定时、定量的进食,少量多餐、每日5~6餐。配合一定量的体育锻炼,避免剧烈活动,整个妊娠过程都要坚持。

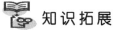 **知识拓展**

妊娠期糖尿病OGTT诊断标准

在糖尿病诊断之后妊娠者为糖尿病合并妊娠,在妊娠期间首次发生或发现的糖耐量减低或糖尿病称为妊娠糖尿病。有高度糖尿病风险的妊娠妇女应尽早监测血糖,所有妊娠妇女应在妊娠24~28周进行筛查。妊娠期75g OGTT标准:空腹和服糖后1、2、3h血糖分别为5.3、10.0、8.6、7.8mmol/L。2个以上时间点高于上述标准可确定诊断。

(3)肾病 是糖尿病主要并发症,除糖尿病症状外,还有肾功能不全的体征,如蛋白尿、高血压、氮质血症和水钠潴留等,严重者可发生尿毒症。膳食治疗应保证能量供给量满足机体需要,蛋白质根据尿量、尿蛋白丢失情况及氮质血症严重程度供给。2005年3月,全国肾脏病及糖尿病领域专家修订的《慢性肾脏蛋白营养治疗共识》,指出了糖尿病肾病营养治疗方案:①蛋白入量:从出现显性蛋白尿起即应减少饮食蛋白,推荐蛋白入量每日每千克体重0.8g,从肾小球滤过率(GFR)下降起,即应实施低蛋白饮食,推荐蛋白质入量每日每千克体重0.6g,并同时补充复方α-酮酸制剂。②能量摄入:实施低蛋白饮食治疗时,能量摄入需维持于30~35kcal/(kg·d),肥胖的2型糖尿患者需适当限制能量(总能量摄入可减少200~500kcal/d),直至达到标准体重。③其他营养素:各种维生素及叶酸应充分补充,磷摄入量应限制在800mg/d以下(最佳入量为500mg/d)。

(四)饮食宜忌

1.宜用食物

(1)谷类食物,提倡多选用粗杂粮,如荞麦面、筱麦面、燕麦面、玉米、高粱等,富含矿物质、维生素和膳食纤维,有助于改善葡萄糖耐量。

(2)富含蛋白质食品,应按照规定量选用。

(3)牛奶及奶制品是钙的良好来源,并含丰富的蛋白质和维生素 B₂,有条件的患者每日可选用 250～500mL,最好选用低脂或脱脂奶。

(4)新鲜蔬菜富含维生素、膳食纤维及矿物质,除了胡萝卜、蒜苗、豌豆、毛豆等含能量较高的蔬菜之外,常见的叶类、茎类、瓜类蔬菜可以任意食用。

(5)植物油,限量使用。

2. 忌(少)用食物

(1)精制糖　如白糖、红糖、甜点心、蜜饯、雪糕、甜饮料等(当出现低血糖时例外)。

(2)高碳水化合物、低蛋白质的食物　如马铃薯、芋头、藕、山药等,食用时应减少主食摄入量。

(3)动物油脂　如猪油、牛油、奶油等,鱼油除外。

(4)甜的水果　含果糖和葡萄糖高的水果应限量,如食用应相应减少主食摄入量。

(5)花生、核桃等坚果类　富含脂肪,大约 15 粒花生米或 30 粒瓜子及 2 个核桃就相当于 10g 油脂,肥胖患者必须严格控制,非肥胖者可适当选用花生、核桃作为加餐充饥食品。

(6)酒　是纯能量食物,无其他营养素,长期饮酒会损害肝脏,易引起高甘油三酯血症,注射胰岛素和口服磺脲类降糖药的患者空腹饮用容易引起低血糖,应不饮或少饮。

三、痛风

(一)概述

痛风是嘌呤合成代谢紊乱和(或)尿酸排泄减少、血尿酸增高所致的一组疾病。根据导致血尿酸升高的原因,痛风可分为原发性和继发性两大类。

1. 病因

痛风可发生于任何年龄,但以中年以上男性居多,不少患者有家族史。原发性痛风除少数由于嘌呤代谢的一些酶的缺陷引起外,大多病因尚未明确,属遗传性疾病,患者常伴有高脂血症、肥胖、原发性高血压、糖尿病和动脉粥样硬化等。继发性痛风可由肾脏病、血液病、药物、高嘌呤食物等多种因素引起。

2. 临床表现

痛风可因酗酒、进食高嘌呤食物、疲劳、感染、局部受伤等诱发。发病前常有漫长的无症状高尿酸血症史,在发生关节炎和(或)痛风石时才称为痛风。临床表现为高尿酸血症和尿酸盐结晶沉积所致的特征性反复发作的急性关节炎、痛风石形成、痛风石性慢性关节炎,并可发生尿酸盐肾病、尿酸性尿路结石等,严重者呈关节畸形、功能障碍和肾功能不全。急性关节炎常是痛风的首发症状,易累及跖趾关节,其次为踝、跟、膝、腕、指、肘等关节。多数为单一关节受影响,反复发作则受累关节增多。急性期关节红肿热痛和活动受限,可伴发热、白细胞数增多等全身反应。痛风石是痛风的特征性病变,是由尿酸盐结晶沉积于结缔组织引起的一种慢性异物样反应而形成的异物结节,呈黄白色大小不一的隆起,初起质软,随着纤维组织的增生渐变硬如石。

(二)营养与疾病的关系

1.嘌呤代谢

嘌呤存在于核酸中,参与 DNA 及蛋白质的合成。嘌呤分解代谢终产物为尿酸,并经肾脏排泄。尿酸生成过多或肾脏排泄障碍都会造成血清尿酸显著升高,即高尿酸血症。痛风的直接原因是高尿酸血症。人体尿酸来源有两个途径,外源性摄取(经食物分解产生)占 20%,内源性(核酸代谢不断更新,最后分解为尿酸)占 80%。内源性代谢紊乱较外源性因素更为重要,高嘌呤膳食并非痛风的原发病因,但高嘌呤膳食可使血尿酸水平升高,诱发痛风发作。

2.宏量营养素代谢

食物中的嘌呤多与蛋白质共存,高蛋白质饮食不但嘌呤摄入增多,而且可促进内源性嘌呤的合成和核酸的分解。脂肪摄入过多,血酮浓度增加,会与尿酸竞争并抑制尿酸在肾排泄。碳水化合物有抗生酮作用和增加尿酸排泄的倾向,但果糖可促进核酸分解,增加尿酸生成。

3.维生素

B 族维生素和维生素 C 可促进组织沉积的尿酸盐溶解,有利于缓解痛风。

(三)营养治疗原则

营养治疗目的是限制外源性嘌呤的摄入,减少尿酸的来源,并增加尿酸的排泄,以降低血清尿酸水平,从而减少急性发作的频率和程度,防止并发症。营养治疗原则有以下几方面。

1.限制嘌呤

正常嘌呤摄取量为 600~1000mg/d。患者应长期控制含嘌呤高的食品摄入。急性期应严格限制嘌呤的摄入,每日在 150mg 以下,可选用低嘌呤食物,禁用高嘌呤食物,中等嘌呤食物也应控制。缓解期中等嘌呤食物有限量地选用,其中的肉类煮熟弃汤后食用。低嘌呤食物可自由选用,但高嘌呤食物属禁忌,动物的内脏、鲭鱼、沙丁鱼、小虾、肉汁(肉汤中含有较高的嘌呤),应严格限制食用。蔬菜中的豆荚类如扁豆、青蚕豆、鲜豌豆因含较高的嘌呤,故应限制食用,而其他豆制品(如豆腐)则可食用。

2.限制总能量

患者多伴有超重或肥胖,应控制能量摄入,尽量达到或稍低于理想体重,一般按 20~25kcal/(kg·d),对于消瘦、轻体力活动、老年人适当放宽。减少能量应循序渐进,切忌猛减,否则引起体脂分解过快会导致酮症,抑制尿酸的排除,诱发痛风症急性发作。

3.限制蛋白质的摄入量

食物中的核酸多与蛋白质合成核蛋白存在细胞内,适量限制蛋白质供给可控制嘌呤的摄取。蛋白质供给量应限制在 1g/(kg·d),急性痛风发作时蛋白质可按 0.8g/(kg·d)供给。优质蛋白质可选用不含或少含核蛋白的乳类、干酪、鸡蛋等。尽量不用肉、鱼、禽类等,如一定要用,可经煮沸弃汤后食少量。

4.适量的糖类

糖类应占总能量的 60%~65%。这样可减少脂肪分解产生酮体,有利于尿酸盐排出。但果糖可增加尿酸的生成,应减少其摄入量。

5.限制脂肪摄入量

脂肪可减少尿酸排泄,应适量限制,脂肪的供给量占总能量的 20%~25%,约为 40~50g/d,少吃油煎食物,采用少油的烹调方法。

6.多选用蔬菜

增加碱性蔬菜和水果的摄入量,使尿液 pH 值升高,有利于尿酸盐的溶解和排出。

7.控制食盐的摄入量

钠盐有促进尿酸沉积的作用,且痛风患者易患高血压、高脂血症和肾病,应限制钠盐摄入,通常用量 2~5g/d。

8.多饮水

如果患者心肾功能正常,入液量应保持 2000~3000mL/d,保持每日的尿量在 2000mL 左右,饮水应少量多次,每次 200mL 左右(1 杯),以促进尿酸的排出。伴肾结石者最好能达到3000mL,为了防止尿液浓缩,夜间也应补充水分。饮料以普通开水、淡茶水、矿泉水、菜汁、豆浆等为宜。但若伴有肾功能不全,水分应适量。

9.禁酒

酒精可使体内乳酸增多,抑制尿酸排出,并促进嘌呤分解使尿酸增高,诱发痛风发作,故不宜饮酒。

10.限制刺激性食物

辣椒、咖喱、胡椒、花椒、芥末、生姜等调料均能兴奋自主神经,诱使痛风急性发作,因此应尽量避免使用。

(四)饮食宜忌

1.宜用食物

痛风患者宜选用低嘌呤食物。

2.忌(少)用食物

在缓解期可按个人情况限量选用嘌呤含量中等的食物;禁用高嘌呤食物。一般食物嘌呤含量为内脏、鱼＞干豆、坚果、肉＞叶菜＞谷类＞淀粉类、水果。

常见食物的嘌呤含量见表 8－7。

表 8－7　常见食物的嘌呤含量

微量嘌呤食物 （＜25mg/100g）	中等量嘌呤食物 （25~150mg/100g）	高嘌呤食物 （150~1000mg/100g）
乳类及乳制品、蛋类、动物血、海参、海蜇皮嘌呤含量极低。其他微量嘌呤食物有谷类中的米、麦、米粉、面条、通心粉、麦片、玉米等;根茎类中的马铃薯、芋头等;蔬菜类中的白菜、苋菜、芥蓝、芹菜、韭菜、韭黄、苦瓜、黄瓜、冬瓜、丝瓜、茄子、胡萝卜、萝卜、青椒、洋葱、番茄、木耳等,以及各种水果	豆类中的绿豆、红豆、四季豆、豌豆、豇豆、豆腐、豆干、豆浆等;畜禽类中的鸡肉、猪肉、牛肉、羊肉、鸡心、鸡肫、鸭肠、猪腰、猪肚、猪脑等;水产品中的黑鲳鱼、草鱼、鲤鱼、秋刀鱼、鳝鱼、鳗鱼、乌贼、虾、螃蟹、鲍鱼、鱼翅、鱼丸等;蔬菜类中的菠菜、花椰菜、茼蒿、洋菇、鲍鱼菇、海带、笋干、金针菇、银耳等,以及干果类中的花生、腰果、栗子、莲子、杏仁等	豆类中的黄豆、豆芽;畜禽类中的肝脏、肠等;水产类中的白鲳鱼、鲢鱼、带鱼、乌鱼、海鳗、沙丁鱼、草虾、牡蛎、蛤蜊、蚌蛤、干贝、鱼干等;蔬菜类中的豆苗、芦笋、紫菜、香菇等,以及各种肉汤、鸡精、酵母粉等

四、骨质疏松症

(一)概述

骨质疏松是以骨量减少,骨的微观结构退化为特征的,致使骨的脆性增加以及易于发生骨折的一种全身性骨骼疾病。临床分为原发性骨质疏松(包括绝经后骨质疏松和老年性骨质疏松)、继发性骨质疏松、特发性骨质疏松(多见于 8～14 岁青少年,常伴有家族遗传史)。临床主要症状是骨痛,尤以腰背痛最常见,其余依次为膝关节、肩背部、手指、前臂、上臂。

1.病因

病因与遗传因素、营养状况、骨代谢调节激素、生活方式及全身性疾病有关。

2.临床表现

轻者无明显不适,较重者出现腰背疼痛或全身骨痛。并发症是骨折,长骨骨折多发部位为髋部和前臂,骨折发生后出现局部剧痛,卧床而取被动体位。椎体压缩骨折多见于绝经后骨质疏松患者,身材变矮,严重者伴驼背,胸廓畸形者可出现胸闷、气短、呼吸困难等表现。

(二)营养与疾病的关系

随着年龄增长而出现的老年骨矿物质丢失可能是长期钙摄入不足、吸收不良和排泄增多等因素综合作用的结果。调节体内钙代谢的因素包括维生素 D、甲状旁腺素、降钙素和雌激素等。雌激素分泌能力下降,以致肾脏保留钙以减少排出的能力降低,加上缺乏运动,可能是绝经后妇女骨质疏松的重要原因。高磷摄入抑制 $1,25-(OH)_2-D_3$ 生成,使钙吸收下降。但可减少尿钙丢失,因此钙磷比值在 1:2 至 2:1 范围有利于维持钙平衡。维生素 D、维生素 A 及维生素 C 通过促进小肠钙吸收、减少肾钙磷排泄、参与骨胶原和黏多糖的合成,有利于骨质钙化。另外,蛋白质是组成骨基质的原料,高蛋白质膳食可增加尿钙排泄。但高蛋白膳食常伴有大量的磷,可减少尿钙排出,不会产生明显的尿钙。

(三)营养治疗原则

骨质疏松的预防比治疗更重要。老年人骨质疏松的发生和发展与一生中钙摄入状况有密切关系,在青少年时期有足够的钙供给,并注意积极运动,增加骨矿化程度,成年后骨密度峰值增加。长期保持足量钙摄入,女性闭经后以及进入老年的骨密度较高,骨质疏松速度减慢,骨折的危险性就会降低。

发生骨质疏松后,营养治疗的目的是通过膳食补充钙、磷、维生素 D 等,进行有效的预防和治疗。

(1)充足的钙　保证每日 1000～1200mg 钙的供应。奶和奶制品是优先选用的食物,含钙量多且吸收率也高。可以连骨或壳吃的小鱼、小虾和一些硬果类,含钙也较多。必要时可补充适量的钙剂,但总摄入量不超过 2000mg/d,过量摄入会增加肾结石等的危险性。

(2)适量的磷　磷的适宜供给量为 700mg/d,合适的钙磷比例有利于钙的利用和减慢骨钙丢失。如磷摄入过多可能会加重骨质疏松的危险性。磷的可耐受最高摄入量是 3000mg/d。

(3)充足的维生素　通过多晒太阳、合理膳食,获得足够的维生素 D 促进钙的吸收和利用,推荐摄入量为 $10\mu g/d$。维生素 A 促进骨骼发育,维生素 C 促进骨基质中胶原蛋白的合成,故应足量供给。

(4)适量的蛋白质　蛋白质可促进钙的吸收和储存,但过量也促进钙的排泄,故应适量供给。

(5)科学的烹调　利用浸泡、焯水等烹调方法,减少谷类和某些蔬菜含有的植酸、草酸,防止它们与钙结合成不溶性钙盐而降低钙的吸收,增加食物中钙的吸收率。

(四)饮食宜忌

(1)宜用食物　富含钙的食物,如奶及奶制品、鱼类、小虾皮、海带、豆类及制品、蛋类等;富含维生素 D 的食物,如动物肝脏、蛋黄等;富含维生素 A 的食物,如动物肝脏、乳类、蛋类、鱼类、深色蔬菜水果;富含维生素 C 的食物,即新鲜的蔬菜和水果。

(2)忌(少)用食物　含草酸高的蔬菜,如菠菜、冬笋、茭白、洋葱等,应先焯水后烹调。含磷高的食物如内脏、高磷酸盐添加剂的食品。

第七节　血液系统疾病的营养治疗

一、缺铁性贫血

(一)概述

缺铁性贫血是常见的营养缺乏病。体内储备的铁不足,影响红细胞内血红蛋白的合成,使新生的红细胞血红蛋白含量不足,体积小,即所谓小细胞低色素性贫血。本病发病率甚高,主要影响婴儿、幼儿和育龄妇女。

1.病因

正常情况下,铁的吸收和排泄保持着动态平衡状态,只有在摄入不足、吸收利用障碍及丢失过多的情况下,造成长期铁的负平衡时才会发生铁的缺乏。主要原因可概括为以下几方面。

(1)食物摄入不足　从食物中摄取的铁不能满足人体需要,与许多因素有关。不良饮食习惯如挑食、偏食,食物摄入种类不足,限制了含铁食物的摄入;特殊生理时期,如婴幼儿、儿童青少年、女性月经过多、妊娠和哺乳期妇女,由于机体需铁量增加,导致机体出现相对铁缺乏;贫困地区含铁丰富的动物性食物摄入量较低也会造成铁的摄入不足。

(2)铁吸收利用障碍　膳食中铁存在两种形式:血红素铁和非血红素铁。肉、鱼和禽类等动物性食物中的血红素铁易吸收,吸收过程不受膳食中其他因素的影响,吸收率高。植物性食物中的非血红素铁需要被还原为 Fe^{2+} 后才被吸收,其吸收率较低。

(3)铁丢失过多　机体失血过多如妇女月经过多、慢性胃肠道失血、咯血及短期内多次献血等;此外,在高温条件下作业大量出汗、感染、恶性肿瘤等也会造成铁的丢失。

2.临床表现

本病发病缓慢,症状和贫血的严重程度有关,临床常见症状有疲乏无力、易疲倦、心慌、活动后气短、眼花、耳鸣、纳差等。严重者面色苍白、口唇黏膜和睑结膜苍白、肝脾轻度肿大等。明显贫血可引起心血管系统的症状,可引起贫血性心脏病以及心力衰竭。其他方面还会出现体力、耐力下降;口腔炎、舌炎、舌乳头萎缩;毛发干枯脱落,指(趾)甲缺乏光泽、脆薄易裂,重者指(趾)甲变平,甚至凹下呈勺状(反甲);机体免疫功能和抗感染能力下降;精神烦躁、易怒、注意力不集中;儿童生长发育迟缓、智力低下,上课注意力不集中等。

本病的诊断主要靠实验室检查,如血红蛋白、血细胞压积、血清铁浓度、运铁蛋白饱和度等。

(二)营养与疾病的关系

(1)蛋白质代谢　蛋白质是合成血红蛋白的原料,在消化过程中所释放的某些氨基酸和多肽以及所含的"肉类因子"能提高铁的吸收率。处于生长发育阶段的儿童和青少年、妊娠期或哺乳期妇女体内蛋白质合成代谢旺盛,必须保证充足的蛋白质摄入量才能满足人体生长发育和特殊生理时期的需要。

(2)矿物质代谢　铁是红细胞合成血红蛋白的重要原料,也是机体许多金属酶的辅基。缺铁影响血红蛋白的合成、组织细胞中含铁酶和铁依赖性酶的活性。另外,钙、锌可影响铁的吸收、微量元素铜能促进铁的吸收和利用。

(3)维生素代谢　经研究证明,维生素 C 能促进铁的吸收。维生素 B_2 有利于铁的吸收、转运与储存。维生素 A、维生素 E 与维生素 B_{12} 也对铁的吸收有利。

(三)营养治疗原则

营养治疗的目的是根据患者的病理生理状况,以适当的途径补充引起贫血的相关营养素,纠正贫血,给予高铁、高蛋白、高维生素膳食。同时进行病因治疗,主要注意下面几点。

1.增加铁的供给量

在增加铁的供给量时除了要考虑食物不同,吸收率也不同的特点,还应了解食物因素对铁吸收的影响。肉类、鱼类和家禽中的铁 40% 能被吸收;蛋类、谷类、硬果类、豆类和其他蔬菜中的铁能被人体吸收的不到 10%,而菠菜中的铁只能吸收 2% 左右。补铁应以富含血红素铁的肉、禽、鱼、肝脏、动物血等动物性食物为主,其次是植物性食物中的杏干、葡萄干、桂圆、枣、干豆、核桃及绿叶蔬菜等。

2.增加蛋白质和维生素 C 的供给量

应供给充足的蛋白质,成人供给量 1.5g/(kg·d)。生长发育期的儿童、青少年蛋白质供给量应保证 2~3g/(kg·d),其中优质蛋白质应保证占总摄入量的 1/3。维生素 B_{12} 和叶酸是合成血红蛋白所必需的物质,摄入量充足可保证红细胞的正常增长。因维生素 C 能促进食物中铁的吸收,可将柠檬汁、橘子汁、柿子椒、西红柿、心里美萝卜等富含维生素 C 的蔬菜一起食用,可提高铁的吸收率 2~3 倍。需要用铁制剂补铁时,也应和维生素 C 片同服。

(四)饮食宜忌

1.宜用食物

(1)富含铁的食物　如动物的肝、猪心、猪肚等,其次为瘦肉、鱼类、虾米、海带、紫菜,以及桂圆、南瓜子、芝麻酱、黄豆、黑豆、芹菜、油菜、杏子、桃子、葡萄干、红枣、橘子、柚子、无花果等。

(2)富含优质蛋白的食物　如瘦肉类、蛋类等。

(3)富含维生素 C 的食物　如橘子、广柑、酸枣、猕猴桃、番茄、红枣等水果、干果、蔬菜等。

2.忌(少)用食物

(1)带壳谷物和茎叶类蔬菜,植酸盐,草酸盐可影响铁的吸收,宜少食。

(2)茶叶、咖啡、可可,影响铁的吸收,宜少用。

(3)钙制剂、锌制剂、抑酸剂等,影响铁的吸收,应避免同时服用。

二、巨幼细胞性贫血

(一)概述

巨幼红细胞性贫血也称营养性大细胞性贫血,是指叶酸和(或)维生素 B_{12} 缺乏或其他原因引起的 DNA 合成障碍所致的一类贫血。常见于幼儿期,也见于妊娠期及哺乳期妇女,其他年龄较少见。我国,因叶酸缺乏所致的巨幼细胞性贫血在各地常见,尤以山西、陕西、河南及山东等地较为多见。其特点为骨髓呈巨幼红细胞性增生,周围血液中有大量的巨幼红细胞。偏食或过长时间烹煮食物、患自身免疫病、胃肠道疾病及肿瘤等,是本病的高危因素。

1.病因

(1)摄入不足　叶酸主要存在于新鲜的绿叶蔬菜、水果及肉、蛋类动物性食物中。过度烹煮或腌制可使叶酸大量破坏;特殊生理时期叶酸需要量增加而未及时补充,如婴幼儿、青少年、妊娠和哺乳期妇女;某些消耗性疾病如甲状腺功能亢进症、慢性感染、肿瘤等患者也会导致叶酸缺乏。维生素 B_{12} 主要存在于动物性食品中,长期素食或长期服用肠内抑菌药物者往往会引起维生素 B_{12} 的缺乏。临床上维生素 B_{12} 摄入不足造成的巨细胞性贫血比较少见,因为维生素 B_{12} 缺乏常需较长时间才出现。

(2)吸收与利用不良　叶酸主要在小肠上段吸收,长期腹泻、小肠炎症、肿瘤及抗癫痫药物、甲氨蝶呤、氨苯蝶啶等一些药物均可干扰叶酸的吸收和利用;乙醇也可干扰叶酸的代谢,酗酒者常会有叶酸缺乏。正常的回肠功能有利于维生素 B_{12} 的吸收。某些疾病如恶性贫血、胃切除、胃黏膜萎缩;胃酸、胃蛋白酶或胰蛋白酶缺乏;小肠部分切除后而造成的肠黏膜吸收功能障碍;先天性转钴蛋白Ⅱ(TCⅡ)缺乏及长期接触麻醉剂氧化亚氮均可影响维生素 B_{12} 的血浆转运和细胞内的转变和利用,进而造成维生素 B_{12} 缺乏。

(3)需要量与排泄增加　任何使机体代谢和造血亢进的疾病都会加速叶酸与维生素 B_{12} 的消耗,肝病、肾病、慢性呕吐者也可使二者大量丢失。血液透析或长期慢性失血可增加叶酸排出。坏血病时,常伴以叶酸缺乏,主要是由于膳食中维生素 C 缺乏,而导致叶酸破坏增加。

2.临床表现

起病缓慢,可伴有血液系统、神经系统、消化系统等多方面的症状。血液系统会出现面色苍白、疲倦乏力、头晕、活动后心悸气短、头发细黄而稀疏。白细胞和血小板减少,伴有感染和出血倾向。消化系统会出现食欲不佳、恶心、厌食、腹胀、腹泻或便秘。反复发作的舌炎、舌乳头萎缩、味觉消失。维生素 B_{12} 缺乏的患者,神经精神方面出现手足对称性麻木、感觉障碍;共济失调或步态不稳;味觉、嗅觉降低;肌张力增加、腱反射亢进。

(二)营养与疾病的关系

(1)蛋白质代谢　蛋白质摄入不足,不能满足人体需要,会导致蛋白质营养不良,血红蛋白合成减少,引起贫血。

(2)维生素代谢　叶酸和维生素 B_{12} 是红细胞发育不可缺少的营养物质,缺乏时会导致巨幼细胞性贫血。另外,维生素 C 可促使体内的叶酸转化为具有活性的四氢叶酸而被机体利用吸收。

(3)微量元素代谢　微量元素缺乏会通过不同途径引起贫血,因为体内许多微量元素都参与骨髓造血、核酸代谢和血红蛋白的合成等。如锌作为叶酸结合酶的辅助因子,对叶酸的吸收起重要作用。

（三）营养治疗原则

在平衡膳食的基础上多供给富含蛋白质、叶酸和维生素 B_{12} 的食物。

（1）蛋白质 蛋白质可按 1.5g/kg 供给，全日约 80～100g，其中动物蛋白质应占蛋白质总量的 1/3。正在生长发育期的儿童及孕妇、乳母应适当增加。

（2）矿物质 注意微量元素铁、锌、钴的补充。

（3）维生素 注意补充叶酸、维生素 B_{12} 和维生素 C。富含叶酸的食物为动物的肝、肾、鸡蛋、豆类、酵母、绿叶蔬菜、水果及坚果类。富含维生素 B_{12} 的动物性食物为肉类、动物内脏、鱼、禽、贝壳类及蛋类，植物性食物基本不含维生素 B_{12}。多食富含维生素 C 的食物和水果，以促进叶酸的吸收。多食含钙食物，可以促进维生素 B_{12} 的吸收。

（4）禁忌饮酒 酒精中毒可导致叶酸缺乏。

（四）饮食宜忌

1.宜用食物

（1）富含叶酸的食物 新鲜蔬菜、水果如胡萝卜、菠菜、土豆及苹果、蕃茄等，大豆、牛肝、鸡肉、猪肉等含量亦不少。

（2）富含维生素 B_{12} 的食物 动物食品中较多，如肉类、肝、肾、蛋、奶、鱼、贝壳类等，大豆和酵母等含量亦很丰富。

（3）富含维生素 C 的新鲜蔬菜、水果 如橘子、酸枣、猕猴桃、番茄、红枣等水果、干果、蔬菜等。

2.忌（少）用食物

酒、浓茶和咖啡等。

三、白血病

（一）概述

白血病是造血系统常见的恶性肿瘤，是一类造血干细胞的恶性克隆性疾病，根据白血病细胞的成熟程度和自然病程，将白血病分为急性和慢性两大类。在我国以慢性粒细胞白血病多见。

1.病因

人类白血病的病因尚未完全清楚。可能与病毒感染（T 淋巴细胞病毒Ⅰ型、EB 病毒、HIV 病毒）、电离辐射（X 射线、γ 射线、电离辐射等）、化学因素（苯以及含有苯的有机溶剂如汽油、橡胶等）、遗传因素、药物及其他血液病（骨髓增生异常综合征、淋巴瘤、多发性骨髓瘤等）有关。

2.临床表现

（1）发热 急性白血病半数患者以发热起病，发热是常见症状。

（2）贫血 发病早期有的患者就出现贫血，是白血病最常见的症状之一，随病情发展逐渐加重。

（3）出血 几乎所有急性白血病患者都会有不同程度的出血，40%～70%患者发病时就有出血，死于出血者占 38%～40%。

（4）消化系统症状 主要表现为口腔黏膜溃疡、恶心、呕吐、食欲减退、腹痛、腹胀、腹泻及局部肿块等,消化道出血是常见症状。

(二)营养与疾病的关系

1.能量

白血病的病程会消耗大量能量,而且患者由于食欲减退、进食量少,因此机体处于能量负平衡,出现体重下降。

2.蛋白质

白血病患者病情加重时机体处于负氮平衡,导致合成免疫调节的蛋白质不足,抗感染能力降低。

3.消化功能紊乱

放、化疗过程中的不良反应可引起消化道炎症和功能紊乱,出现味觉改变、厌食、恶心、呕吐、便秘或腹泻,甚至出现水、电解质、酸碱平衡紊乱。

(三)营养治疗原则

1.能量

增加能量的摄入,维持理想体重。一般治疗患者应激系数按 1.2 左右计算,放、化疗患者按 $1.3 \sim 1.5$,或 $35 \sim 40$kcal/kg 计算。

2.蛋白质

因患者机体处于负氮平衡,蛋白质供能比例可取上限,但不宜超过 20%,优质蛋白比例应占 1/3 以上。

3.脂肪

以低脂饮食为宜,尽量采用蒸、煮、炖的烹调方法。

4.矿物质

注意补充铁、锌、铜等微量元素。

5.维生素

注意补充维生素 C 和复合维生素 B 族。研究证明,约有 $70\% \sim 90\%$ 的恶性肿瘤患者体内有不同程度的维生素缺乏。

(四)饮食宜忌

1.宜用食物

含优质蛋白质丰富的食物如鸡蛋、瘦肉、牛奶及其制品、大豆及其制品;含铁丰富的动物肝、肾、芝麻酱、猪血、鹅血等;维生素含量丰富的新鲜蔬菜、水果;提高免疫功能和抗癌作用的食物,如海参、鱼鳔、乌龟、海带、海藻及香菇、猴头菇、银耳等。

2.忌(少)用食物

坚硬或油炸食品、辛辣刺激、生冷或变质食品、酒。

第八节　外科疾病的营养治疗

外科患者营养不良发生率较高,直接或间接死于营养不良的外科患者可达 30%。早在 1956 年 Studley 就指出,手术后患者死亡率与其手术前体重丢失的程度大致呈平行趋势。手术前体重丢失大于 20% 的胃溃疡患者的手术后死亡率为 33%,而营养良好患者的死亡率仅为

3.5％。美国住院患者中有10％因营养不良而发生获得性医院感染。患者缺乏维生素 A 和维生素 C 可导致创伤修复延迟。维生素 C 严重缺乏时,甚至已经愈合的伤口也会出现破裂。因此,及时纠正手术前患者的营养不良状况,在外科治疗中具有重要意义。

一、围术期

围术期(perioperative period)是指从确定手术治疗时起,直到与这次手术有关的治疗基本结束为止,包含术前、术中及术后的一段时间。围术期的长短因手术不同而异,没有特别明确的时限,一般为术前 5～7 日至术后 7～12 日。

手术是一种创伤性治疗手段,手术的创伤可以引起机体一系列内分泌和代谢变化,导致体内营养物质消耗增加、营养状况水平下降及免疫功能受损。患者术后能否顺利康复,机体营养储备状况是重要影响因素之一。通过改善围术期患者的营养状况,对于提高患者手术耐受力、减少并发症、促进术后恢复有着十分重要的意义。

(一)术前营养支持

1. 术前患者营养不良的原因

(1)食物摄入量不足　患胃肠道疾病、遭受重大创伤时,患者因疼痛严重、食欲不振,甚至厌食、恶心、呕吐,可导致食物摄入量减少。患者有吞咽困难、消化道梗阻、神经性厌食,或按饮食医嘱禁食和限制某些食物的摄取,均可使营养素摄入量不足。

(2)消化吸收功能降低　胃肠、肝胆、胰腺等疾病可使消化液和消化酶分泌障碍,不利于食物的消化和营养素吸收。此时,患者即使能摄取较多的食物,也可发生营养不良。

(3)营养素大量丢失　各种原因引起的腹泻、消化道肿瘤、肠道炎症所导致的慢性出血,烧伤创面的持续渗出,都可造成蛋白质和其他营养素大量丢失。

(4)能量和营养素需要量增加　手术前患者多数身体疲劳、精神紧张,并常有发热和感染,或有甲状腺机能亢进,这些情况均使机体的代谢消耗加大,因而对能量和各种营养素的需要量增加。

2. 术前营养供应

每个外科患者发生营养不良的原因可以是单一的,也可能是多方面的,对手术前营养状况低下的患者,都应仔细分析其发生营养不良的可能原因。针对具体情况而采取相应措施给予营养补充,以增加体内储备,增强免疫功能,从而更好地耐受麻醉及手术创伤。

(1)高能量、高蛋白饮食　手术或外伤对机体是一种消耗刺激,给予患者高能量膳食可使机体有足够的能量储备,以满足手术后能量消耗之需要。充足的能量可减少组织的大量消耗,有利于创伤修复。若等手术后补充,则常因患者摄取食物不足而增加困难。一般中等身高和体重的住院治疗患者,如果仅仅在病床周边活动,供应的能量只需增加基础代谢的 10％左右即可;对于能到处活动的患者,则要增加基础代谢的 20％～25％;对发烧患者可按体温每升高 1℃增加基础代谢的 13％计算;假如患者明显消瘦,宜在体重有较大增加后进行手术。但要避免矫枉过正,以致患者过于肥胖,特别是对要做心脏、肝脏等手术的患者,更应加以注意,以免对手术产生不利影响。对身体肥胖者,最好待其体重降低后实施手术,因为体脂过多会影响伤口愈合。

术前患者的每日能量供给量可在 8.4～10.5MJ(2000～2500kcal)之间,其主要来源为碳水化合物,宜占总能量的 65%。高糖饮食既可提供大量能量,也可增加肝糖原的合成与储备,对减少蛋白质消耗,防止发生低血糖,保护肝脏免受麻醉剂的严重损害具有重要意义。膳食脂肪供给量一般可占总能量的 15%～20%。蛋白质对外科患者的手术效果影响极大,必须供应充足,也应占总能量的 15%～20%,或按 1.5～2.0g/kg 体重计算,其中 50% 以上应当是优质蛋白。充足的蛋白质能够促进伤口、骨伤的愈合,防止发生营养不良性水肿和低血容量性休克,增强机体对麻醉的耐受力和抗感染能力,保护肝脏功能,避免形成脂肪肝。

(2)供给大量维生素　各种维生素都对外科创伤的修复产生促进作用。维生素 A 能维持上皮组织细胞的正常增殖分化;维生素 C 对合成胶原蛋白、促进伤口愈合是必需的;B 族维生素参与能量代谢过程;维生素 D 促进钙、磷吸收,有助于骨伤愈合修复;维生素 K 是维持凝血酶原合成和凝血因子活力的营养素,对肝胆外科患者和使用抗菌素治疗者都很重要。故应充足补充各种维生素,使体内有所储存。在手术前 7～10 日,每日应给予维生素 C 100mg,胡萝卜素 3mg,维生素 B_1 5mg,维生素 PP 50mg,维生素 B_6 6mg,在有出血或凝血机制减低时,需注意补充维生素 K 15mg。

(3)合理供给水分　对多数患者应保证其体内有充足的水分,以免出现脱水。心脏和肾脏功能良好者,每日可饮水 2～3L。但对过度肥胖和循环功能低下的患者,则应采取脱水措施,即在手术前 1～3 日给予低盐饮食,或在手术前 5～6 日内采用 1～2 日的半饥饿饮食方式。

(4)治疗合并疾病　①患者有贫血、低蛋白血症及腹水时,除给予输全血、血浆和白蛋白外,还应通过饮食给予足够蛋白质和能量;②对高血压患者,需在药物治疗的同时给予低盐、低胆固醇饮食,待血压稳定在安全范围时再行手术,以防止手术过程中出血过多;③若患者患有糖尿病,则必须按糖尿病饮食要求供应膳食,尽量在血糖接近正常水平、尿糖定性转为阴性后做手术,从而预防术后伤口感染及其他并发症的发生;④对肝功能不全的患者,要给予高能量、高蛋白、低脂肪饮食,并充分补充各种维生素,以促进肝细胞再生,恢复肝脏功能;⑤对合并肾脏疾病者,需依照病情给予高能量、低蛋白、低盐饮食。

(5)其他术前饮食准备　根据患者手术部位的不同,在进行手术前一定要做好相应的饮食准备。实施胃肠道和其他腹部手术前 3～5 日,患者须停用普通膳食,改为少渣半流质饮食,手术前 1～2 日给予流质饮食。手术前一日晚上要禁食。对于非腹部手术的患者,一般不需限制饮食,但要自手术前 12h 起禁食,术前 4h 起禁止饮水,以防止患者在麻醉或手术过程中,因呕吐而并发吸入性肺炎甚至窒息。为了增强机体对手术的耐受力及对感染的抵抗力,减少术后并发症,有利于伤口愈合,一般要求手术前患者的血红蛋白浓度和血清总蛋白浓度应分别达到 90g/L 和 60g/L 以上,其他营养指标也要符合手术要求。改善患者营养状况的方式依病情而定,原则上能口服者应尽可能经口予以补充,若食欲不振或因其他原因导致食物摄入量过少,可考虑同时采取肠外营养支持。

(二)术后营养支持

无论何种手术,都会对机体组织造成不同程度的损伤。一般都可能有失血、发烧、感染、物质代谢紊乱、消化吸收功能降低、食欲减退、咀嚼困难、大便秘结等情况发生,甚至还可能有严重的并发症。据临床观察,大约有 50% 的外科住院患者有不同程度的营养不良,表现为体重下降,低蛋白血症,淋巴细胞减少和运铁蛋白浓度降低等。这种患者术后会出现伤口愈合不良,贫血,死亡率较高。导致这些状况发生的基础是蛋白质丢失过多,机体呈负氮平衡;水、电解质代谢紊乱；肝脏功能降低等。因此，必须制订合理的饮食营养治疗方案，促使机体尽快恢复健康。

1. 术后饮食原则

手术后患者的饮食一般多从流质开始，后改为半流质、软饭，以至普通饭。通常采用少量多餐的供给方式，必要时可由静脉输入营养液，以及时补充各种营养素。

(1)胃肠道术后　患者须禁食2~3日，但要进行静脉输液和漱口，以保证供给身体足够的液体、葡萄糖和矿物质等。术后3~4日，肛门出现排气，提示肠道功能开始恢复，此时可给予少量清流质饮食，其后视病情改为一般流质，5~6日后改为少渣半流饮食、半流质饮食。对于伤口愈合良好的患者，术后10日左右即可供应软饭。直肠和肛门手术后也要禁食2~3日，以后给予清流质、流质、少渣半流质饮食。特别应限制富含粗纤维的食物，以减少大便次数，保护伤口。阑尾切除术后第1日要禁食，第2日可给予流质，第3日改为半流质，第5日便可给予软饭。若有阑尾穿孔、腹膜炎等并发症，则需适当延长饮食更改时间。

(2)肝、胆、脾术后　肝、胆手术后患者的饮食情况与胃肠道手术后相似，此外应注意采用低脂、高蛋白的半流质饮食，这样可减轻肝胆代谢负担。因肝门脉高压而行脾切除手术后的患者，其存在肝功能障碍和食管静脉曲张，所以要限制膳食中脂肪及粗纤维的含量，并要将食物切碎、煮软，绝不可供应带有骨、刺的食物。

(3)口腔、咽喉部术后　一般仅在当日中午禁食，晚饭时即可饮用冷流质，至第3日中午改为少渣半流质饮食。注意食物温度要低，以免引起伤口出血。10日后患者可吃软饭。

(4)其他部位术后　关于其他部位手术患者的饮食，应根据手术的大小、麻醉方法及患者对麻醉的反应等因素来决定进食时间和方式。局部小手术一般不引起或很少引起全身反应，患者在手术后即可进食。经大手术或全身麻醉的患者，多数有短时间的食欲减退、消化功能低下，一般进食较少，因此需给予静脉营养一段时间，以弥补暂时营养不足。随着身体的恢复，逐步改为软饭和普通饭。对颅脑损伤和昏迷患者，要给予鼻饲饮食。

2. 术后营养供应

手术后患者的营养需要依病情而定，但原则上是通过各种途径供给高能量、高蛋白、高维生素的膳食。

(1)能量　手术和外伤都会造成机体能量的大量消耗，因此，必须供给充足的能量以减少组织消耗，促进创伤修复。卧床休息的男性患者每日可摄入能量8.4MJ(2000kcal)，女性为7.5MJ(1800kcal)，在能经常下床活动后，可增加到10.9~12.6MJ(2600~3000kcal)。病患者的一日能量需要量可按以下公式计算。

能量需要量(kcal)=基础代谢能量消耗(BEE)×活动系数×应激系数

活动系数是卧床为1.2，轻度活动为1.3。

此外还可根据营养补给方式计算一日能量需要量。

静脉营养(合成代谢)能量需要量(kcal)=BEE×1.75

经口营养(合成代谢)能量需要量(kcal)=BEE×1.5

经口营养(维持)能量需要量(kcal)=BEE×1.2

(2)碳水化合物　体内某些组织如周围神经、红细胞、吞噬细胞及创伤愈合所必需的成纤维细胞均以葡萄糖作为能量的主要来源。给予术后患者充足的碳水化合物，可发挥节约蛋白质作用，有利于机体转为正氮平衡，又可防止酮症酸中毒，并能增加肝糖原储存量，具有保护肝脏作用。每日供给量以 300～400g 为宜,过量会引发高血糖和尿糖。

(3)脂肪 是能量系数最高的营养素,并能提供脂溶性维生素,改善食品风味,所以患者膳食中应含有一定量的脂肪,可占总能量的 20％～30％。但需结合病情考虑供给量,对胃肠道功能低下和肝、胆、胰脏手术后患者,须限制脂肪摄入量。若患者长时间依靠静脉营养支持,则要保证必需脂肪酸的供给。对肝病患者最好给予中链甘油三酯(6～12 碳),因其易溶于水和体液。中链甘油三酯在体内易于氧化分解代谢,故比长链甘油三酯容易消化吸收,而且可直接经门静脉入肝脏,不需要经过乳糜管、淋巴管系统。

(4)蛋白质 是维持组织生长、更新和修复所必需的原料,也是增强机体免疫功能保持血浆渗透压的重要物质。外科患者往往有不同程度的蛋白质缺乏,呈负氮平衡状态,不利于创伤愈合及病体恢复。为此,对术后患者应供给高蛋白膳食,以纠正负氮平衡,每日供给量可达100～140g。

(5)维生素 一般对术前缺乏维生素者,应立即补充。对营养状况良好的患者,术后无需供给太多的脂溶性维生素,但要给予大量的水溶性维生素 C。维生素 C 是合成胶原蛋白、促进创伤愈合所必需的物质,术后每日可给予 500～1000mg。B 族维生素与能量代谢有密切关系,也影响伤口愈合和机体对失血的耐受力,每日供给量需增加,以正常供给量的 2～3 倍为宜。

(6)矿物质 矿物质在维持正常生理机能和代谢方面具有重要作用。创伤或手术后患者因失血和渗出液体等原因,常大量丢失钾、钠、镁、锌、铁等矿物质,应根据临床检验结果,通过输液或调整饮食予以补充。特别要注意补钾,因为钾元素有助于氮潴留。

二、烧伤患者的营养治疗

烧伤是指热力导致的皮肤或其他组织的损伤。烧伤是常见的急性伤害,主要有火焰烧伤、电烧伤、开水烫伤和某些化学烧伤。大面积的深度烧伤是严重的创伤之一,不仅使皮肤全层受到损害,而且还会伤及肌肉、骨骼和内脏,并可引起神经、内分泌、呼吸、排泄系统的一系列生理紊乱,各主要器官的代谢与功能、机体免疫反应都会因此而发生变化,所以说,大面积的严重烧伤是引起全身性伤害的复杂疾病。对烧伤患者除进行药物和手术治疗外,及时合理地补充营养物质,可增强机体抵抗能力,减少并发症,提高治愈率。

(一)营养与疾病的关系

大面积烧伤可引起机体代谢改变。休克期,通常烧伤后 1～2 日出现短时间的基础代谢降低;感染期持续时间较长,代谢旺盛,也称超高代谢;康复期烧伤创面大部分愈合,机体合成代谢加强。超高代谢主要表现为分解代谢增强,蛋白质过度分解,耗氧量及产热增加,体重明显下降等一系列变化。

1.能量

大面积深度烧伤时,基础代谢率可增加 50％～100％。患者同时伴有体温升高和心率加快,体温可达 38～40℃,心率达 120 次/分。严重烧伤患者代谢旺盛阶段可持续数月,与烧伤的程度有关。代谢率随烧伤面积的增加而升高,烧伤面积分别为 30％与 60％时,基础代谢率分别增高 70％与 98％。一般在伤后 6～10 日,代谢率达到高峰,随创面修复和感染的控制,逐渐恢复正常。

2.蛋白质

患者烧伤后第 2 日开始出现尿素氮排出量增加,可持续数日至数周。轻、中度烧伤每日尿

氮丢失可达到 $10\sim20g$,严重烧伤时达到 $28\sim45g$。中度烧伤时分解代谢可持续 30 日,蛋白质分解累积达到 12kg。另外,烧伤创面也可丢失一定数量的氮。蛋白质的过度分解和氮的大量丢失,使患者很快处于负氮平衡。而且治疗过程中的每次手术切痂、植皮,以及合并败血症时,尿氮排出量也会显著增加。

3. 脂类

大面积烧伤患者在早期可出现血浆内游离脂肪酸升高,与烧伤程度呈正相关。患者体内儿茶酚胺、甲状腺素、胰高糖素、肾上腺皮质激素等分泌增加,促进了组织内甘油三酯的脂解作用分解为甘油和脂肪酸。另外,烧伤创面水肿液中含有甘油三酯、胆固醇、磷脂和未酯化脂肪酸。同时,在代谢旺盛期,体内消耗总量的 80% 来自脂肪。严重烧伤患者,每日脂肪丢失量可高达 600g 以上。

4. 碳水化合物

大面积烧伤患者有半数在伤后 2h 内出现高血糖症,血糖浓度与烧伤程度呈正相关。在烧伤的应激状态下,儿茶酚胺及胰高血糖素的分泌增加,促进了糖原异生。儿茶酚胺又刺激了胰高血糖素的分泌,抑制胰岛素的分泌。因胰岛素可抑制糖原的异生和分解。故严重烧伤时胰岛素与胰高血糖素的比值较低,导致蛋白质分解和糖原异生,使血糖升高。另外,胰高血糖素又促进了肝糖原的分解,以致血糖进一步升高。

5. 矿物质

烧伤早期,组织细胞的破坏引起血清钾和其他矿物质含量升高。分解代谢旺盛期,因创面的丢失和尿中排出量增加,血清内含量下降,钾、磷代谢与氮代谢出现负平衡;钙由于尿中排出量较高,仅能维持在正常值的低限水平。尿锌与创面渗出增多是烧伤后锌大量丢失的主要途径,尿中锌的排出量增加可持续 2 个月。许多酶和蛋白质中含锌,丢失蛋白质的同时也丢失锌。

6. 维生素

烧伤后患者体内的水溶性维生素从尿液和创面大量丢失,又因体内物质代谢旺盛,需要量增加,血浆中各种维生素含量均降低。

7. 酸碱平衡

烧伤易导致酸碱平衡紊乱,常见的有三种情况:代谢性酸中毒、呼吸性酸中毒、急性缺钾性碱中毒。

(二)营养治疗的原则

一般将烧伤的临床过程分为三期,即休克期、感染期和康复期。但是,各期之间互相交错、重叠,有着紧密的联系,有时难以截然分开,所以各期的营养治疗原则也应当既要有所区别,又要有所交叉和延续,以符合实际需要。

1. 休克期

该期病程为 $2\sim3$ 日,严重烧伤时甚至可在伤后 0.5h 发生。轻度烧伤患者多数不发生休克。营养治疗以补充多种维生素为主,不强调能量和蛋白质,以尽量保护患者食欲。可让患者饮用或吸食米汁、牛奶、绿豆汤、梨汁、西瓜水、维生素饮料。

2. 感染期

一般在烧伤 2 日后即可发生创面细菌感染,也就是说感染有时发生在休克期内。烧伤

1～3周内特别容易发生感染,尤其是深度烧伤创面,患者随时可出现菌血症。在机体抵抗力降低时,血液中细菌可大量繁殖以至并发败血症。细菌在创面产生的毒素和组织分解产生的毒素,都可被吸收进入血液循环而出现毒血症。治疗中的手术切痂、植皮也增加了感染的机会。此期的营养治疗原则是给予高维生素饮食,逐渐增加蛋白质和能量以弥补机体消耗,纠正负氮平衡及低蛋白血症,强调供给优质蛋白质,应占补充总量的70%。这样可以达到保证供皮区再生,提高植皮成活率的目的。供应的膳食以半流质和软饭为主,包括各种粥、面条、鱼、虾、肉类、牛奶、鸡蛋、鲜嫩蔬菜、水果。

3.康复期

康复期创面愈合良好,机体功能也开始恢复。康复期的长短主要取决于烧伤创面的深度和机体感染的程度。在此期一定要全面加强营养,增强机体抵抗力,继续控制感染,保证身体快速康复。所以应给予高蛋白、高能量、高维生素和多种矿物质的全价营养膳食,即各种面食、米饭、肉类、鱼、虾、牛奶、鸡蛋、新鲜蔬菜、水果。

(三)烧伤患者的营养供应

烧伤后的超高代谢反应,使机体对能量和蛋白质等营养素的需要量较平时大大增加。根据患者烧伤面积和深度、病程分期、机体氮平衡状态、体重变化、临床检验结果等因素,确定具体补充数量和给予的时间。对多数患者需在感染期和康复期全面加强营养。

1.能量

在正常需要量的基础上补充多余的消耗。烧伤面积大于50%的患者每日能量需要量,可按以下公式计算。

成人:能量需要量＝105kJ(25kcal)×体重(kg)＋167kJ(40kcal)×烧伤面积(%)

8岁以下儿童:能量需要量＝168～251kJ(40～60kcal)×体重(kg)＋146kJ(35kcal)×烧伤面积(%)

另外,要注意能量和氮的比例,二者比例最好为628～837kJ(150～200kcal):1g氮。

2.蛋白质

在不同病程时期,机体对蛋白质的需要量有很大差异。当每日摄入14.7MJ能量,其中30%由脂肪供给时,要在伤后不同时期达到氮平衡,各期蛋白质需要量(g/kg体重)为7～16日时3.20～3.94,30～39日时2.02～2.53,60～69日时1.44～0.51,90～99日时1.08～0.51。可见在分解代谢旺盛期,患者对蛋白质的需要量很大,应供给充足,宜占总能量的20%左右。成年烧伤患者每日蛋白质摄入量最好达到120～200g,优质蛋白质必须占70%左右,这对维持氮平衡极为重要。

烧伤患者的蛋白质需要量计算公式如下。

成人蛋白质需要量(g)＝1.0×体重(kg)＋3.0×烧伤面积(%)

儿童蛋白质需要量(g)＝3.0×体重(kg)＋1.0×烧伤面积(%)

有些氨基酸对烧伤患者是特别重要的,如甲硫氨酸可转变为半胱氨酸而具有解毒作用,可保护肝脏。甲硫氨酸的甲基可用于合成胆碱,从而有抗脂肪肝作用。色氨酸、苏氨酸、胱氨酸和赖氨酸也都有抗脂肪肝作用。谷氨酰胺在防止肌肉代谢分解、增强机体免疫能力、维持肝脏和胃肠道黏膜正常功能方面,具有重要作用。精氨酸代谢后在肠道内产生较多的氨气,可抑制肠道细菌的生长繁殖,可预防患者的肠源性感染。所以,可在烧伤早期由静脉输入氨基酸制剂。

供给膳食蛋白质还要注意观察患者是否并发肾功能不全、消化功能严重紊乱,以及血液中尿素氮是否异常升高,在患者有这些情况时,应根据病情适当减少蛋白质供给量。

3.碳水化合物

碳水化合物是能量最经济、丰富的来源,还具有保护肝、肾功能、预防代谢性酸中毒和减缓脱水的作用。包括由静脉输入的葡萄糖在内,每日需供给烧伤患者 400～600g。建议每日碳水化合物供给量最好为 7.2g/kg 体重。静脉补充葡萄糖时,应与胰岛素、氯化钾同时输入,以保证葡萄糖充分转变为糖原,并维持体液中钾含量。还要供给患者一些淀粉类食物,但不宜让患者摄入过多,以免引起腹胀。

4.脂肪

供给脂肪要选择含必需脂肪酸、磷脂丰富的食物,如大豆制品和鸡蛋等,以保证组织细胞再生的需要。膳食脂肪能提供脂溶性维生素,可预防维生素缺乏症。根据患者具体情况,每日供给量可占总能量的 20%～30%。当患者食欲不振,或并发胃肠功能紊乱及肝脏损害时,需适当减少脂肪供给量。

5.维生素

维生素在维持体内物质代谢、保证能量供应、促进创面愈合、刺激造血功能、增强免疫能力、减轻药物毒性、预防内脏损害等方面,具有十分广泛的作用。表 8-8 是烧伤患者的每日主要维生素需要量。

表 8-8 烧伤患者的每日主要维生素需要量

烧伤面积	维生素 A(IU)	维生素 B_1(mg)	维生素 B_2(mg)	维生素 B_6(mg)	维生素 C(mg)
<30%	10	30	20	2	300
30%～50%	20	60	40	4	600
>50%	30	90	60	6	900

6.矿物质

烧伤引起的矿物质代谢紊乱对创面愈合影响很大,与患者康复关系密切的元素主要有以下几种。

(1)钠 患者血清钠在烧伤休克期内钠离子浓度下降,以后逐渐升高,在伤后 10 日左右达到平衡。但也有患者在并发高渗性脱水或败血症时,出现高钠血症。对于发生水肿和肾功能障碍者,需限制钠盐。

(2)钾 除了在烧伤早期有血钾升高外,因患者在整个烧伤病程中从尿中和创面渗出液均丢失钾,故较多出现低钾血症,与负氮平衡常同时存在。1g 蛋白质和碳水化合物分解代谢时,可分别释放出 0.5mg 和 0.36mg 钾。因此,在供给大量蛋白质的同时需补钾,这样可促进机体对氮的有效利用。每供给 1g 氮,最好同时给予 195～234mg(5～6mmol)钾。

(3)磷 在体内能量代谢中,磷可使二磷酸腺苷(ADP)进一步磷酸化为三磷酸腺苷(ATP)。若发现患者血清磷降低,必须由静脉立即补充。

(4)锌 机体的锌大约 20% 分布在皮肤,锌多与蛋白质结合在一起。烧伤时皮肤损害不仅直接丢失锌,而且因蛋白质分解代谢,也从创面丢失锌。烧伤后尿锌排出量会增加,甚至持续 2 个月之久。锌对创伤愈合也具有明显的促进作用。另外,还要注意补充镁、铁、铜、碘等容易缺乏的元素。

7.水分

在烧伤早期,大量水分从创面丢失,是正常皮肤水分丢失的 4 倍。长期发烧进一步增加了水分丢失。所以,对于严重烧伤患者,维持其体液平衡至为重要。每日通过饮食及补液应供给 2500~3500mL 水。为了预防发生高渗性脱水,在给予高浓度营养液时,更应让患者多饮水和饮料。

(四)烧伤后的营养补给方法

为了满足烧伤患者的营养需要,应当遵循营养治疗原则,根据病情、病程、烧伤部位、胃肠道功能及并发症,采用适宜的途径供给各种营养素,防止发生营养不良,促进患者康复,提高烧伤治愈率。

1.补充营养的途径

(1)经口摄食　口服饮食是经济、方便、营养素摄取齐全、可保护食欲和胃肠道消化吸收功能的首选补充营养的途径。只要患者未行气管切开,肠鸣音存在,食欲良好,就应当鼓励其自行口服食物。

经口摄食必须由少量试餐开始,逐渐增加数量,以免发生急性胃扩张和腹泻。烧伤面积大于 40% 的深度烧伤者,多有胃肠道功能减弱,故应禁食 1~2 日。待伤后 2~3 日,患者胃肠道蠕动恢复后,可给予少量流质试餐,如米汤或绿豆汤,每次 50~100mL,每日 3 次。患者适应后再按病程、病情供应流质、半流质和软饭,坚持少量多餐,每日 6~8 次。面部深度烧伤结成焦痂、口唇周围烧伤疤痕挛缩的小口畸形、口周围植皮、口腔内牙齿固定等情况,都会妨碍进食,对于这些患者应让其口服不经咀嚼即可下咽的匀浆膳。最新的研究认为,尽早让患者口服或给予管饲饮食,对于烧伤的治疗十分有利,因为有食物通过胃肠道,肠道内细菌就难以形成菌落和产生细菌毒素,可预防肠源性感染,避免出现烧伤后菌血症和毒血症;及早进食还可刺激胃肠蠕动,保护胃肠黏膜,预防应激性溃疡的发生。

(2)管饲营养　实施管饲营养的前提条件是患者消化吸收功能正常。当口服饮食不能满足患者营养需要、患者因有口面部严重烧伤而不能口服、患者拒绝进食时,均应采用管饲营养。

最常用的方法是鼻-胃管饲,即把直径为 0.15~0.25cm 的鼻饲硅胶管经鼻腔、咽喉插入胃部,用此管输注混合奶、匀浆膳或要素膳。鼻饲膳食温度以 37~38℃ 为好,过冷可使胃肠蠕动加快而引起腹泻,过热易烫伤胃黏膜。开始用鼻饲膳食的浓度要低,输入速度要慢,成人为 40~50mL/h,7 日后可增加到 100~150mL/h。鼻饲膳食不宜太稠,要素膳浓度可为 20%,并尽可能等渗。如果为高渗透压,则会引起恶心、呕吐,蛋白质过多时还可导致高渗性脱水。鼻饲膳食应现用现配,一般不超过 24h,可置冰箱内保存。对上消化道烧伤,如强酸或强碱引起的食管烧伤,可行空肠造瘘,经瘘管给予食物。开始应先滴注米汤、果汁等,待患者适应后再给予脱脂奶、混合奶。滴注的管饲膳食必须经过加热消毒,滴注速度开始为 40mL/h,以后增至 120mL/h,温度要保持在 40~42℃。

(3)静脉营养　当经口摄食和管饲营养仍不能满足患者对营养的需要时,可同时采用周围静脉营养。经周围静脉输注的应为等渗营养液,因为高渗溶液对周围静脉刺激大,易发生血栓性静脉炎。临床实践证明,将 4% 氨基酸溶液和 4%~6% 葡萄糖溶液同时输注的方法,效果最佳。对于严重消耗及由于胃肠道功能紊乱和并发应激性溃疡、消化道大出血、败血症、肠梗阻、长时间腹泻而不能采用经口摄食和管饲营养的烧伤患者，需实施完全胃肠外营养(TPN)。采用 TPN 可经中心静脉插管输入以高渗葡萄糖(25%)和高浓度氨基酸(4.25%)溶液为主的静脉营养液。在烧伤的分解代谢期，采用 TPN 可明显减少用血量，并使患者很快获得正氮平衡，因为通过中心静脉能供给 12.55~20.72MJ(3000~5000kcal)的能量和 100~200g 蛋白质。

但是，在长期采用 TPN 时，一定要注意补充必需脂肪酸、多种维生素和矿物质，必要时加入 ATP、辅酶 A 和胰岛素。在实施 TPN 过程中，需严格执行无菌操作，加强临床护理，并每日检查尿氮、血尿素氮、血清电解质、血糖、尿糖和肝功能等检验项目。

2. 烧伤并发症的营养治疗

(1)应激性溃疡 这是大面积烧伤时常见的严重并发症之一，发病率为 12%~25%，致命性出血率为 5%，溃疡出血时间可持续 15 日，出血总量可达 4500~14000mL。在发生应激性溃疡或出血性胃炎时，应让患者禁食。待出血停止后，可让患者饮无糖牛奶以中和胃酸，保护胃黏膜。开始饮用量为 50mL，以后增至 200mL，每日不要超过 1500mL。随着病情好转，可在保持每日饮用 250mL 牛奶的同时，给予蒸鸡蛋和鸡蛋薄面糊等。

(2)腹泻 由细菌引起的急性胃肠炎，宜给予少渣低脂流质饮食；若为霉菌性肠炎，可给予咸米汤。病情好转后可供给藕粉、小米粥、胡萝卜泥、苹果泥等具有助消化及收敛作用的食物。同时注意纠正水和电解质紊乱。

(3)败血症 严重烧伤患者常并发败血症，对此应供给高蛋白、高能量、高维生素饮食。若患者有高烧和极度厌食，需暂时以鼻饲饮食为主。

(4)急性肾衰竭 对并发急性肾衰竭的烧伤患者，应给予低盐、低蛋白、高能量、高维生素饮食，并根据病情调整钾和水的供给量。

(5)肝功能障碍 当患者有肝功能障碍时，要给予限制脂肪的清淡饮食，并让患者多吃新鲜蔬菜和水果。

第九节 恶性肿瘤患者的营养治疗

肿瘤是机体在各种致瘤因素作用下，局部组织的细胞在基因水平上失去对其生长的正常调控，导致异常增生而形成的新生物，一般表现为局部肿块。肿瘤一般分为良性肿瘤和恶性肿瘤两大类。恶性肿瘤是目前威害人类健康最严重的疾病之一。大多数恶性肿瘤是环境因素与遗传因素相互作用的结果。环境因素包括膳食结构、生活方式和环境致癌物。科学搭配膳食营养素对预防肿瘤有积极作用。治疗肿瘤是手术、放疗和药物疗法(化疗)，精神心理调节、适量运动、合理饮食相结合进行综合治疗。在这些治疗中，饮食治疗是基础，在肿瘤发病时或肿瘤经手术、放疗或化疗时，用营养支持疗法补充必要的营养素能加强患者的营养，增强肿瘤患者的免疫能力，减少并发症，并能改善肿瘤患者后期所发生的恶病质。许多实验研究和流行病学研究证明，在人类肿瘤的发生与发展中，膳食因素起着十分重要的作用。根据营养与肿瘤发病关系的资料，有学者估计，女性肿瘤 60% 与膳食有关，男性肿瘤死亡 30%~40% 与膳食有关。

一、营养与恶性肿瘤的关系

(一)能量

流行病学资料和实验资料显示,某些生活方式因素,包括膳食脂肪的摄入量和种类、体力活动和肥胖等,可以影响许多癌症的发病危险性。高能量可导致体重过重或肥胖,而肥胖与肠癌和乳腺癌有关,与胰腺癌、肝癌、胆囊癌、泌尿系统癌症、子宫癌等也有一定关系。能量摄入过多、超重、肥胖、有久坐生活习惯的人群,其乳腺癌、结肠癌、胰腺癌、胆囊癌、子宫内膜癌和前列腺癌的患病危险性增加。动物实验证明长期限制能量,有规律的体力活动和瘦型体质可降低结肠癌和有可能降低乳腺癌、肺癌的患病危险性;并使自发性肿瘤的潜伏期延长,肿瘤的数目减少,还可抑制移植性肿瘤的成活与生长速度。流行病学研究表明摄入的能量高(表现为体重过重或肥胖)与上述肿瘤的发生率呈正相关;而能量消耗多(以体力活动衡量)则与上述肿瘤的发生率呈负相关。

(二)蛋白质

实验饲料中蛋白质含量过高,可促进动物肿瘤发生,以恶性淋巴瘤发生较多,诱发肝癌和食癌较少。低蛋白饮食可使肝癌和食管癌发病率增高,而乳腺癌发病率则较低。儿童时期即开始不吃或少吃动物脂肪及蛋白质,消化功能就可能出现早衰,消化酶分泌减少,胃癌发病率增高。故饮食蛋白质过高或过低均易导致癌症的发生。另外,蛋白质的高温分解产物和热分解产物二者联合都可能有致癌性,富含蛋白质的食物(如肉、鱼)的高温分解产生的杂环胺类物质是强致突变物质,在实验动物中可引起多种肿瘤,包括结肠癌和乳腺癌;在低温条件下烹调食物(热分解)也可造成蛋白质的氧化或其他改变,使之产生致癌性。膳食蛋白质与脂肪和能量具有高度相关性,三者作用增强可增加肿瘤的发生。

(三)脂肪

一直认为脂肪是癌症的主要膳食危险因素,高脂肪饮食可导致乳腺癌、肠癌、前列腺癌发病率增高。饮食脂肪过多,可刺激胆汁分泌增多,同时还可使大肠内厌氧菌大大增加,需氧菌数量减少;胆汁进入肠道内被厌氧菌转化成胆酸、中性胆固醇及其分解代谢产物等,而这些物质均具有引起癌变的作用。低脂肪饮食使宫颈癌、子宫癌、食管癌和胃癌的发病率增高。

(四)膳食纤维

膳食纤维主要是非淀粉类多糖和木质素,前者包括纤维素、半纤维素、果胶等。膳食纤维具有多种重要的生理功能,如通便、降低胆固醇、降血糖、改善肠道细菌的微生态环境和预防癌症。食物中的纤维素减少,使食物通过肠道的时间延长,增加厌氧菌的作用,促使致癌物或致癌前体物的产生,使大肠癌的发病率增加。但纤维素过多易导致胃癌的发生,食管癌多发地区与当地居民食用粗糙的、纤维素多的食物,以及营养素缺乏有关。

(五)饮酒

大量饮酒增加肝脏对酒精的分解,肝细胞易发生炎症、坏死,最终可导致肝硬化;也可使脂肪在肝内沉积而引起脂肪肝,使肝丧失正常功能,增加诱发肝癌的可能性。此外,饮酒也增加口腔癌、咽癌、食管癌、乳腺癌、甲状腺癌、皮肤癌的发病率。酒精与其他致癌因素还能起协同作用,在口腔癌和食管癌的发生中,乙醇和烟草的共同作用使危险性成倍增加;在肝癌的发生中,乙醇与黄曲霉素 B₁ 或乙肝病毒同样也存在协同性。

(六)吸烟

相关资料分析,吸烟与肺癌呈高度正相关,还可使口腔癌、喉癌、膀胱癌、食管癌发病率增高。每日吸烟 20 支以上患癌的可能性明显增加。

(七)维生素

维生素 A 缺乏时易促使化学致癌物诱发肿瘤,如口腔黏膜肿瘤、皮肤乳头状瘤、颌下腺癌。维生素 A 醋酸酯可抑制肝癌、肝微粒体氧化酶的活性,从而减低体内致癌活性物质;总之维生素 A 能防止上皮细胞的转化,修复上皮细胞的损伤,故可预防各种肿瘤。值得注意的是,在较短时间内用较大剂量的维生素 A 有可能引起胎儿畸形。缺乏维生素 B₁ 使得肿瘤的形成和生长速度明显加快,可能是转酮醇酶活性降低所致。维生素 B₂ 缺乏使偶氮类色素致肝癌作用增强,亦有报道认为维生素 B₂ 能抑制黄曲霉毒素 B₁ 诱发肝癌。缺乏胆碱可促使黄曲霉毒素 B₁ 和亚硝胺类致肝癌的作用。维生素 B₆、叶酸和维生素 PP 缺乏也可促进肿瘤发生。维生素 B₁₂ 缺乏可增加胃癌和白血病的发病率,而大剂量可促使病情恶化。维生素 C 对肿瘤的发生有抑制作用,可阻断亚硝胺在体内的合成,降低肿瘤的发病率。维生素 E 对致癌物有解毒功能,与硒联合使用,有一定的防治癌症作用。

(八)矿物质

碘缺乏或过量时,均可引起甲状腺癌。碘缺乏也是乳腺癌、子宫内膜癌和卵巢癌的发病因素之一,缺碘可导致乳腺组织上皮细胞发育不良,增加乳腺组织对致癌物质的敏感性。铜可抑制化学致癌物对肝的致癌作用。锌摄入过低和过多都会降低机体免疫功能,增加患癌危险性。锌摄入过多还可影响硒的吸收。流行病学资料显示,锌过量可能与食管癌和胃癌有关。

镁可减少肿瘤的发生,给动物注射镁盐可使胃癌的发病率减少 50%,亦有人认为缺镁可诱发胸腺淋巴细胞和粒细胞白血病。硒可预防癌症,其摄入量与乳腺癌、卵巢癌、结肠癌、直肠癌、前列腺癌、白血病、胃肠道肿瘤、泌尿道肿瘤等的发生呈负相关(尤其是食道癌);硒是强氧化剂,能通过抗氧化作用阻止致癌物与宿主细胞相结合,并能抑制细胞内溶酶体酶的活力,加强机体的解毒作用。缺铁时消化道肿瘤的发病率增加,实验动物饲料中缺铁可提高化学诱癌剂的致癌作用。钙可保护胃黏膜免受高浓度氯化钠和硫酸盐的作用,以避免胃黏膜萎缩,并可消除炎症。有报道钙摄入量与结肠癌呈负相关,喝软水的人群结肠癌的发病率高。因此在癌症的发生发展中,膳食因素既有重要的病因性作用,也有重要的保护性作用。

二、恶性肿瘤营养治疗

(一)营养治疗原则

1.定期做营养评价

对肿瘤患者定期做营养评价以便及早发现营养问题,对出现的营养问题及早处理,比出现营养不良后再行纠正更为有效。

2.鼓励经口摄食

患者胃肠道功能良好时应鼓励经口摄食,尽可能采用经肠营养。若癌症患者不能用口摄取食物,则需要用全静脉营养补充。全静脉营养的补充方法是将葡萄糖、脂肪、氨基酸、矿物质、维生素与微量元素完全由锁骨下静脉输入，或者用胃管将纯粹的葡萄糖、脂肪酸与氨基酸等配成要素膳输入体内，称全胃肠道营养。用这些方法对不能口服食物的晚期癌症患者有较显著的疗效。

3. 改善影响患者营养摄入的症状

通过改进饮食的色、香、味及种类多样化降低厌食症状；增加多汁的饮食和水果，降低或消除口干；少食油腻食物和产气食物以防腹胀；适量增加膳食纤维以防便秘。在此基础上，米取少量多餐保证摄入足够的营养素和能量。

（二）常见肿瘤的营养治疗

1. 食管癌

食管癌是我国最常见的恶性肿瘤之一，死亡率仅次于胃癌，占第二位。食管癌的发生与饮食习惯和膳食营养密切相关。吸烟、大量饮酒及进食粗、硬，热的食物，或被霉菌毒素、亚硝酸盐污染及缺乏维生素 A、B 族维生素、维生素 C 和微量元素（硒、钼），都是导致食管癌的危险因素。吞咽不适和困难是食管癌最主要的症状。初期仅在进食干硬食物时有梗噎感，此后进行性发展以致在进流质或半流质时均有困难，故中晚期食管癌患者均有营养不良症状，多数患者死于恶病质。食管癌的治疗以手术切除和放疗治疗为主。上段食管癌可行空肠或结肠食管重建术；中下段可行胃食管吻合术；对晚期患者，可行姑息性胃十二指肠造瘘术。放射治疗可导致食管炎，食管纤维化。

（1）手术或放射治疗前及时补充营养素 如吞咽困难不严重，可鼓励患者经口进食，少量多次，可每 2～3h 1 次。有严重梗阻的患者可插管，鼻饲用要素膳，每日能量保持在 14644～18828kJ（3500～4500kcal）。如患者出现腹泻，部分能量可用静脉输液供给。

（2）手术后灌注要素膳 术后 2～6 日（颈段食管-胃吻合术后 7～9 日）可经十二指肠营养管灌注要素膳。按患者体重 146.44kJ（35kcal）/kg 计算，每日约 6276～8368kJ（1500～2000kcal）灌注浓度由 5％～10％逐日增至 20％～25％。术后第 7～9 日如无吻合口瘘者，可经口进食匀浆液，直至恢复半流质。

（3）其他 对放射治疗后并发食管炎和纤维化的患者，经口进食应注意细、软、温度适中，避免酸、辣刺激性食物。

2. 胃癌

胃癌是我国最常见的恶性肿瘤，死亡率占所有恶性肿瘤的 23％。患病原因饮食因素，如嗜食高盐食品、熏制食品、硬食、烫食、油炸食品；膳食缺乏蛋白质、新鲜蔬菜、维生素 A，摄入过多含亚硝酸盐的食品，都是胃癌发病的危险因素。胃癌的主要症状是食欲不振、上腹疼痛、腹胀、呕吐和吞咽困难（贲门口癌）从而影响正常经口摄食。因此，胃癌患者往往有消瘦、营养不良和贫血症状。手术是胃癌最主要的治疗手段。根据肿瘤部位、临床分期，行胃部分切除、全胃切除或次胃切除术。倾倒综合征是胃大部分切除术后的主要并发症。

（1）术前制订营养治疗计划 为保证患者对手术的耐受性、术后创口的愈合和避免吻合口瘘，术前应在营养评价基础上作出营养治疗计划。每日所需的营养素和能量，可根据患者进食情况决定摄入途径。在幽门不全梗阻时，可考虑在内窥镜下，经十二指肠细管插入营养管；如幽门完全梗阻，则应作全静脉营养。

（2）防治倾倒综合征 术后由于胃容量下降，易发生倾倒综合征。早期倾倒综合征在进食时或进食后 10～15min 发生,这是由于进食大量高渗饮食后,空肠扩张,刺激副交感神经及血容量下降所致,患者突感头昏、腹痛、心慌、恶心、呕吐,可用少量多餐、减少甜食、餐后平卧20min 来防止;晚期倾倒综合征发生在进食后 1～2h,由于食物迅速进入空肠,刺激胰岛素分泌增加,引起低血糖反应所致。倾倒综合征发生后应立即平卧,给予糖水或注射葡萄糖溶液,可迅速缓解。

(3)饮食调整　术后 1 周后可灌注要素膳,以后可逐步过渡至半流质饮食,以至正常饮食,但要注意少量多餐。因胃癌患者术后铁质吸收不完全,且内因子缺乏易导致贫血,故应注意补充维生素 B_{12}。

3. 大肠癌

大肠癌包括结肠癌和直肠癌,也是我国常见的恶性肿瘤之一。大肠癌的发生与饮食和营养关系密切。一般认为,高脂肪,特别是饱和脂肪饮食、缺少膳食纤维、总能量摄入过多等是大肠癌发生的危险因素。早期结肠癌、直肠癌手术切除多半预后良好,全结肠切除后的回肠造瘘和低位直肠癌切除后的结肠造瘘术(人工肛门),从营养调理上应特别注意。

(1)术前对患者做营养评价,补充足够的高营养膳食　结肠不全和完全梗阻时,应注意水电解质平衡。不全梗阻时可给予高蛋白少渣食物,避免产气和刺激性食物;完全梗阻时则需给予静脉营养治疗。

(2)结肠造口的患者　一般可以正常饮食,但在质地上应细、软、少渣、易消化,避免刺激性食物和产气食物。结肠水分吸收不良,应增加饮水量,以免脱水。

4. 肝癌

在我国肝癌是死亡率占第 3 位的恶性肿瘤,绝大多数是肝细胞性肝癌,其发病与食物黄曲霉素污染和乙型肝炎病毒感染有关。在治疗上,早期孤立的癌结节可考虑手术切除;晚期无法手术者,可考虑动脉插管化疗、局部无水乙醇注射、全身化疗等。肝癌患者的饮食治疗原则是高蛋白、高糖、高维生素和低脂肪。

(1)能量　每日 10460～117152kJ(2500～2800kcal),在手术和化疗前可增加至 12552～1694kJ(3000～3500kcal)。

(2)蛋白质　每日 200g 左右,这有利于改善肝功能下降和腹水引起的低白蛋白血症。

(3)碳水化合物　每日 300～400g,可改善肝脏的糖原贮备。

(4)脂肪　肝癌患者胆汁分泌和排泄受影响,给脂肪消化吸收带来困难,因而脂肪供给不应过多,以 30～40g 不引起患者的恶心呕吐为宜。

(5)维生素　宜供应丰富的维生素 C、维生素 B_2、维生素 B_{12},以及脂溶性维生素 A、维生素 D、维生素 E、维生素 K。

(6)限钠　对有腹水和水钠潴留的患者,应限制钠的摄入,每日 1g 以下。

5. 胰腺癌

胰腺癌是消化系统较少见的恶性肿瘤,但其发病率近年来有所增高,很可能与诊断技术进步有关。80% 的胰腺癌发生在胰头,由于压迫胆道,可造成胆汁滞留;胰腺酶分泌受损,患者往往有明显的消化道症状,如腹痛、腹胀恶心、呕吐、食欲不振(特别是脂肪消化吸收受影响时)。手术切除是主要治疗手段,放疗和化疗可作为辅助治疗。

(1)术前增加能量、蛋白质、糖类和脂肪的摄入　考虑到胰腺癌患者消化能力下降,肠道营养摄入应以消化吸收能力为度,不足部分可从静脉输入。

（2）补充维生素　胰腺癌手术往往同时切除十二指肠和部分胃窦,行胃-空肠吻合,这使胃肠道消化吸收能力进一步受损。在膳食中,可增加维生素含量,特别是维生素 K 的含量。胰腺受损的患者,往往出现糖尿病症状。可采用糖尿病患者的饮食,但不可过分限制糖类的摄入,以免影响机体的能量平衡。

三、食物宜忌

在保证患者膳食结构合理、营养素摄入平衡的前提下,经常性食用一些具有防癌、抗癌作用的食物。

（1）菇类　如香菇、冬菇等,富含蘑菇多糖,有明显的抗癌、抑癌作用。

（2）木耳类　如银耳、黑木耳等,其提取物中的多糖类有很强的抑癌作用。

（3）金针菇　富含多糖类、天冬氨酸、精氨酸、谷氨酸、丙氨酸、组氨酸等多种氨基酸和核苷酸,以及多种微量元素和维生素,有明显的抗癌作用。

（4）人参　含蛋白质合成促进因子,对胃癌、胰腺癌、结肠癌及乳腺癌有明显疗效,对癌症状有不同程度的改善。

（5）海参　含有海参多糖,对肉瘤有抑制作用,玉竹海参提取物硫酸黏多糖可明显改善机体免疫功能。

（6）海带　含有藻酸,可促进排便、防止便秘,抑制致癌物在消化道内的吸收,具有防癌、抗癌功效。

（7）豆制品　大豆及其制品中含有丰富的异黄酮,对乳腺癌、结肠癌等均有明显的抑制作用。

（8）茄子　龙葵碱有抗癌作用。

（9）大蒜　大蒜素和微量元素硒具有抗癌作用。还含有某些脂溶性挥发油,可激活巨噬细胞,提高机体免疫力。

（10）无花果　果实中含有大量葡萄糖、果糖、苹果酸、柠檬酸、蛋白水解酶等,是良好的抗癌食品。

（11）大枣　含有大量的环磷酸腺苷及多种维生素,可改善机体免疫功能,是抗癌佳品。

（12）茶叶　含有丰富的茶多酚、叶绿素及多种维生素,有防癌、抗癌功能。

第十节　儿科疾病营养治疗

一、小儿腹泻

(一)概述

小儿腹泻是一组由多病原、多因素引起的、以大便次数增多和大便性状改变(呈稀便、水样便、黏液便或脓血便)为主要临床症状的疾病。2 岁以下婴幼儿多发,其中约 50% 为 1 岁以内者。迁延不愈者,可引起营养不良和维生素缺乏。

1.病因

小儿腹泻发病因素主要包括以下方面。

(1)感染因素　由肠道内病毒、细菌、寄生虫等引起的感染以及肠道外感染。

(2)非感染因素　以饮食因素为主,多由喂养不当所致。如喂养不定时、喂食过多或过少、辅食种类不适宜等,也有个别婴幼儿因食物过敏或不耐受而发生腹泻,发病者多为人工喂养儿,人工喂养腹泻率明显高于母乳喂养。

(3)易感因素　婴幼儿消化系统发育尚未完善,胃酸和消化酶分泌较少,消化酶的活性较低。生长发育快,对营养物质需求量大,不能适应食物质和量的较大变化,因此容易发生消化功能紊乱。同时,婴幼儿机体防御功能差,人工喂养儿使用被污染的食物或食具也易发生肠道感染而导致腹泻。

2.临床表现

(1)全身症状　轻型腹泻者无明显全身症状,精神尚好,体温多正常,偶有低热,无脱水症状。重型腹泻者有发热、休克等全身中毒症状,烦躁、萎靡、意识朦胧甚至昏迷。

(2)胃肠道症状　轻型腹泻者主要表现为食欲不振,偶有溢乳或呕吐,大便次数增多但量不多,味酸,稀薄,呈黄色或黄绿色,常见白色或黄白色奶瓣和泡沫,可有少量黏液。重型腹泻者可吐出咖啡渣样液体,腹泻次数和量均增加,大便呈黄绿色、黄色或微黄色,蛋花汤样或水样,可有少量黏液。患侵袭性细菌性肠炎者除有恶心、呕吐、频泻等症状外,还有腹痛、排黏液脓血便。

(3)水、电解质及酸碱平衡紊乱　①脱水,患儿因吐泻丢失大量体液,而摄入量又不足,导致脱水。重型腹泻患儿出现较明显的水、电解质紊乱症状。②代谢性酸中毒,绝大多数患儿因腹泻丢失大量肠液,出现不同程度的酸中毒症状。脱水程度越重,酸中毒症状也越重。③低钾血症,呕吐和腹泻可导致机体大量失钾,进食量少又使钾的摄入量不足,因此腹泻患儿多有不同程度的缺钾,未纠正脱水时,体内钾总量减少,血清钾浓度多正常。大量补液后,血容量增加,血钾浓度迅速下降,低于 3.5mmol/L 时,可出现不同程度的缺钾症状。腹泻患儿还可能由于输液导致血钙、血镁浓度下降,出现震颤,手足抽搐或惊厥等症状。

(二)营养与疾病的关系

腹泻在某种程度上会导致大量营养素的吸收不良,但是饮食中仍有 80%~95% 的碳水化合物、70% 的脂肪和 75% 的氮可被吸收。现已明确,进食不会使腹泻加重或增加脱水的风险。

腹泻能破坏肠道乳糖酶,导致乳糖不耐受,影响脂肪、蛋白质及其他营养素的吸收。急性感染性腹泻时,机体水分大量丢失,排泄物中还伴有大量氮、脂肪和碳水化合物,以及各种电解质、微量元素和维生素等的丢失。能量丢失每日可达 500~600kcal。另外,感染、发热增加机体代谢,能量和蛋白需要量相对增加。患儿本身的营养状况可以影响腹泻的预后。如腹泻时患儿营养状况良好,则腹泻往往呈自限性,并可迅速恢复。因为腹泻与营养不良有着非常密切的关系,可导致患儿体重增长停滞,免疫功能低下,反复感染,严重影响小儿的体格和智力发育。

(三)营养治疗原则

小儿腹泻营养治疗的目的是辅助纠正水、电解质紊乱,改善营养不良状态。营养治疗应以减轻症状、及早进食为原则,能量与营养素的供给应由少到多,少量多次。

1.轻型腹泻

轻型腹泻患儿吐泻不严重,体液丢失量少,临床症状轻,营养治疗以调整饮食为主。先以含脂肪量少的流食为主,如母乳、加糖脱脂牛乳(糖含量 5%~8%)、米汤等,少量多次供给,总量以患儿可耐受量为宜。暂停固体食物的供应,待腹泻次数和量减少后,再逐渐增加液体摄入量,喂以全脂奶,或米粥、面条、面片等半流食,年龄大些的小儿可喂以馒头、蛋糕等易消化的固体食物。

2.重型腹泻

重型腹泻患儿首先应控制感染、纠正脱水,暂禁食。当肠道功能开始恢复时,应及时给予经肠营养,以促进肠道功能恢复。

(1)中、重度脱水　患儿应禁食 8h 左右,可由静脉补液供给能量。

(2)轻度脱水　患儿暂停牛乳与辅食 6h 左右,可口服 ORS 补液纠正脱水,预防并发症及获得少量能量。

(3)及早进食　大量吐泻、营养素摄入与吸收减少、感染等可引起肠黏膜损伤、微绒毛上皮细胞酶缺乏等,但肠道仍能消化吸收食物中 60%~70% 的营养物质。因此,早期适当的经肠营养能为肠黏膜上皮细胞提供修复所需营养物质,有利于肠道功能的恢复,改善营养状况,还能促进大便成形。

(4)刚开始进食时　禁止使用高能量、高蛋白质膳食,可选用要素营养制剂,以减轻肠道负担,避免加重腹泻。

(5)解除禁食后　母乳喂养儿可继续喂以母乳,人工喂养儿先喂以经稀释的低脂流食(脂肪含量<15g/d)。

(6)腹泻次数和量都减少后　可陆续喂以稀释的牛乳、米汤、粥、面条等,牛乳应先用含脂肪 0.5%~1.5% 的脱脂乳,一周左右再过渡到全脂乳,以使肠道逐渐适应。

(7)应用肠内营养制剂　部分患儿不适应短期内营养素供给的不全面,可发生肠黏膜水解酶(如乳糖酶)的缺乏,以致对单糖不耐受,此时可考虑应用不含乳的肠内营养制剂。

3.慢性腹泻

患儿由于长期腹泻造成矿物质和维生素的缺乏,多有相应临床症状。此类患儿应多食用富含相应营养素的食物,必要时应服用相应制剂(如钙、铁、锌制剂)或复方制剂(如复合维生素或矿物质)。

(四)食物宜忌

1.宜用食物

(1)牛乳　由稀释的脱脂乳过渡到全脂乳。

(2)主食宜选用大枣粥、红豆粥、小米粥、麦片粥、清汤面、包子等;蔬菜应选用番茄、茄子、黄瓜、西葫芦等含膳食纤维少的品种。

(3)可将新鲜水果、蔬菜(根、茎除外)搅拌成泥状后食用,既可补充丰富的矿物质,帮助肠道恢复功能,还能促进大便成形。

(4)多食用乳及乳制品、豆及豆制品、蔬菜、水果,肉类可选用鱼、瘦猪肉、鸡肉。

(5)酸奶、冰淇淋能够帮助肠黏膜受损后出现乳糖不耐受的患儿适应乳糖。

(6)对肠黏膜受损较重的患儿,应使用营养全面、易消化吸收的肠内营养制剂。

2.忌(少)用食物

小儿腹泻患者忌用油腻、生冷硬及含粗纤维多的食物,如韭菜、芹菜、菠菜、油菜等,忌用对胃肠道有刺激作用的调味品。慎用纯糖食物,不宜添加蔗糖,在肠道内容易发酵,刺激肠管,可用婴儿米粉、米汁等代替。

二、儿童糖尿病

儿童时期的糖尿病是指在 15 岁以前发生的糖尿病。由于病因、临床表现、治疗和预防的不同,通常分为三类:1 型糖尿病、2 型糖尿病和其他类型糖尿病。

(一)概述

1. 病因

本病的发病原因主要包括遗传因素、环境因素与自身免疫反应,使胰岛 B 细胞损伤并遭到破坏。临床观察发现约 40% 免疫介导型糖尿病患儿体内有抗牛血清白蛋白的抗体,胰岛细胞表面蛋白结构与牛血清白蛋白相似,因而有人推测本病的发病可能与饮用牛乳有关。患儿主要病理变化是胰岛和胰岛素细胞数量明显减少,胰岛呈纤维化并萎缩。

2. 临床表现

起病急,幼年患儿发病率较年长儿高,约 1/3 患儿在起病前曾有上呼吸道、消化道等急性感染病史,或有饮食不当、劳累、情绪激动等诱因。少数起病较缓慢,以精神呆滞、软弱、体重下降为主。多数患儿有"三多一少"的典型症状,即多尿、多饮、易饿多食和体重减轻。但多数儿童多饮多尿不易被发现而很快发展为脱水及酮症酸中毒。患儿典型表现为呼吸深长,呼气中有酮味(烂水果味),发病急。恶心、呕吐、腹痛、全身疼痛等。脱水、电解质紊乱、酮症酸中毒均可造成中枢神经系统的严重损伤,患儿血压下降,脉细速,体温不升,嗜睡,表情淡漠,甚至出现意识障碍或昏迷。40% 患儿出现酮症酸中毒的表现后才就诊。体格检查糖尿病时除消瘦外一般无阳性体征。学龄儿童可发生夜间遗尿,部分儿童食欲正常或减低,体重减轻很快消瘦、乏力及精神萎靡。

(二)营养与疾病的关系

糖尿病时反调节激素(如胰高糖素、肾上腺素、糖皮质激素及生长激素等)增多,加重了代谢紊乱,出现高血糖、高血脂和高酮血症,同时伴脱水,引起血浆渗透压增高,导致意识障碍甚至昏迷。主要是胰岛和胰岛 B 细胞数量明显减少,胰岛呈纤维化并萎缩。胰岛素缺乏引起糖异生并阻止循环中糖的利用和储存,导致高血糖。脂肪和蛋白分解增加可导致酮的生成以及体重减轻。

(三)营养防治原则

适当控制饮食可减轻胰岛负担,避免酮症酸中毒。但因患儿正处于生长发育阶段,营养物质供应不足也会造成不良后果,所以不宜过分限制,饮食应满足患儿基本需要,能控制血糖、血脂水平及体重即可,有并发症者应注意饮食宜忌。

1. 能量

能量的供应以能满足患儿正常生长发育及日常活动的需要为宜。每日能量需要量可按下面公式计算。

每日所需能量(kJ)=4180+年龄×(293~418)

具体供应量还需依照患儿年龄、活动量、日常饮食量及发育情况而定,如年幼儿日常饮食量较大者宜给予较高能量,反之较低。体重超过标准体重 20% 以上者。能量供应量宜偏低。

2. 能量分配

产能营养素的比例蛋白质占 15％～20％、脂肪 25％、碳水化合物 55％～60％为宜。高蛋白质、高脂肪及低碳水化合物饮食不仅易导致或加重酮症酸中毒,且加速动脉硬化的发生。而高碳水化合物(高膳食纤维)、低脂饮食有利于稳定血糖、刺激胰岛素的分泌及促进葡萄糖的利用。

3. 能量物质的选择

(1)蛋白质 供应量的 3/4 或 2/3 应为优质蛋白。豆制品是植物优质蛋白的首选食物,它不仅富含蛋白质,而且所合的纤维素、大豆皂苷等成分有利于控制血糖水平。肉类中的瘦牛、羊肉及鸡胸脯肉蛋白质含量与瘦猪肉接近,脂肪含量却远低于瘦猪肉,是动物优质蛋白的首选。脱脂乳制品也是补充动物优质蛋白的良好来源,但应注意有乳糖不耐受症的患儿不宜食用,或可选用酸牛乳。建议 1.0～1.5g/(kg·d),对婴幼儿来说,可以高一些,1.5～2.0g/(kg·d)。对于有肾病迹象者较低,0.8g/(kg·d)或来源于蛋白质的能量占总能量的 10％。

(2)脂肪 糖尿病患儿脂肪摄入量受到限制,而且膳食中提供蛋白质的食物亦含有相当量的脂肪,因此烹调用油宜减少,尤其忌过油食物。鱼类脂肪含量不高,含不饱和脂肪酸较多,还可以提供优质蛋白质,宜多食用,尤其是海鱼。虾类的脂肪含量虽然也不高,但胆固醇含量相对较高,食用时应控制数量。糖尿病患儿一日胆固醇摄入量宜低于 300mg。

(3)碳水化合物 糖尿病患儿宜选用多糖类碳水化合物,慎用单糖、双糖类。宜用富含膳食纤维的食物,慎用精米、精面。在控制血糖方面,同样是淀粉类食物,豆制品的血糖指数较面包、米饭、马铃薯低,米饭较面食低,粗粮较细粮低。故主食宜用豆饭,多食粗粮。

(4)蔬菜与水果 膳食纤维除了可由粗粮提供外,更主要的是从蔬菜、水果中得到。茎、叶类蔬菜中含有大量的纤维素、半纤维素、木质素等不溶性膳食纤维,水果中含有丰富的果胶、黏胶质等可溶性膳食纤维。目前我国还没有糖尿病患者膳食纤维的每日摄入量标准,美国推荐 40g/d,或 15～25g/418kJ。

(5)餐次分配 糖尿病患儿机体代谢状态不同于正常小儿,故每日能量在每餐中的分配亦有所不同。患儿每日以六餐为宜,早、午、晚三餐摄入的能量应分别占全天总能量的 25％、25％、30％,日间两次加餐各占 5％,睡前加餐占 10％。每次做较剧烈活动之后,也需给予少量点心或脱脂乳,以防止出现低血糖。进餐时间应根据患儿血糖水平波动情况而定,保证进餐时间的规律性将有利于血糖的控制。

(6)对症治疗 对症状明显的患儿应先对症治疗。如出现脱水、电解质紊乱,除大量补充水分外,还要补充离子,可口服 0.1％食盐水,或多食用新鲜蔬菜、水果,以汁多者为佳。如出现酮症酸中毒,宜将脂肪摄入量降至 20％以下。如出现肾脏损害,蛋白质占总能量的比例应减至 10％以下,如出现眼底病变,应多食用营养视神经的食物,如富含维生素 A 的食物及含牛磺酸较多的海产品。

(四)食物宜忌

1. 宜用食物

(1)豆类及其制品、小米、玉米面、燕麦、全麦面包、黑麦面包、藕粉、瘦牛肉、瘦羊肉、鸡胸脯肉、新鲜蔬菜水果。

(2)出现酮症酸中毒昏迷时,可管饲特殊要素营养剂。

2.忌（少）用食物

精米、精面、过油食物、肥肉、动物内脏、虾类等。

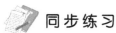 **同步练习**

一、单项选择题

1.慢性肾衰竭患者以下哪种食物应少食（　　）

A.鸡蛋　　　　　B.牛奶　　　　　C.白菜　　　　　D.豆类　　　　　E.肉类

2.慢性肾衰竭患者每日能量供给量为（　　）

A.35～40kcal　　B.30～35kcal　　C.25～30kcal　　D.20～25kcal　　E.45～50kcal

3.慢性肾衰竭患者进行酮酸疗法，宜采用下列哪种饮食方式（　　）

A.麦淀粉饮食　　B.高蛋白饮食　　C.低蛋白饮食　　D.普通饮食　　　E.无盐饮食

4.发生肥胖时实际体重高于理想体重（　　）

A.10%　　　　　B.10%～20%　　C.20%～30%　　D.5%～15%　　　E.5%

5.急性痛风患者可食用以下哪种食物（　　）

A.海参　　　　　B.沙丁鱼　　　　C.鲢鱼　　　　　D.牡蛎　　　　　E.动物肝脏

6.根据肾功能不全时蛋白质和氨基酸代谢的特点，血液中（　　）

A.必需氨基酸浓度升高，非必需氨基酸水平升高

B.必需氨基酸浓度下降，非必需氨基酸水平下降

C.必需氨摹酸浓度升高，非必需氨基酸水平下降

D.必需氨基酸浓度下降，非必需氨基酸水平升高

E.必需氨基酸和非必需氨基酸浓度变化视病情轻重不同而不同

7.氨基酸疗法可以缓解氨基酸代谢紊乱，使（　　）可改善营养状况

A.EAA/NEAA 的比值升高，血尿素氮升高，尿毒症症状减轻，蛋白质合成减少

B.EAA/NEAA 的比值下降，血尿素氮下降，尿毒症症状减轻，蛋白质合成减少

C.EAA/NEAA 的比值下降，血尿素氮下降，尿毒症症状减轻，蛋白质合成增加

D.EAA/NEAA 的比值升高，血尿酸氮下降，尿毒症症状减轻，蛋白质合成增加

E.EAA/NEAA 的比值升高，血尿酸氮升高，尿毒症症状减轻，蛋白质合成增加

8.痛风最重要的诊断依据是（　　）

A.痛风石　　　　B.急性痛风性关节炎　　　　　C.高尿酸血症

D.肾结石　　　　E.急性肾衰竭

9.糖尿病患者饮食中每日盐摄入量应控制在（　　）以下

A.9g　　　　　　B.8g　　　　　　C.6g　　　　　　D.7g　　　　　　E.5g

10.痛风患者每日饮水量不低于（　　）

A.1500mL　　　B.1800mL　　　C.2000mL　　　D.1600mL　　　E.2500mL

11.（　　）常是痛风性关节炎急性发作的诱因

A.蛋类　　　　　B.肉类　　　　　C.蔬菜　　　　　D.水果　　　　　E.谷类

12.急性痛风发作时蛋白质可按每千克体重（　　）供给

A.1.0g　　　　　B.0.8g　　　　　C.0.6g　　　　　D.0.4g　　　　　E.0.9g

13.糖尿病患者发生低血糖反应急救的有效措施是（　）

A.加大饭量　　　　　　　　　B.立即食用糖果或含糖饮料　　　C.减少胰岛素用量

D.就地休息　　　　　　　　　E.停用降糖药物

14.糖尿病患者向营养师询问控制饮食的目的,营养师回答正确的是（　）

A.降低血压　　　　　　　　　B.控制血糖,减轻胰岛 B 细胞的负担

C.减慢肠蠕动防止腹泻　　　　D.延缓消化道吸收

E.减轻消化道负担

15.1mL 乙醇可以提供能量（　）

A.7kcal　　　　B.9kcal　　　　C.6kcal　　　　D.8kcal　　　　E.4kcal

二、简答题

1.慢性胃炎的营养治疗原则是什么？食物如何选择？

2.消化性溃疡的营养治疗原则是什么？食物如何选择？

3.脂肪肝的营养治疗原则是什么？食物如何选择？

4.冠心病的营养治疗原则是什么？食物如何选择？

5.高脂血症的营养治疗原则是什么？食物如何选择？

6.高血压的营养治疗原则是什么？食物如何选择？

7.简述麦淀粉饮食的原理、作用。

8.简述糖尿病患者发生低血糖时的典型症状及主要的急救措施。

9.肥胖的主要临床表现及营养治疗原则是什么？

10.痛风患者如何限制嘌呤的摄入？

11.肾病综合征患者如何根据病情调节蛋白质摄入量？

附 中国居民膳食营养参考摄入表

一、能量和蛋白质的推荐摄入量（RNIs）及脂肪供能比

年龄（岁）	能量# RNI/MJ 男	女	RNI/kcal 男	女	蛋白质（RNI/g）男	女	脂肪 占能量百分比（%）
0~	0.4MJ/kg		95kcal/kg*		1.5~3g/(kg·d)		45~50
0.5~							35~40
1~	4.60	4.40	1100	1050	35	35	
2~	5.02	4.18	1200	1150	40	40	30~35
3~	5.64	5.43	1350	1300	45	45	
4~	6.06	5.83	1450	1400	50	50	
5~	6.70	6.27	1600	1500	55	55	
6~	7.10	6.67	1700	1600	55	55	
7~	7.53	7.10	1800	1700	60	60	25~30
8~	7.94	7.53	1900	1800	65	65	
9~	8.36	7.79	2000	1900	65	65	
10~	8.80	8.36	2100	2000	70	65	
11~	10.04	9.20	2400	2200	75	75	
14~	12.00	9.62	2900	2400	80	80	25~30
18~							20~30

续表

年龄（岁）	能量# RNI/MJ 男	RNI/MJ 女	RNI/kcal 男	RNI/kcal 女	蛋白质（RNI/g）男	蛋白质（RNI/g）女	脂肪 占能量百分比（%）
体力活动							
轻	10.03	8.08	2400	2100	75	65	
中	11.29	9.62	2700	2300	80	70	
重	13.38	11.30	3200	2700	90	80	
孕妇	+0.84		+200			+5，+15，+20	
乳母	+2.09		+500			+20	
50～							20～30
体力活动							
轻	9.62	8.00	2300	1900			
中	10.87	8.36	2600	2000			
重	13.00	9.20	3100	2200			
60～					75	65	20～30
体力活动							
轻	7.94	7.53	1900	1800			
中	9.02	8.36	2200	2000			
70～					75	65	20～30
体力活动							
轻	7.94	7.10	1900	1700			
中	8.80	8.00	2100	1900			
80～	7.74	7.10	1900	1700	75	65	20～30

注：# 各年龄组的能量的 RNI 值与其 EAR 值相同。* 为 AI 值，非母乳喂养应增加 20%。凡表中数字缺如之处表示未制定该参考值

二、常量和微量元素的推荐摄入量（RNIs）或适宜摄入量（AIs）

年龄 /岁	钙Ca AI /mg	磷P AI /mg	钾K AI /mg	钠Na AI /mg	镁Mg AI /mg	铁Fe AI /mg 男	铁Fe AI /mg 女	碘I RNI /μg	锌Zn RNI /mg 男	锌Zn RNI /mg 女	硒Se RNI /μg	铜Cu AI /mg	氟F AI /μg	铬Cr AI /μg	锰Mn AI /mg	钼Mo AI /μg
0~	300	150	500	200	30	0.3		50	1.5		15(AI)	0.4	0.1	10		
0.5~	400	300	700	500	70	10		50	8.0		20(AI)	0.6	0.4	15		
1~	600	450	1000	650	100	12		50	9.0		20	0.8	0.6	20		15
4~	800	500	1500	900	150	12		90	12.0		25	1.0	0.8	30		20
7~	800	700	1500	1000	250	12		90	13.5		35	1.2	1.0	30		30
11~	1000	1000	1500	1200	350	16	18	120	18.0	15.0	45	1.8	1.2	40		50
14~	1000	1000	2000	1800	350	20	25	150	19.0	15.5	50	2.0	1.4	40		50
18~	800	700	2000	2200	350	15	20	150	15.0	11.5	50	2.0	1.5	50	3.5	60
50~	1000	700	2000	2200	350	15		150	11.5		50	2.0	1.5	50	3.5	60
孕妇																
早期	800	700	2500	2200	400	15		200	11.5		50					
中期	1000	700	2500	2200	400	25		200	16.5		50					
晚期	1200	700	2500	2200	400	35		200	16.5		50					
乳母	1200	700	2500	2200	400	25		200	21.5		65					

注：儿童每日从营养素补充剂中补充的营养素量应在推荐量的 1/2~2/3 之间；凡表中数字缺如之处表示未制定该参考值

三、脂溶性和水溶性维生素的推荐摄入量（RNIs）或适宜摄入量（AIs）

年龄/岁	维生素A RNI /μgRE	维生素D RNI /μg	维生素E AI /mgαTE	维生素B₁ RNI /mg	维生素B₂ RNI /mg	维生素B₆ AI /mg	维生素B₁₂ AI /μg	维生素C RNI /mg	泛酸 AI /mg	叶酸 RNI /μgDFE	烟酸 RNI /mgNE	胆碱 AI /mg	生物素 AI /μg
0~	400(AI)	10	3	0.2(AI)	0.4(AI)	0.1	0.4	40	1.7	65(AI)	2(AI)	100	5
0.5~	400(AI)	10	3	0.3(AI)	0.5(AI)	0.3	0.5	50	1.8	80(AI)	3(AI)	150	6
1~	500	10	4	0.6	0.6	0.5	0.9	60	2.0	150	6	200	8
4~	600	10	5	0.7	0.7	0.6	1.2	70	3.0	200	7	250	12
7~	700	10	7	0.9	1.0	0.7	1.2	80	4.0	200	9	300	16
11~	700	5	10	1.2	1.2	0.9	1.8	90	5.0	300	12	350	20
	男 女			男 女	男 女						男 女		
14~	800 700	5	14	1.5 1.2	1.5 1.2	1.1	2.4	100	5.0	400	15 12	450	25
18~	800 700	5	14	1.4 1.3	1.4 1.2	1.2	2.4	100	5.0	400	14 13	500	30
50~	800 700	10	14	1.3	1.4	1.5	2.4	100	5.0	400	13	500	30
孕妇													
早期	800	5	14	1.5	1.7	1.9	2.6	100	6.0	600	15	500	30
早期	900	10	14	1.5	1.7	1.9	2.6	130	6.0	600	15	500	30
晚期	900	10	14	1.5	1.7	1.9	2.6	130	6.0	600	15	500	30
乳母	1200	10	14	1.8	1.7	1.9	2.8	130	7.0	500	18	500	35

注：儿童每日从营养素补充剂中补充的营养素量应在推荐量的 1/2～2/3 之间

四、某些微量营养素的可耐受最高摄入量（ULs）

年龄（岁）	钙（mg）	磷（mg）	镁（mg）	铁（mg）	碘（μg）	锌（mg）	硒（μg）	铜（mg）	氟（mg）	铬（μg）	锰（mg）	钼（μg）	维生素A（μgRE）	维生素D（μg）	维生素B_1（mg）
0～				10			55		0.4						
0.5～				30		13	80		0.8						
1～	2000	3000	200	30		23	120	1.5	1.2	200		80			50
4～	2000	3000	300	30		23	180	2.0	1.6	300		110	2000	20	50
7～	2000	3000	500	30	800	28	240	3.5	2.0	300		160	2000	20	50
11～	2000	3500	700	50	800	男37 女34	300	5.0	2.4	400		280	2000	20	50
14～	2000	3500	700	50	800	男42 女35	360	7.0	2.8	400		280	2000	20	50
18～	2000	3500	700	50	1000	男45 女37	400	8.0	3.0	500	10	350	3000	20	50
50～	2000	3500	700	50	1000	男37 女37	400	8.0	3.0	500	10	350	3000	20	50
孕妇	2000	3000	700	60	1000	35	400						2400	20	
乳母	2000	3500	700	50	1000	35	400							20	

凡表中数字缺之处表示未制定该参考值

五、蛋白质及某些微量营养素的平均需要量（EARs）

年龄（岁）	蛋白质（g/kg）	锌（g）男	锌（g）女	硒（μg）	维生素A（μgRE#）	维生素D（mg）	维生素B₁（mg）男	女	维生素B₂（mg）男	女	维生素C（mg）	叶酸（μgDFE）
0～	2.25～1.25	1.5			375	8.88*						
0.5～	1.25～1.15	6.7			400	13.8*						
1～		7.4		17	300		0.4		0.5		13	320
4～		8.7		20			0.5		0.6		22	320
7～		9.7		26	700		0.5		0.8		39	320
11～		13.1	10.8	36			0.7		1			320
14～		13.9	11.2	40			1	0.9	1.3	1	13	320
18～	0.92	13.2	8.3	41			1.4	1.3	1.2	1	75	320
孕妇							1.3		1.45		66	520
早期		8.3		50								
中期		＋5		50								
晚期		＋5		50								
乳母	＋0.18	＋10		65			1.3		1.4		96	450
50～	0.92										75	320

注：* 0～2.9岁南方地区8.88μg，北方地区13.8μg。# RE为视黄醇当量。凡表中数字缺如之处表示未制定该参考值

参考文献

[1] 孙长颢. 营养与食品卫生学[M]. 北京：人民卫生出版社，2012.

[2] 于玸美. 营养学基础[M]. 北京：科学出版社，2008.

[3] 葛可佑. 公共营养师（基础知识）[M]. 北京：中国劳动社会保障出版社，2012.

[4] 何志谦. 疾病营养学[M]. 北京：人民卫生出版社，2009.

[5] 焦广宇，蒋卓勤. 临床营养学[M]. 北京：人民卫生出版社，2011.

[6] 张爱珍. 临床营养学[M]. 北京：人民卫生出版社，2012.

[7] 王翠玲. 营养与膳食[M]. 上海：上海科学技术出版社，2010.

[8] 李朝品，陈强谱. 临床营养学[M]. 北京：人民卫生出版社，2009.

[9] 黄承钰，吕晓华. 特殊人群营养[M]. 北京：人民卫生出版社，2009.

[10] 辛先贵，李一杰. 临床营养学[M]. 北京：中国医药科技出版社，2012.

[11] 中国营养学会. 中国居民膳食指南[M]. 拉萨：西藏人民出版社，2010.

[12] 王翠玲，高玉峰. 营养与膳食[M]. 北京：科学出版社. 2012.

[13] 孙孟里. 临床营养学[M]. 北京：北京大学医学出版社，2005.

[14] 吴翠珍. 临床营养与食疗学[M]. 北京：中国医药科技出版社，2002.

[15] 于玸美. 营养学基础[M]. 北京：科学出版社，2008.

[16] 张金梅. 营养与膳食[M]. 北京：高等教育出版社，2008.

[17] 马家骥. 内科学[M]. 5版. 北京：人民卫生出版社，2007.

[18] 王吉耀. 内科学[M]. 2版. 北京：人民卫生出版社，2010.

[19] 于康. 临床营养治疗学[M]. 2版. 北京：中国协和医科大学出版社，2008.

[20] 焦广宇. 临床营养学[M]. 3版. 北京：人民卫生出版社，2010.

[21] 黄承钰. 医学营养学[M]. 北京：人民卫生出版社，2003.